부모님과 자녀가 함께 보는 대화책

눈에 확 머리에 쏙쏙

그림에 퐁당 담긴

성교육 하는 아빠의 괜찮아, 사춘기

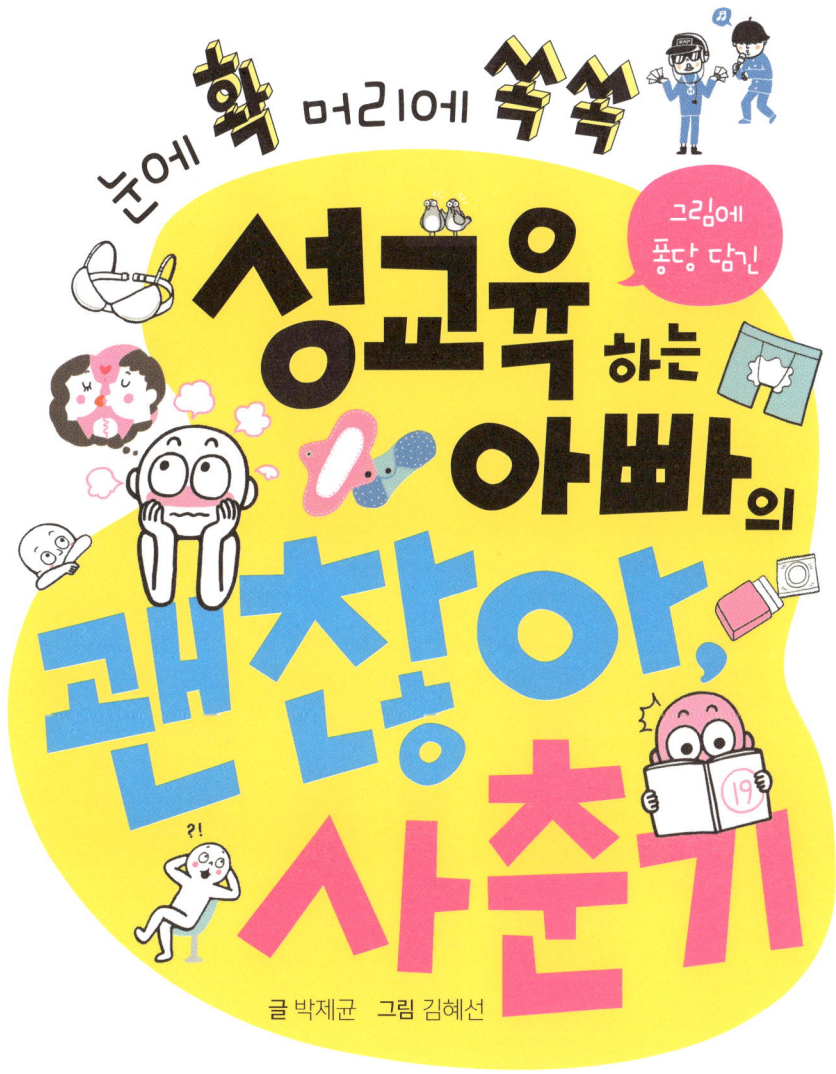

글 박제균 그림 김혜선

고양이뿔

시작하는 글

우리가 진짜 궁금해하는 것, 정말 알아야 할 것들

청소년들은 호기심이 많습니다. 특히 성(性)에 대해서는 궁금한 것도 많고 알고 싶은 것도 많습니다. 그러나 어른들은 성이라는 주제를 피하고 싶어 하고, 부담스러워합니다. 학교에서의 성교육은 재미없거나 지루한 시간이 대부분입니다. 청소년들이 진짜 궁금해하는 것, 정말 알아야 할 것들은 알려 주지 않아 미디어를 통해 처음 성을 접하게 되었을 때의 당황과 충격을 피해 갈 수 없으며, 심지어 죄책감을 느끼기도 합니다. 과연 성이라는 것은 그토록 부담스럽고 어려운 것일까요?

많은 시간을 함께하는 부모지만 성교육에 있어서는 충분히 다 채워 줄 수 없는 부분이 존재합니다. 저는 '성교육 하는 아빠'라는 별칭으로 오랜 시간 동안 성교육을 하고 성 상담을 하면서 많은 청소년들과 이야기를 나누어 왔습니다. 그들은 한결같이 성교육이 지루하고 부담스럽다고 말합니다. 어른들은 입으로는 성이 자연스러운 것이라고 말하면서도 정작 성에 대해 알고 싶어 하고 궁금해하면 회피한다고들 이야기합니다.

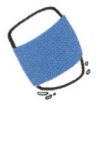

　　하지만 어른들은 회피하는 것이 아닙니다. 성교육을 받아 본 적이 없어 어떻게 설명해 주어야 할지 막막해하는 것입니다. 당황하여 어떻게 해야 할지 모르는 것입니다.

　　이 〈대화책〉은 부모님과 자녀들이 서로의 생각을 나누고 공감하여 호기심과 궁금증을 말끔히 해결하는 대화 창입니다. 노골적인 용어, 적나라한 그림 없이도 마음을 활짝 열고 성에 대한 모든 궁금증을 해결할 수 있는 성교육 단톡방이라고 할 수 있습니다. 불편하고 서먹한 단어를 절제된 그림 속에 생략한 이 〈대화책〉으로 이제 부모님과 편안하고 부담 없는 대화를 시작해 보기 바랍니다.

성교육 하는 아빠 박제윤

차례

시작하는 글

제1장 사춘기

사춘기가 되면 어떤 변화가 생길까?
이성에 대한 관심 010
외모와 복장 012
이상형을 향한 관심과 애정 016
허세와 충동 020
생리적 변화 022
성적인 미디어 026

사춘기를 바라보는 관점
부모님의 사춘기 시절 028
반항과 자기주장 030

부모와 사춘기 자녀의 소통
대화의 자세 032

제2장 이성 친구

이성 친구와 어울리기
이성 친구가 불편한 이유 038
관심 표현하기 042
배려하고 존중하기 044
한계선 지키기 046
오해와 상처 없이 헤어지기 048

이성 친구를 통해 얻는 것과 잃는 것
얻는 것 050
잃는 것 052
주의해야 할 것 054

남자다움과 여자다움
사회의 고정 관념과 성평등 056
양성적인 사람 060
성 정체성 혼란 062

제3장 신체

2차 성징
신체의 변화 066

가슴의 역할과 기능
여자의 가슴이 발달하는 이유 068
가슴의 발달 과정 070
젖꼭지의 존재 이유 074

우리 몸의 성기
성기의 명칭 076
성기의 개인차 078
남자의 포경 수술 082
여자의 자궁 084

생명 탄생을 준비하는 생리
생리와 생리통 I 086
생리와 생리통 II 088
생리와 생리통 III 090
생리의 시작, 초경 092
생리 때의 기분 변화 096
생리대의 필요성 098

제4장 몽정과 자위

음경의 발기
발기의 뜻 104

꿈속의 쾌감, 몽정
몽정의 뜻 108
몽정 때 행동과 몽정 후 행동 110

건강한 자위
자위의 뜻 112
올바른 자위 방법 114

제5장 성관계와 임신

남자와 여자의 성관계
성관계란? 122
사랑과 성관계 128

새 생명의 탄생, 임신
정자와 난자의 만남 130

낙태와 피임
아기를 낳아 키울 수 없을 때의 선택, 피임 138
피임 방법 140

제6장 음란물

음란물의 의미
음란물의 중독성 144
음란물에 대한 오해 146
성행위와 성관계의 차이 148

성인물의 의미
성인물이란? 154

제7장 성폭력

일상 속 성폭력
성폭력 상황 알기 158
명확하지 않은 성폭력 Ⅰ 160
명확하지 않은 성폭력 Ⅱ 162
명확하지 않은 성폭력의 대처법 164

언어 성폭력
언어 성폭력이란? 166
성폭력이 될 수 있는 언어 168

성폭력에 대한 대처
성폭력에 대한 인식 바꾸기 170
즉시 보호자에게 알리기 172
성폭력 관련 기관에 신고하기 174
성폭력 피해 직후의 대처 방법 176

제8장 사랑과 결혼

결혼은 왜 할까?
만남과 데이트 182
고백과 연인 184
결혼과 성관계 186
부부에서 가족으로 192

이혼은 왜 할까?
결혼의 약속을 깨는 이혼 194

이성애와 동성애
보편적인 사랑과 소수자 198
동성애를 바라보는 시선 200

성평등과 존중
진정한 성평등 202
페미니즘이란? 204
미디어와 페미니즘 206
혐오와 페미니즘 208

마치는 글
Q&아빠 생각

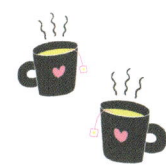

제1장
사춘기

사춘기가 되면 어떤 변화가 생길까?

이성에 대한 관심

이성에게 호기심과 거부감을 함께 느끼는 것은 사춘기의 여러 모습들 중 하나로서 매우 자연스러운 현상이에요.

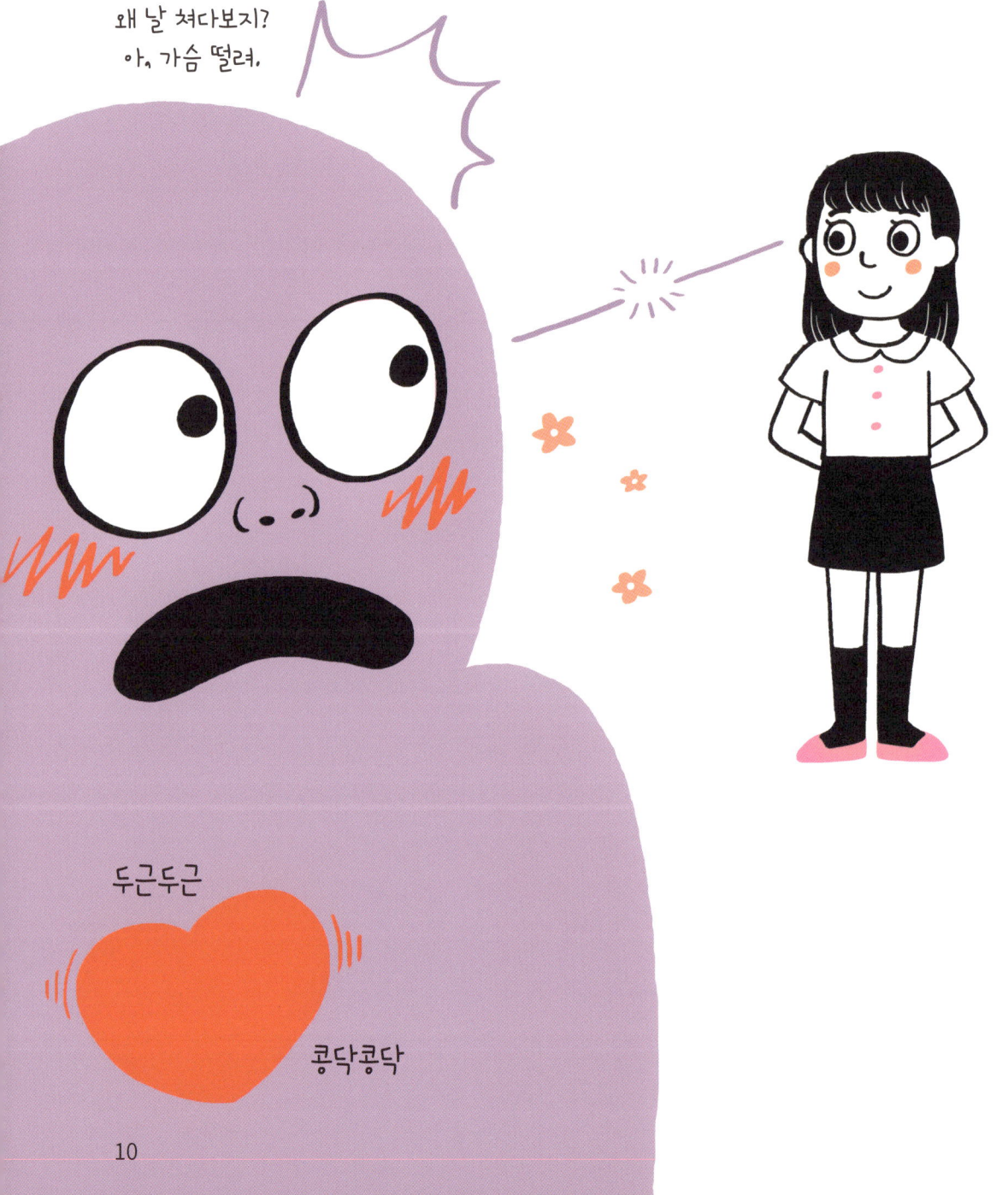

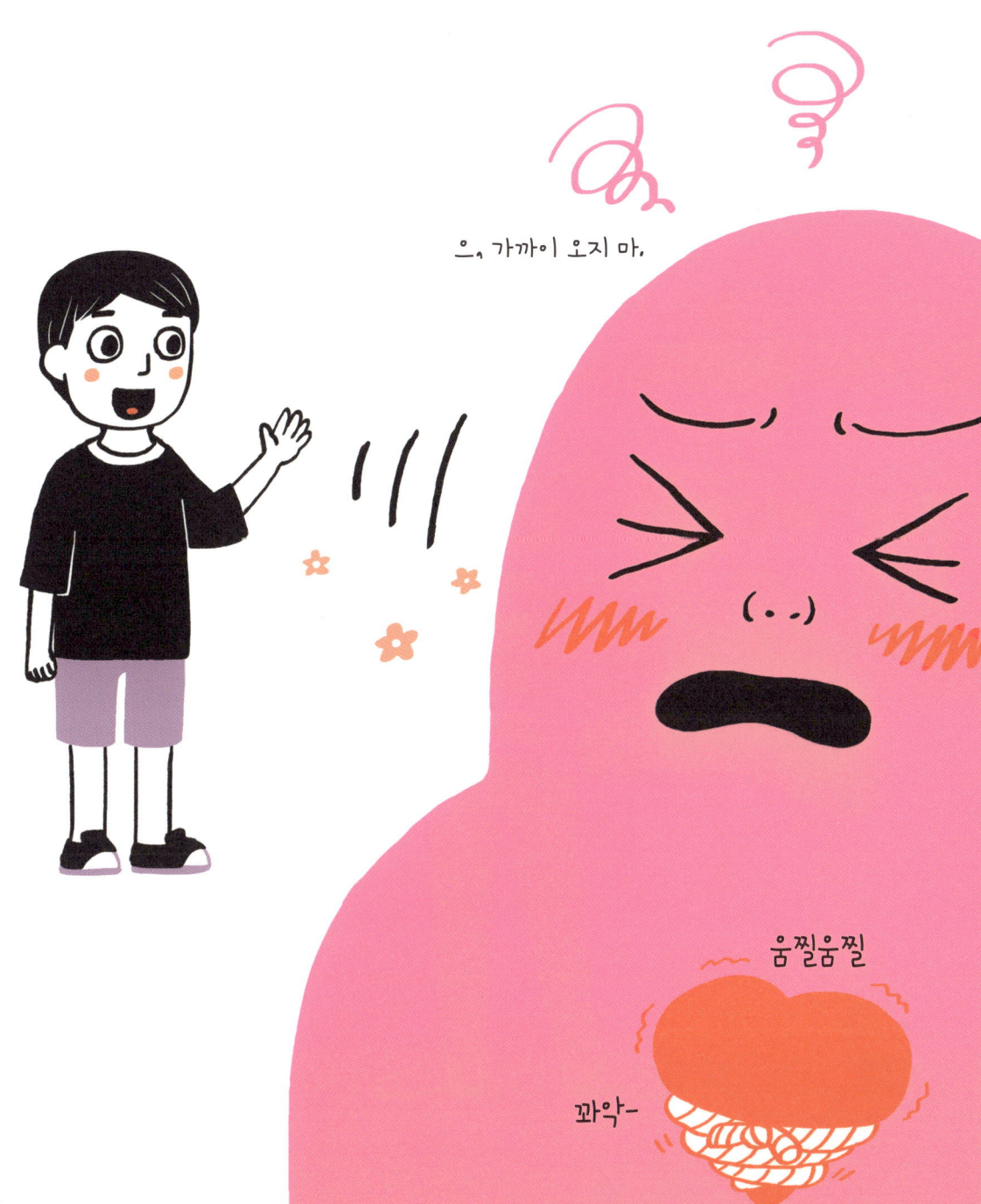

사춘기가 되면 어떤 변화가 생길까?

외모와 복장

사춘기 때 외모에 신경을 쓰는 이유는 친구들에게 관심과 인정을 받고, 어른처럼 보이고 싶어서예요.

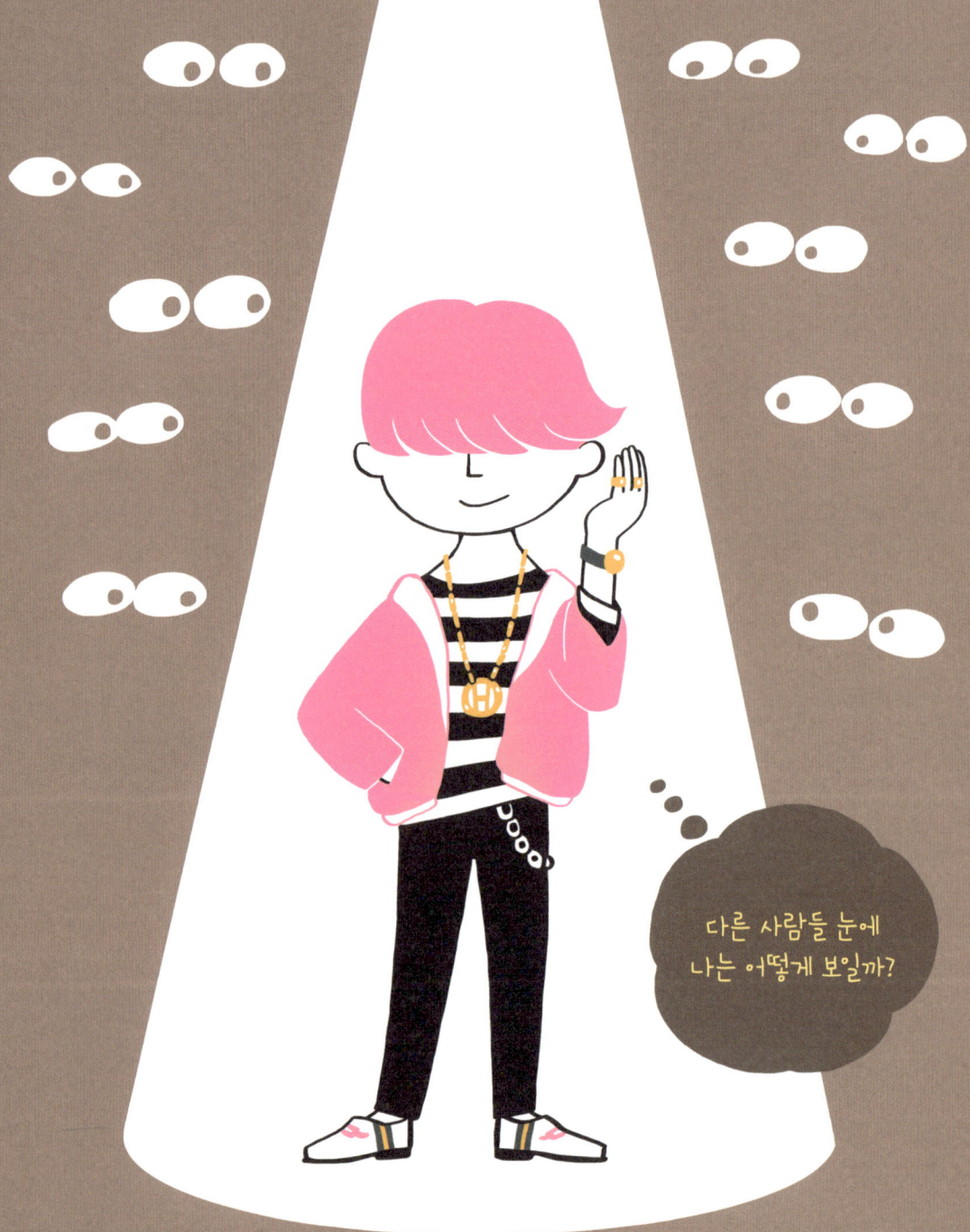

다른 사람들 눈에 나는 어떻게 보일까?

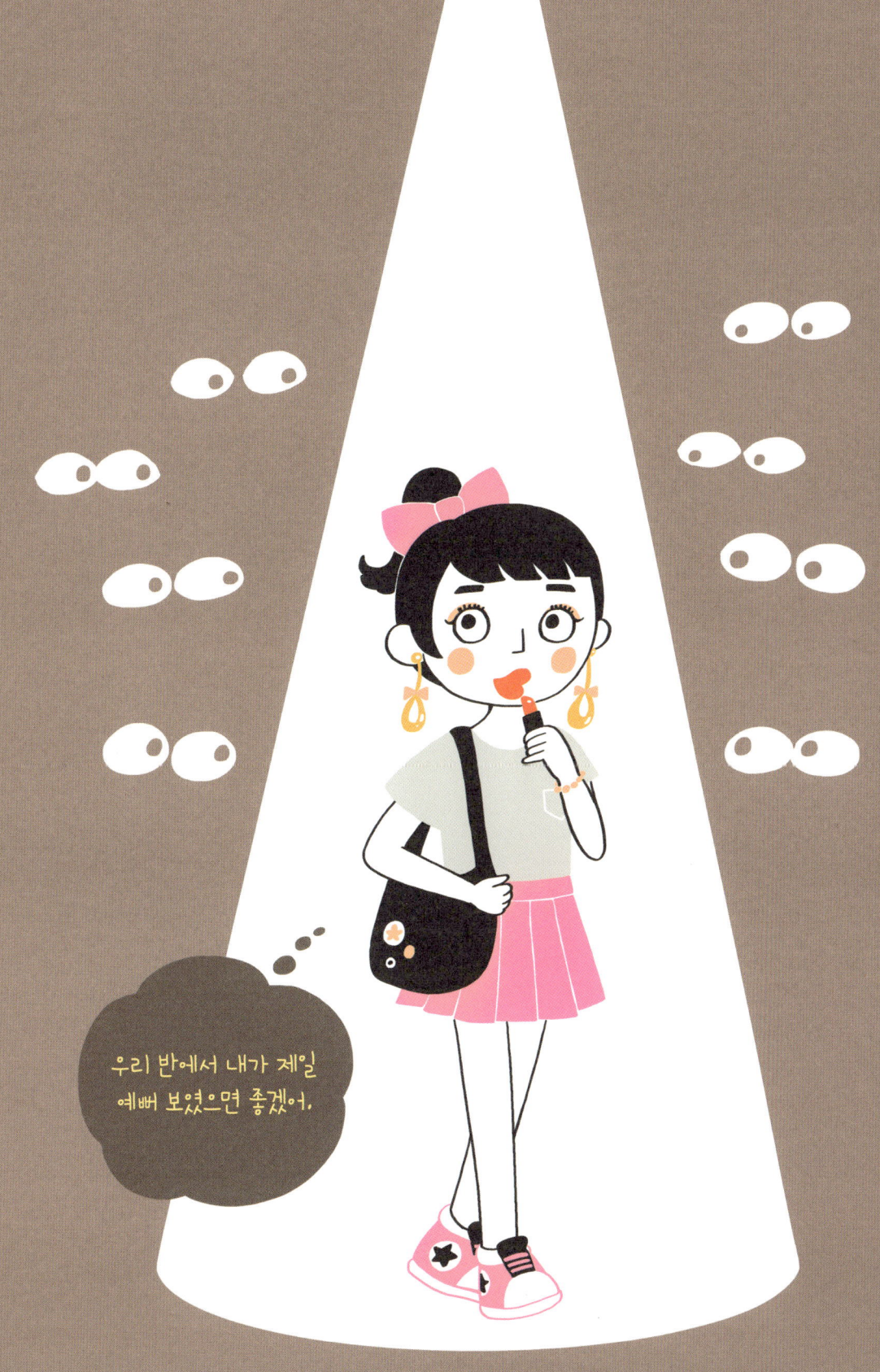

사춘기가 되면 어떤 변화가 생길까?

Q 왜 사춘기가 되면 화장을 하고 싶어 할까요?

사춘기 때 화장에 관심을 갖는 이유는 변화하는 자신의 외모에 맞추어 어른처럼 보이고 싶은 마음 때문이에요.

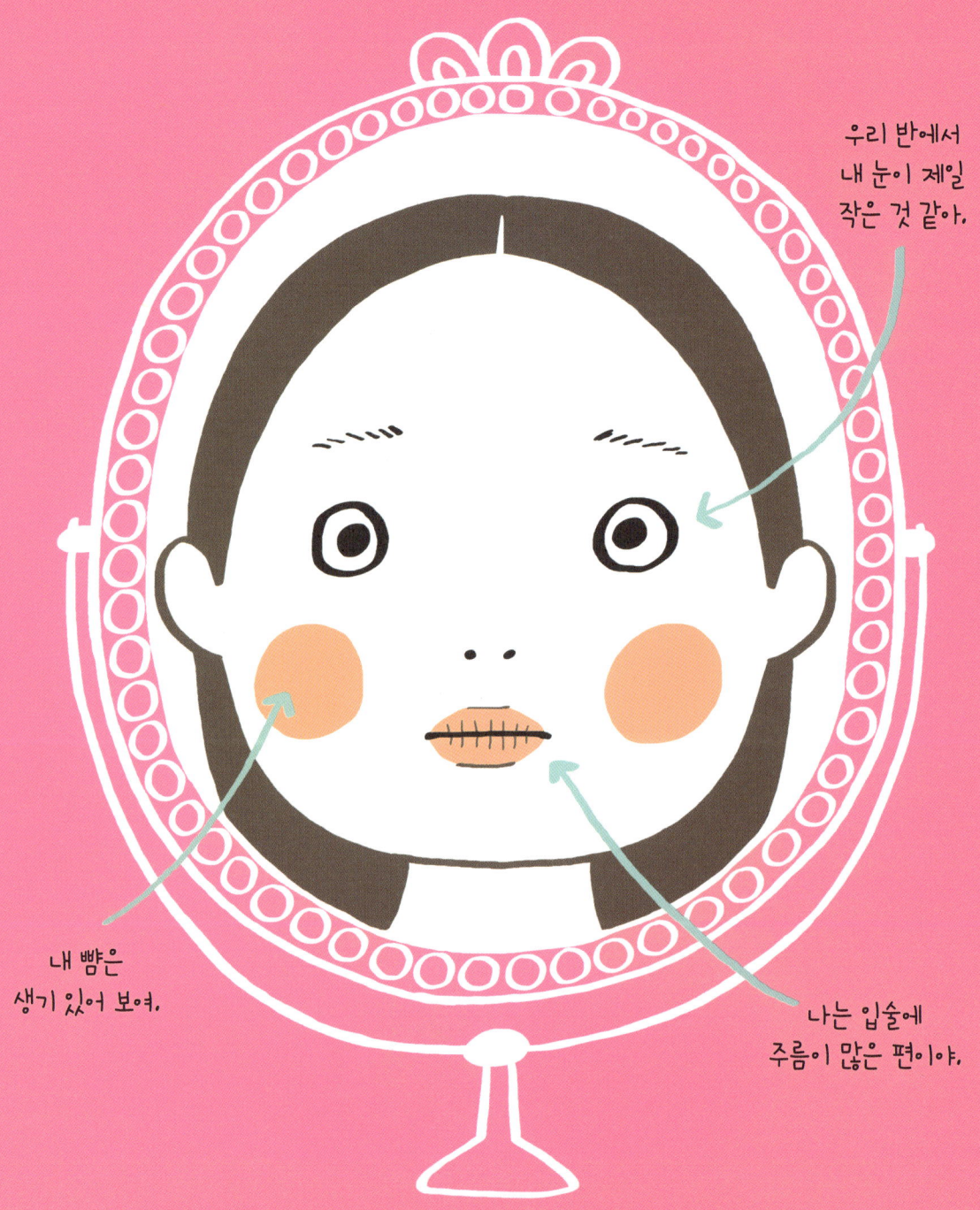

우리 반에서 내 눈이 제일 작은 것 같아.

내 뺨은 생기 있어 보여.

나는 입술에 주름이 많은 편이야.

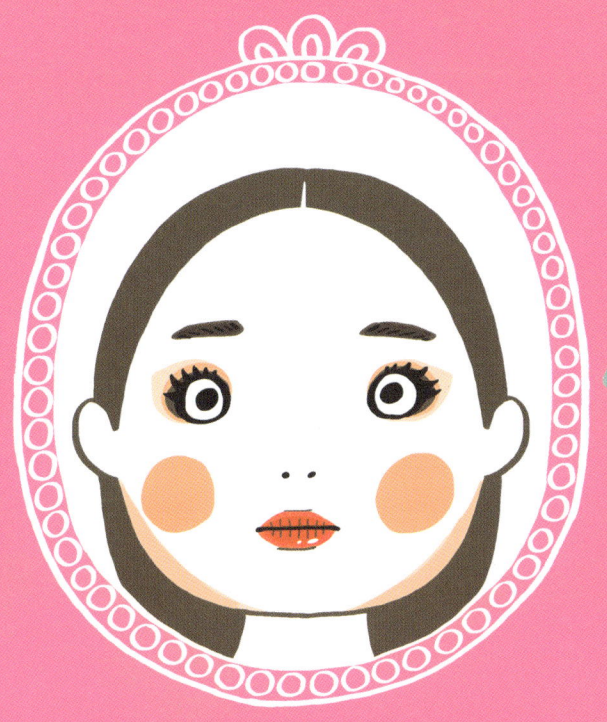

외모의 결점을
감추기 위한 화장
(눈은 커 보이게 강조하고,
입술은 촉촉하고 선명하게)

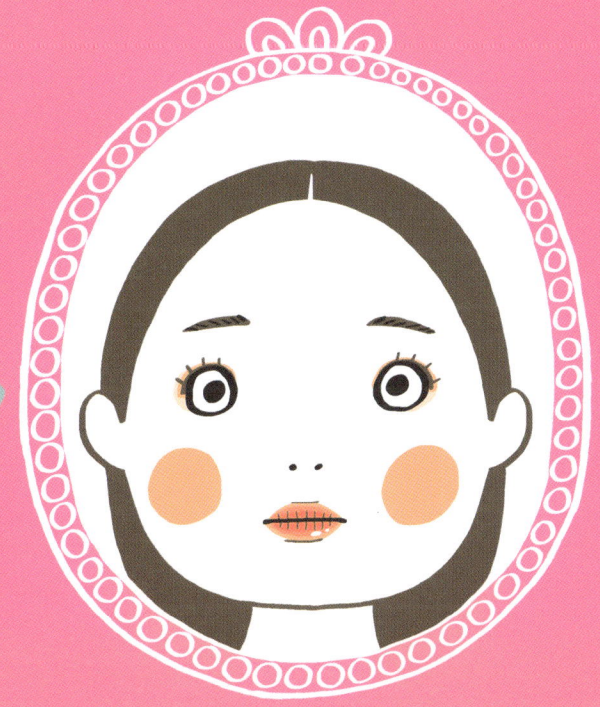

외모의 장점을
돋보이게 하는 화장
(뺨에 블러셔 생략,
눈과 입술은 자연스럽게)

사춘기가 되면 어떤 변화가 생길까?

이상형을 향한 관심과 애정

사춘기 때는 본받고 싶거나 닮고 싶은 사람을 찾아 애정을 쏟는데,
그 대상은 성장과 함께 바뀌거나 변해요.

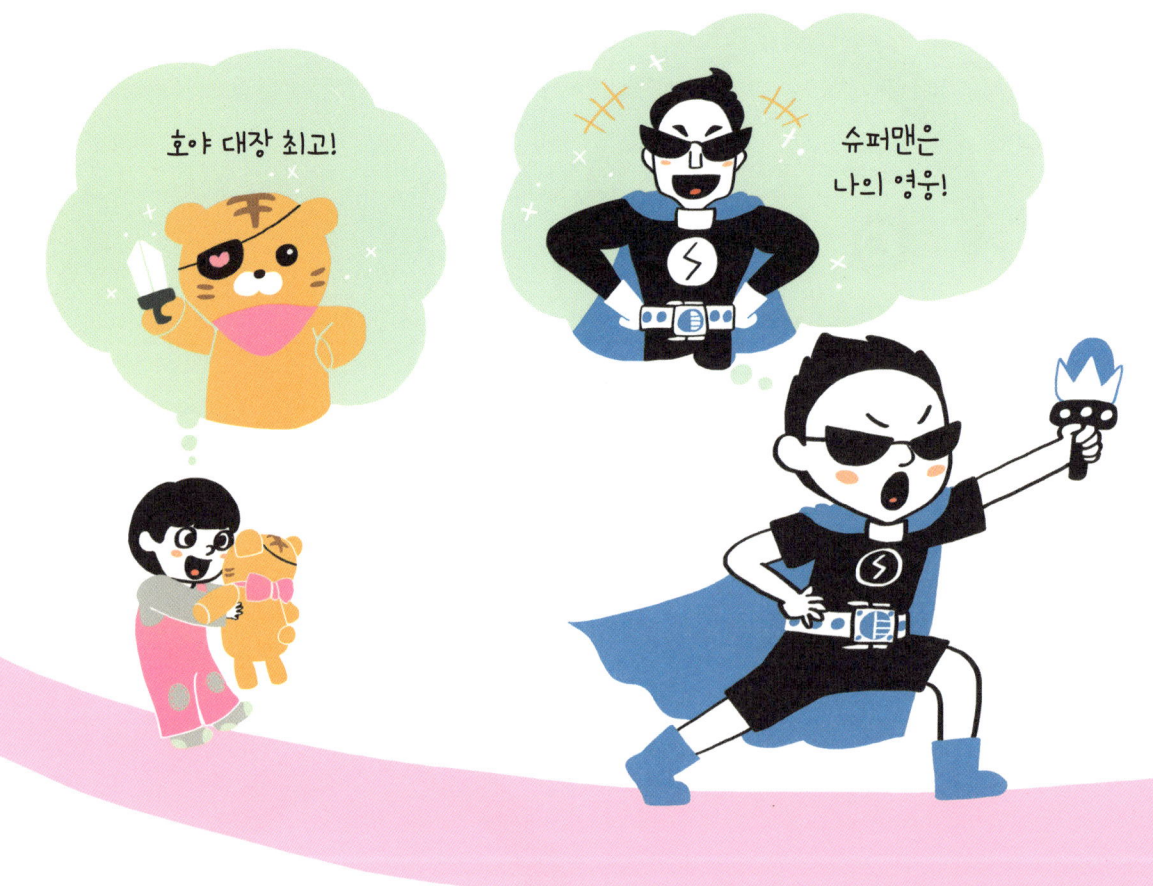

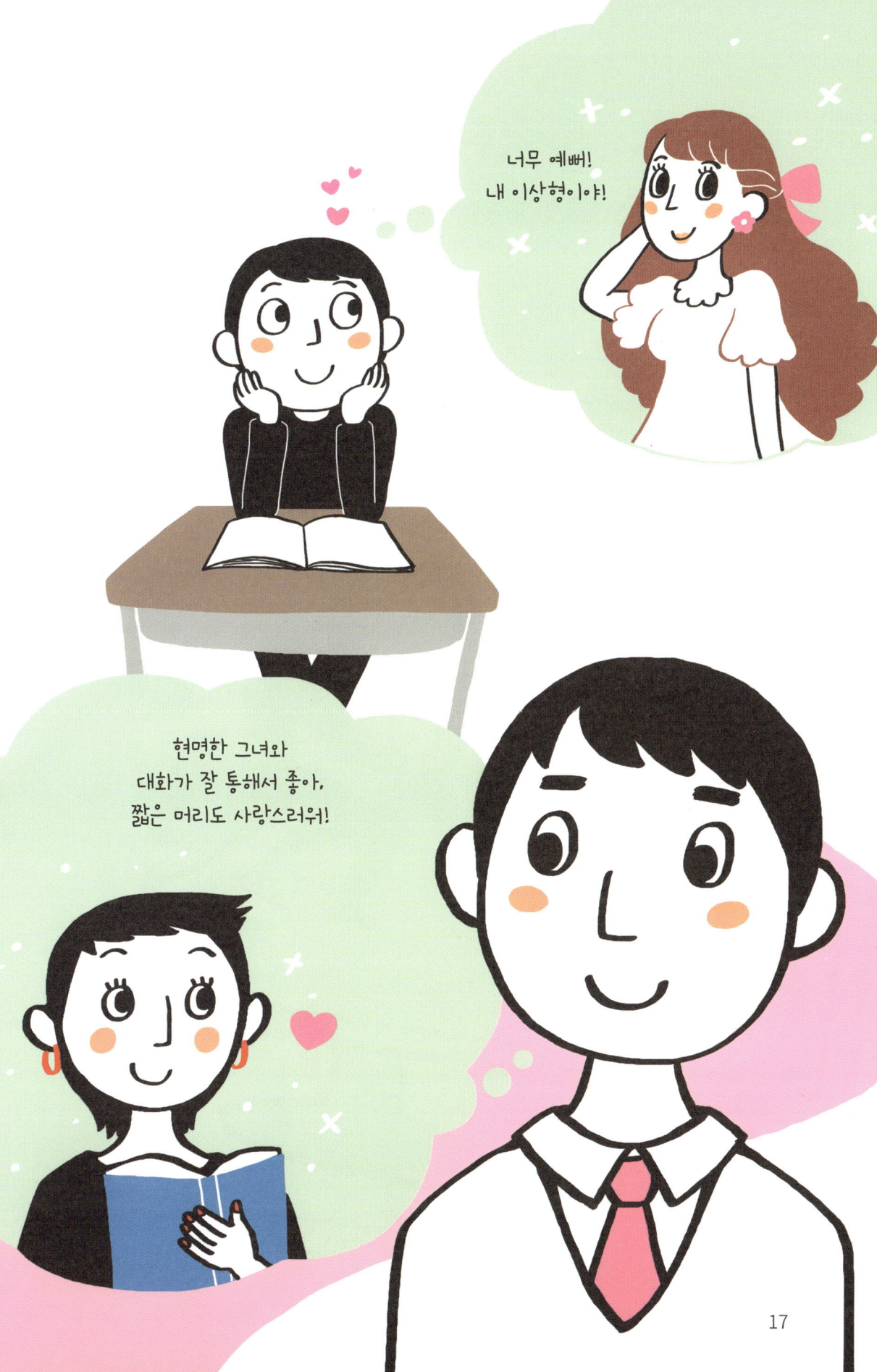

사춘기가 되면 어떤 변화가 생길까?

Q 사춘기 아이들이 이상형에게 관심을 쏟는 이유는 무엇일까요?

사춘기는 자신의 정체성을 고민하는 시기로, 흔히 자신보다 뛰어난 사람을 찾아 동경의 대상으로 삼아요.

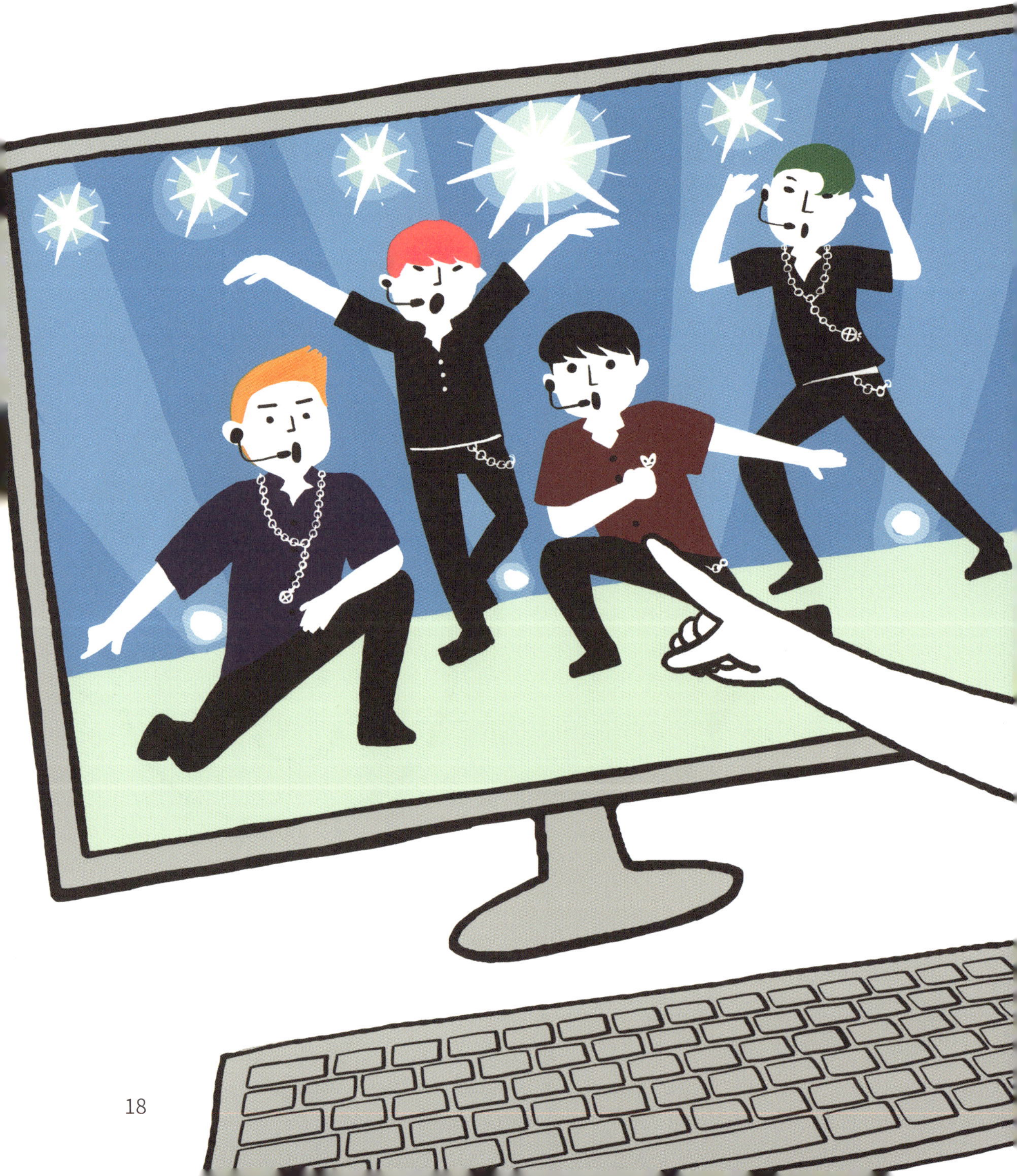

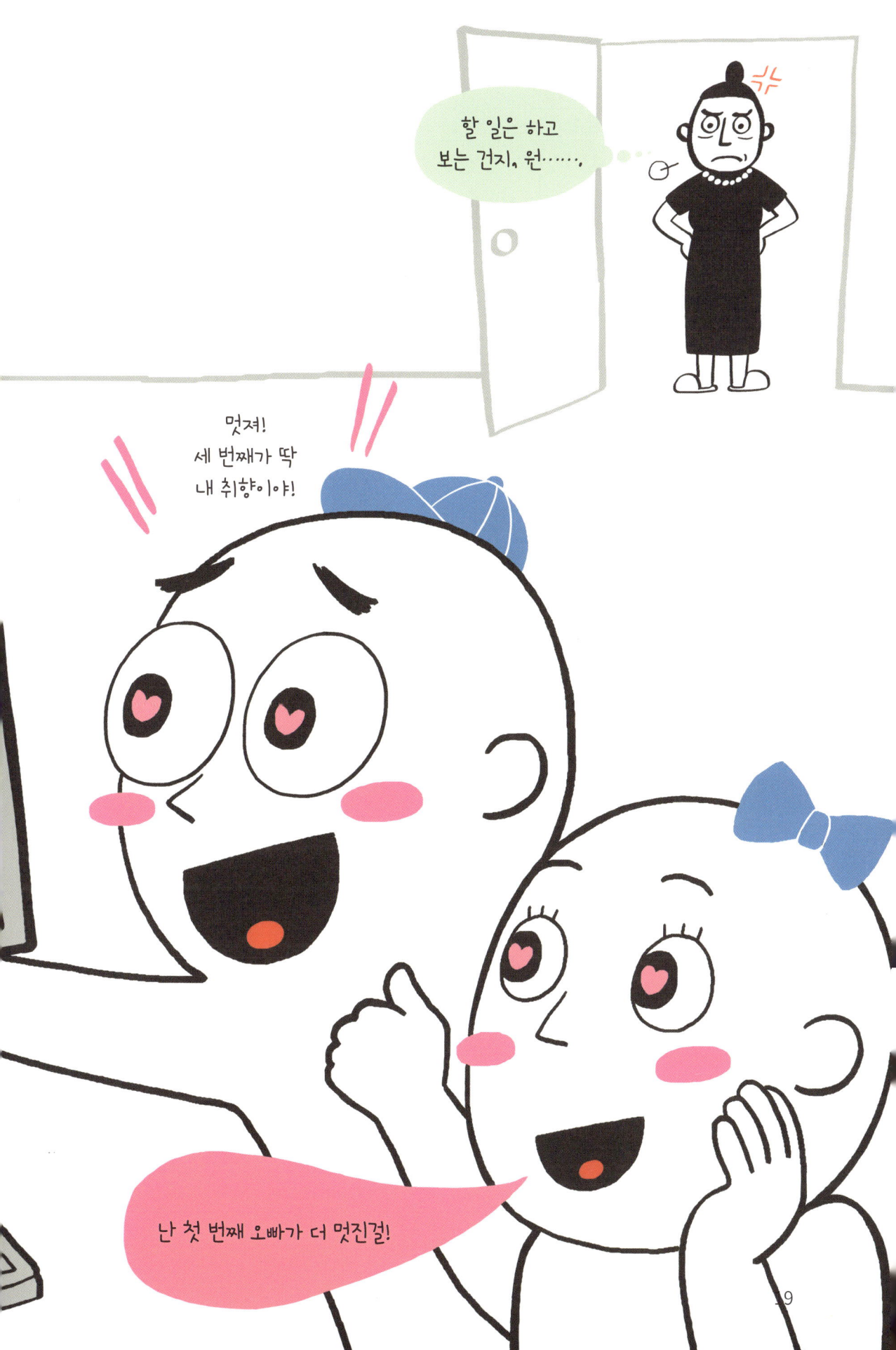

사춘기가 되면 어떤 변화가 생길까?

허세와 충동

사춘기 때는 자신의 부족한 점을 포장하고 과장되게 부풀리기 위해 허세를 부리고, 충동적인 모습을 보이기도 해요.

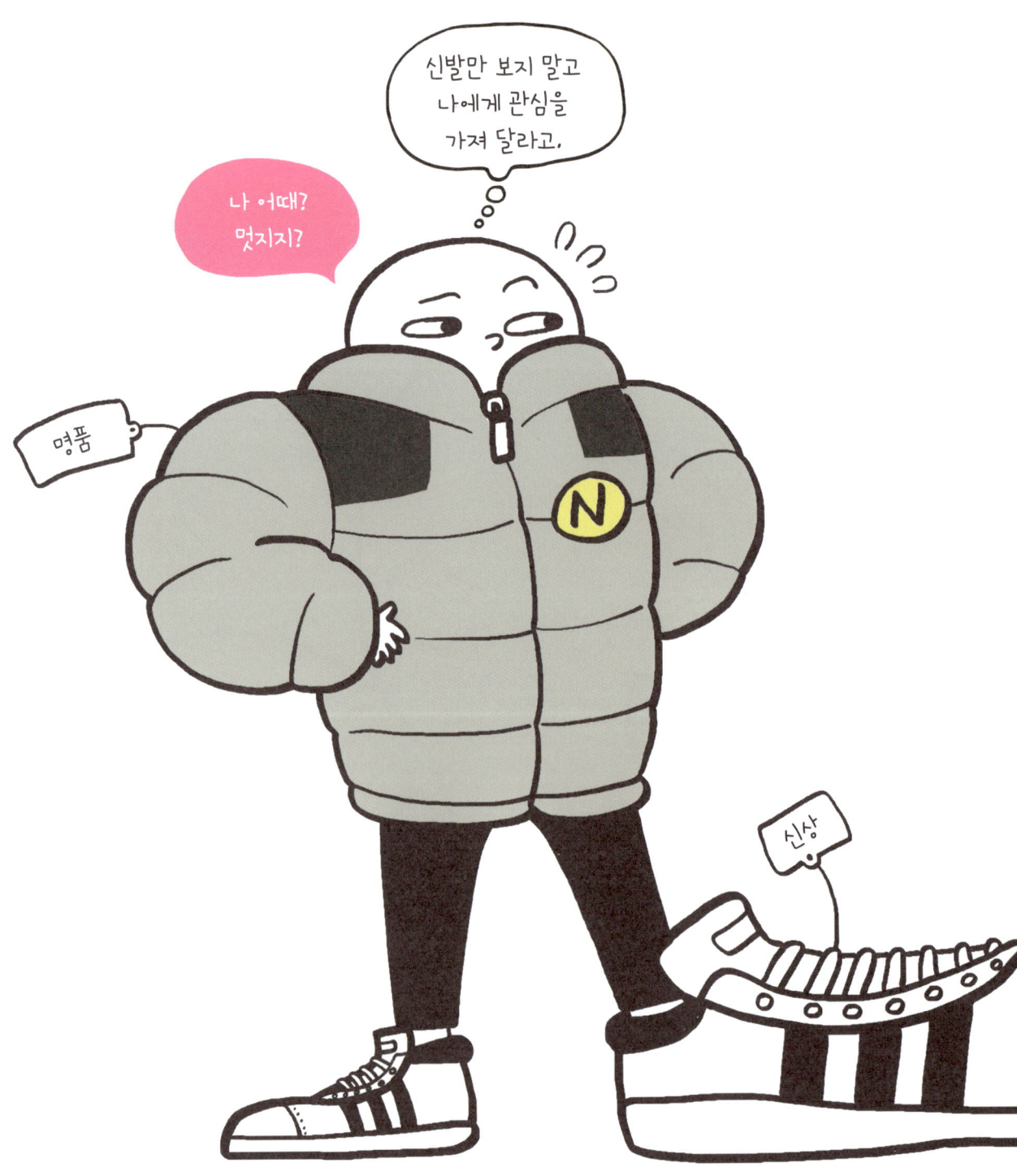

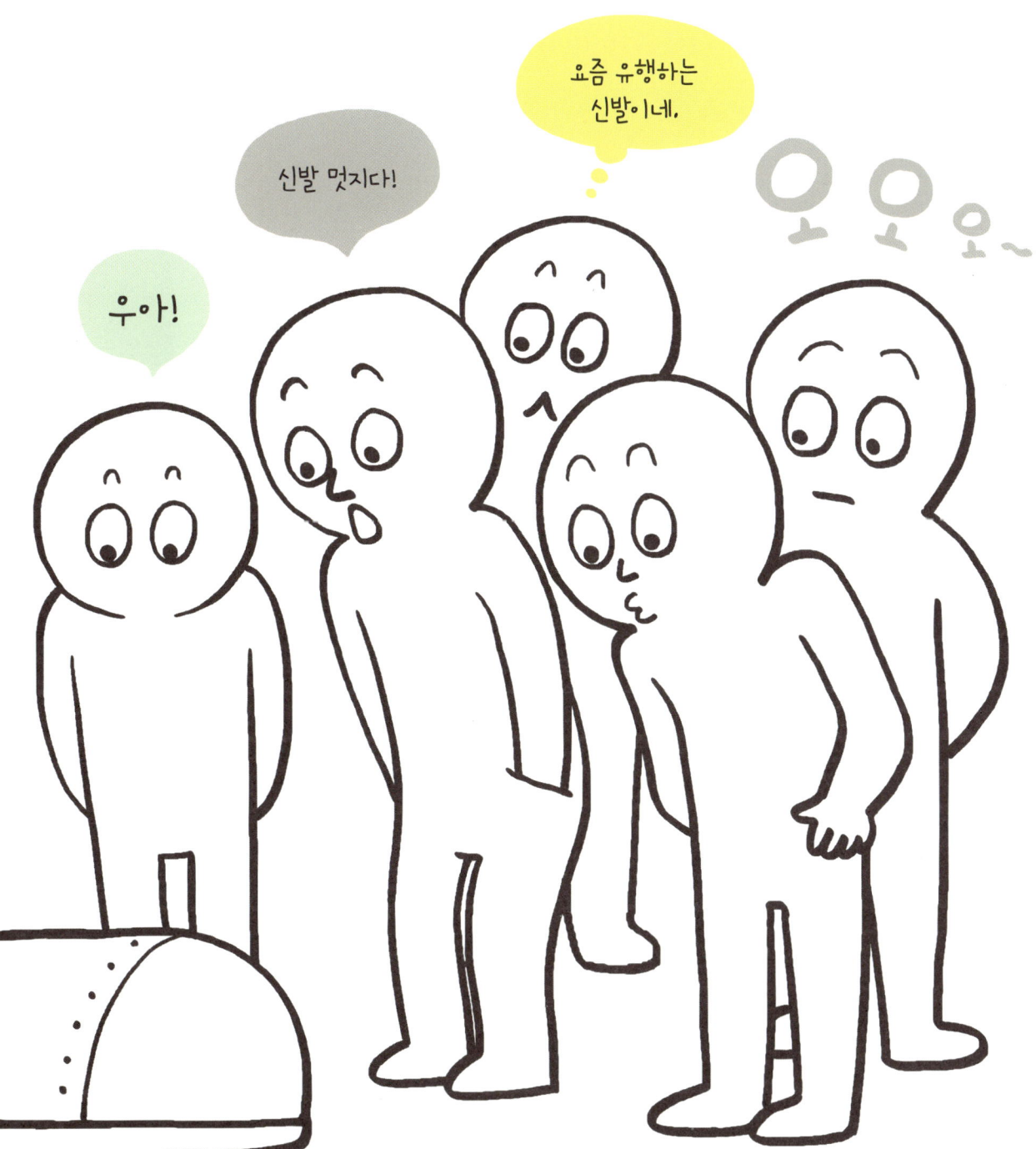

사춘기가 되면 어떤 변화가 생길까?

생리적 변화

사춘기가 되면 아기를 가질 수 있는 몸으로 성장하면서 몽정 또는 초경을 경험하게 돼요.

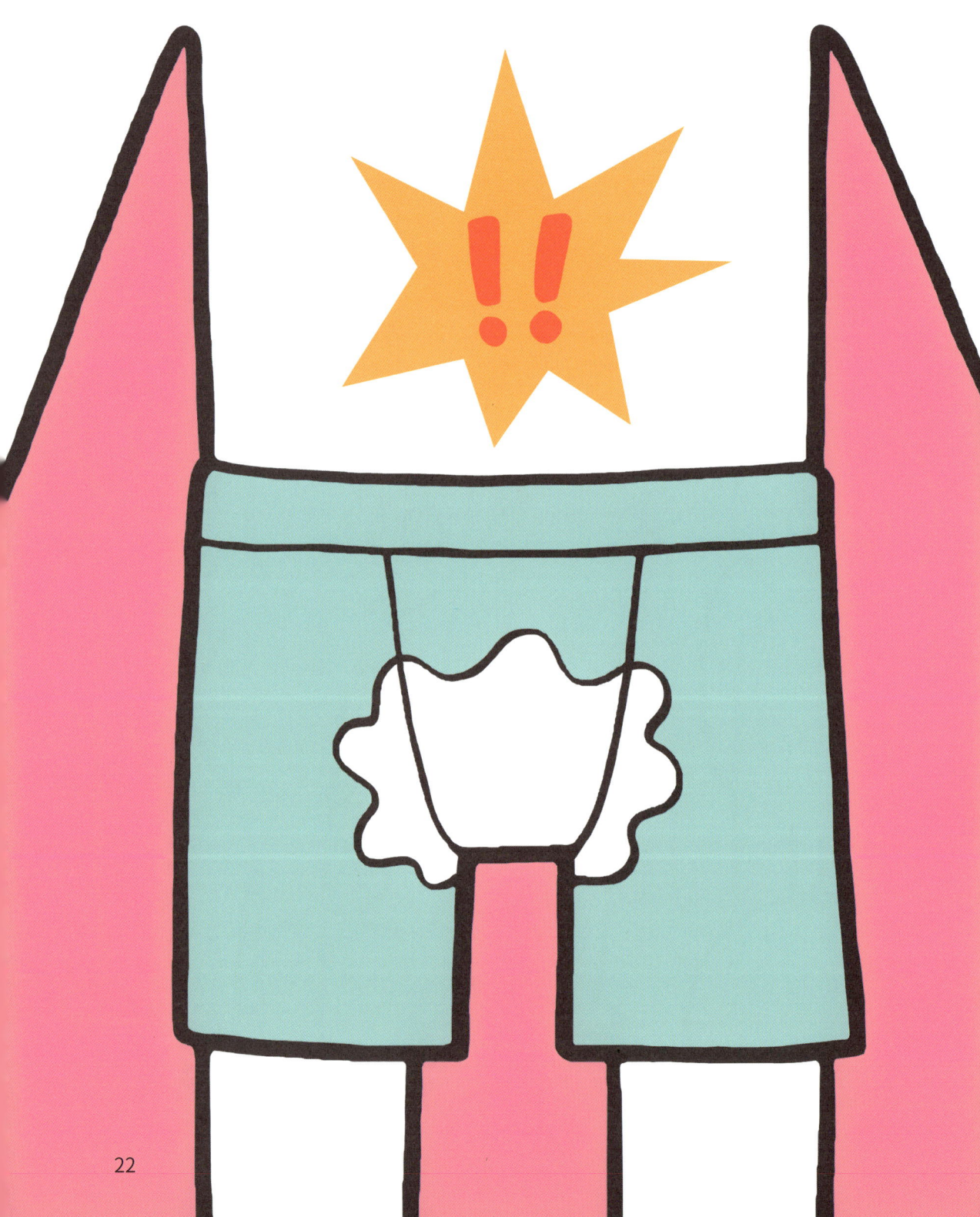

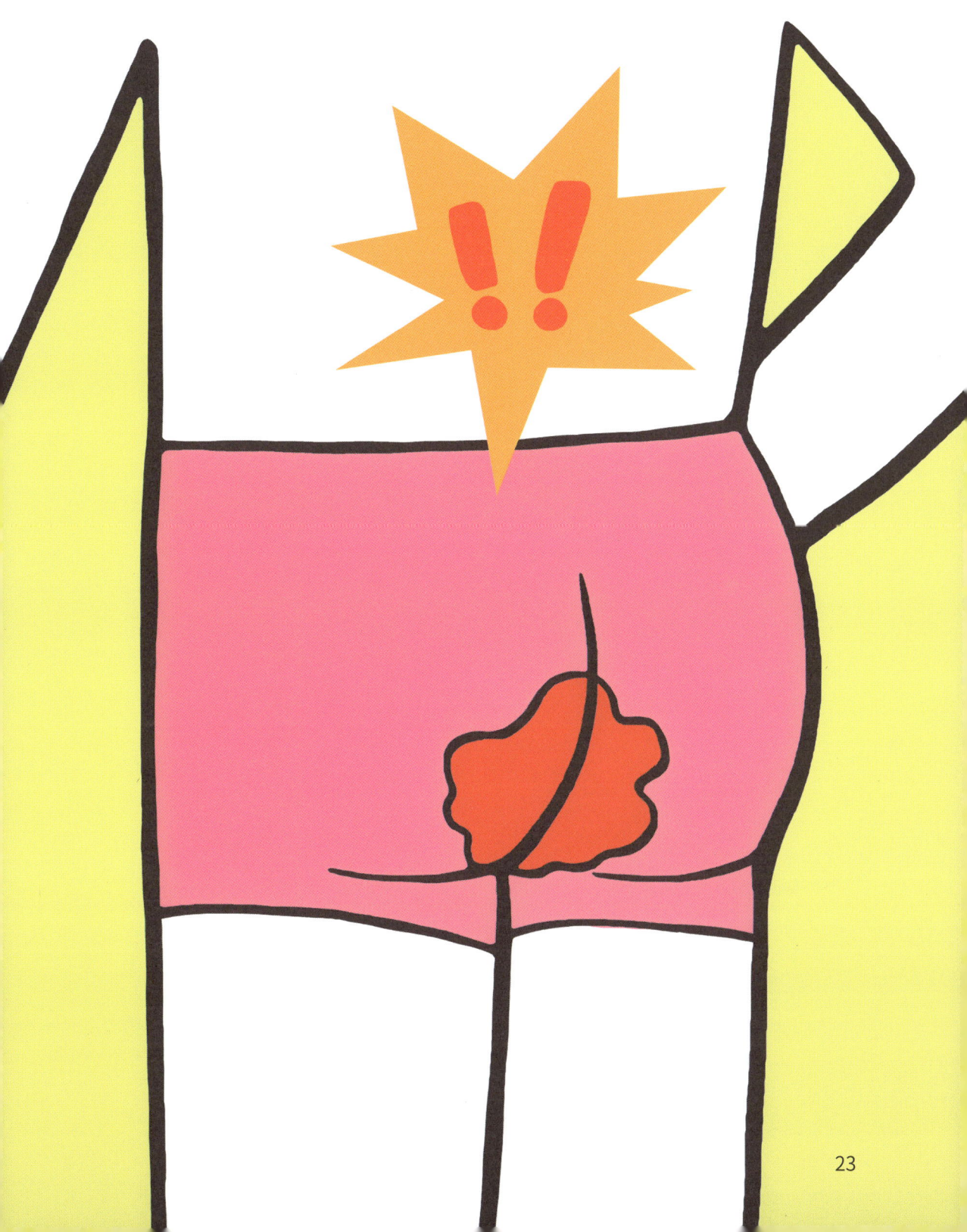

사춘기가 되면 어떤 변화가 생길까?

Q 사춘기가 되면 키가 안 크나요?

사춘기 때 키 성장이 멈추는 것이 아니라 이전에 비해 성장 속도가 줄어드는 것뿐이에요.

나이

- 15
- 14
- 13
- 12
- 11
- 10

170cm
160cm
150cm
140cm
130cm

*그림에 표시된 연령별 키는 성장 속도를 설명하기 위한 예시로, 실제 청소년 키 평균치와는 차이가 있습니다.

사춘기가 빨리 오는 이유

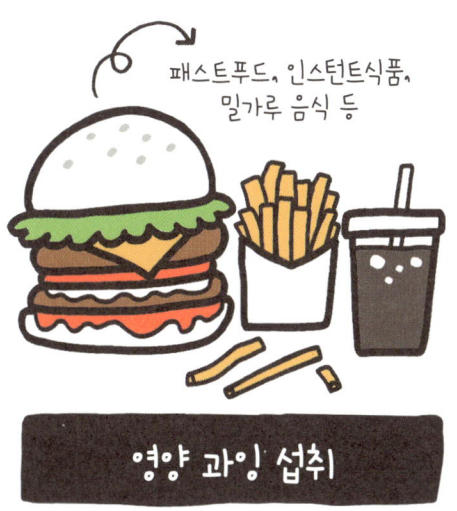

패스트푸드, 인스턴트식품, 밀가루 음식 등

영양 과잉 섭취

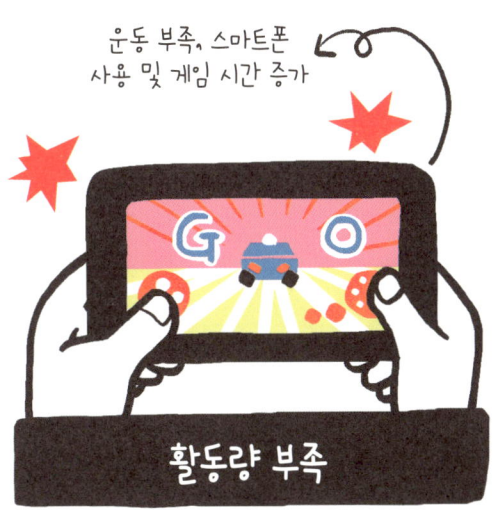

운동 부족, 스마트폰 사용 및 게임 시간 증가

활동량 부족

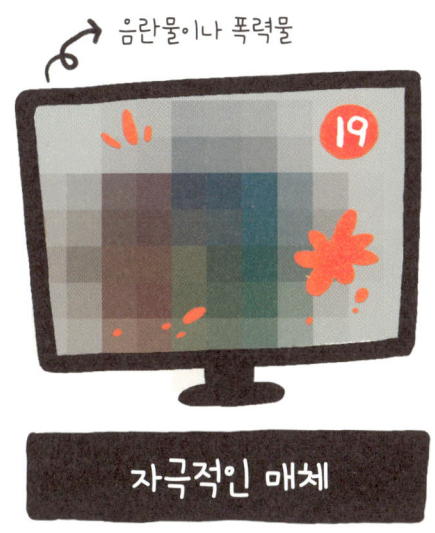

음란물이나 폭력물

자극적인 매체

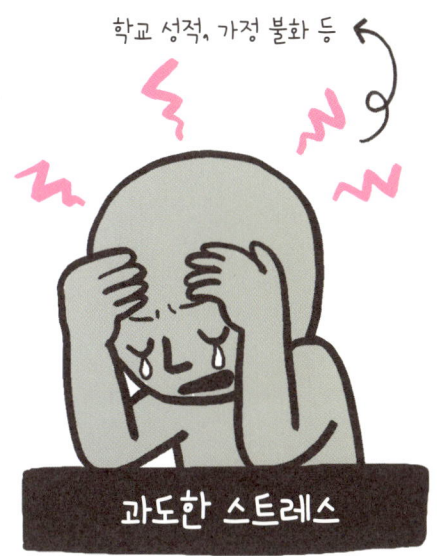

학교 성적, 가정 불화 등

과도한 스트레스

사춘기가 되면 어떤 변화가 생길까?

성적인 미디어

음란물 기준은 청소년 개인이 정한 것이 아니기 때문에 TV 드라마도 경우에 따라서는 청소년에게 음란물로 느껴질 수 있어요.

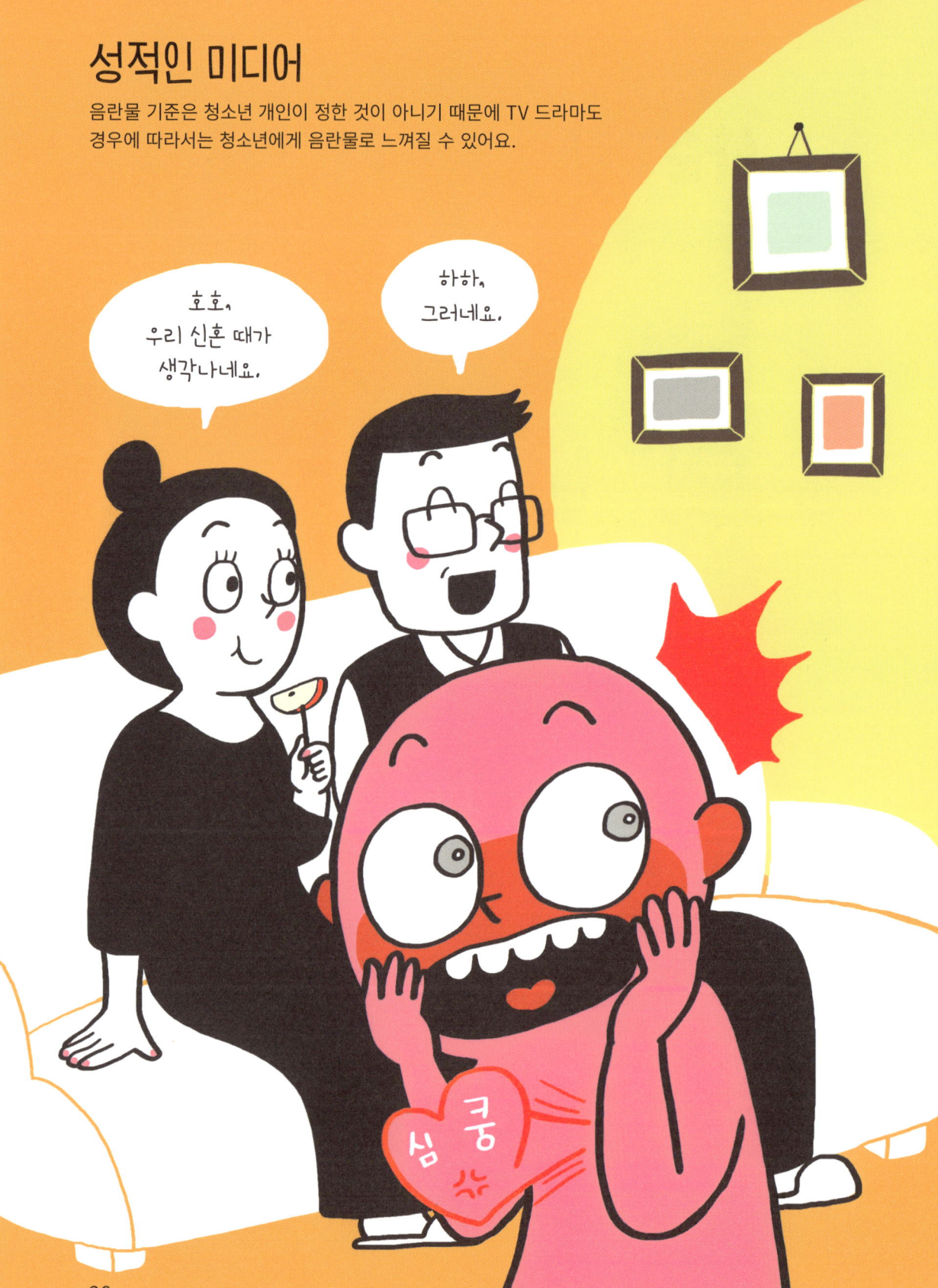

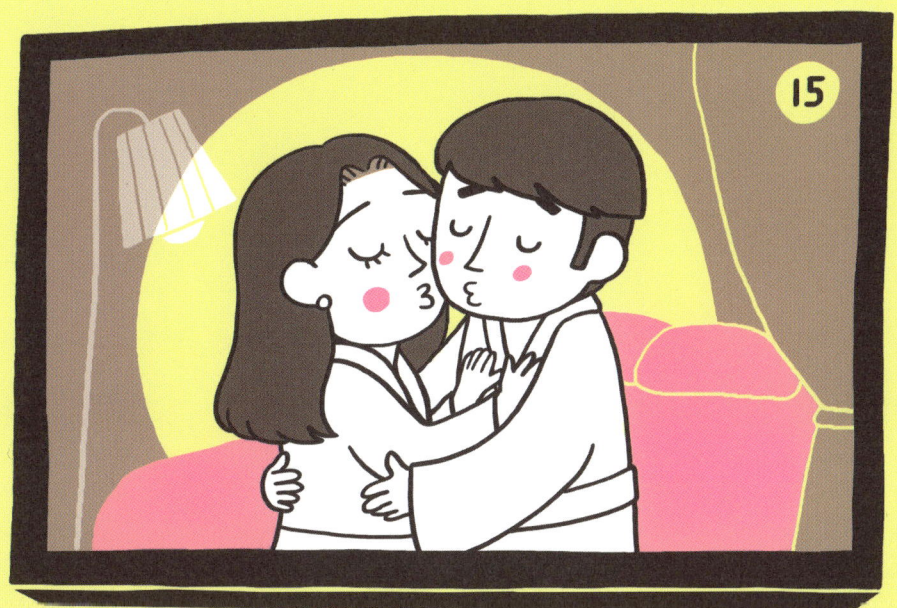
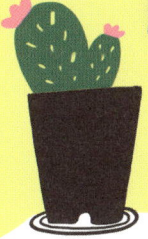

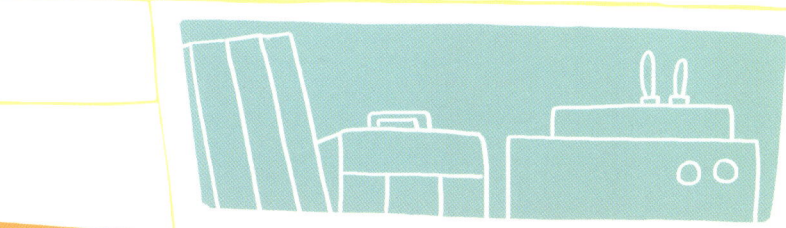

사춘기를 바라보는 관점

부모님의 사춘기 시절

사춘기 불만은 어쩔 수 없는 과정이므로 부모님의 도움을 받아 스스로 조절할 수 있도록 노력해야 해요.

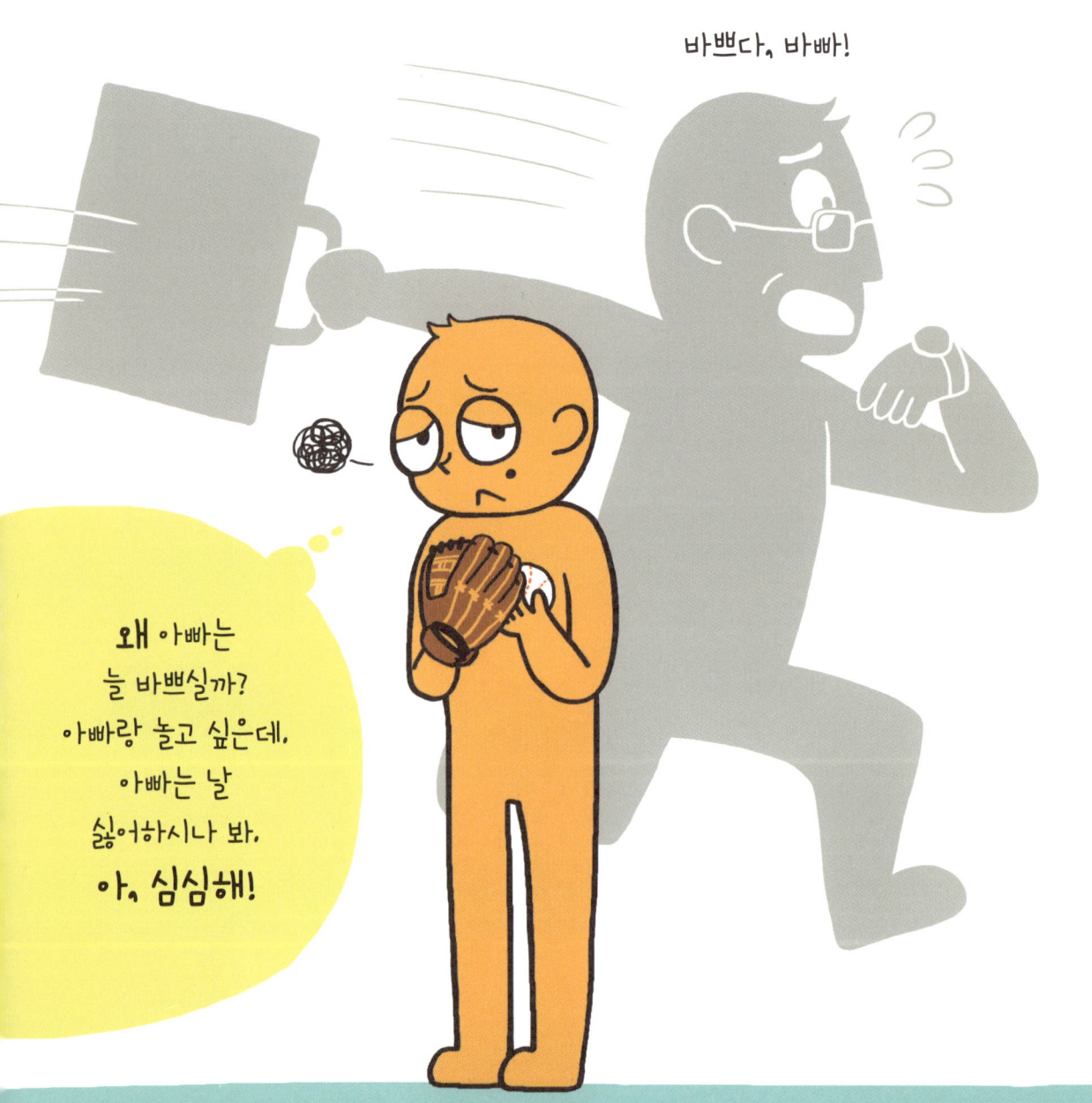

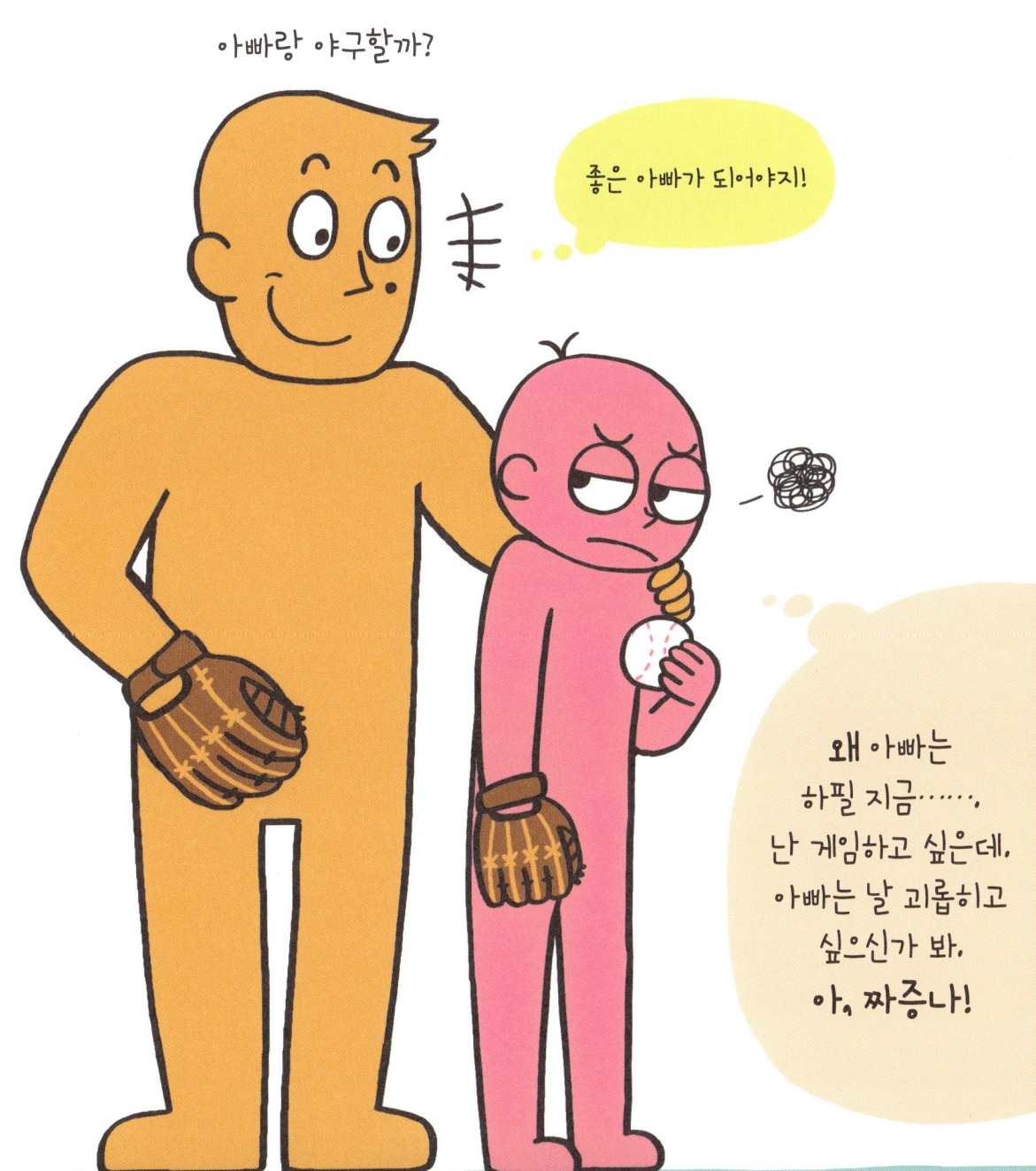

사춘기를 바라보는 관점

반항과 자기주장

자신의 부모님이 '나를 이해해 주는 부모님'으로 변화하기를 바란다면 부정적인 시각을 버리고 긍정적인 시각으로 부모님과 대화해야 해요.

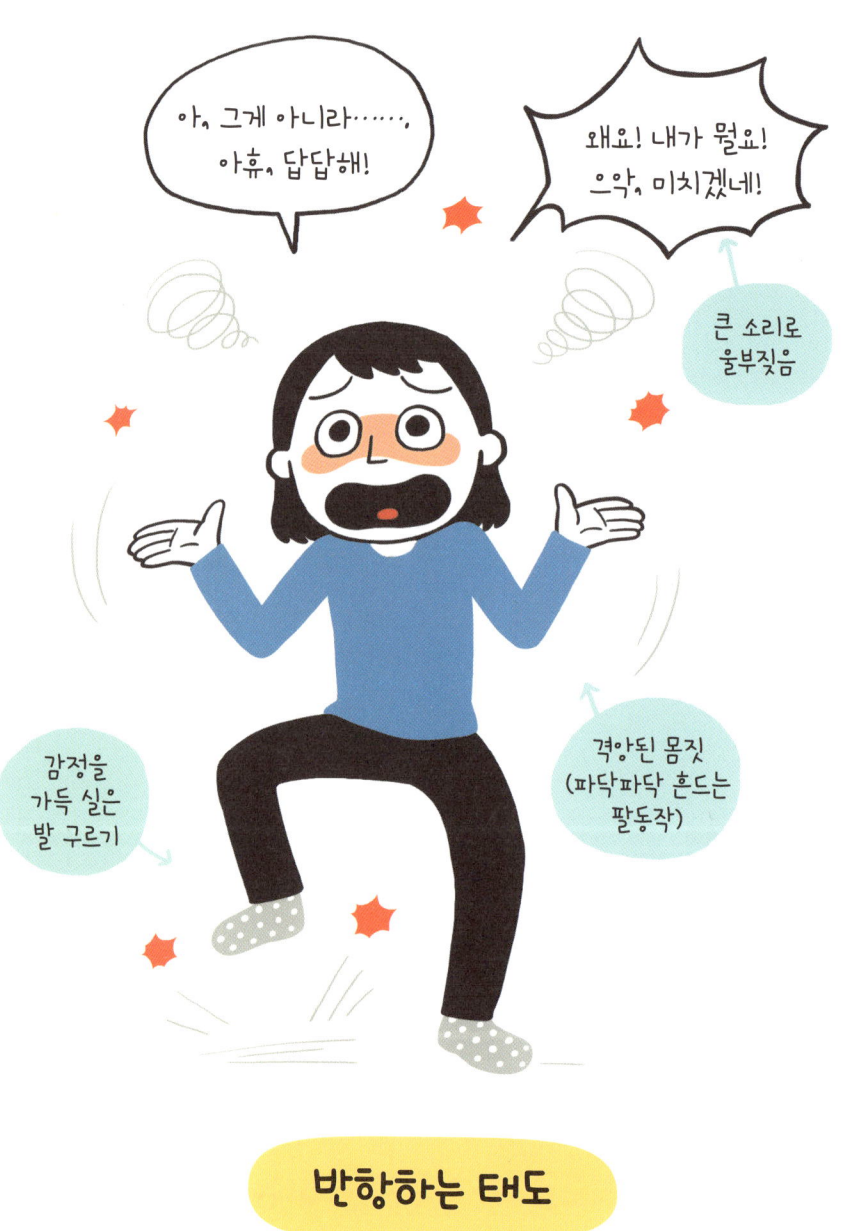

반항하는 태도

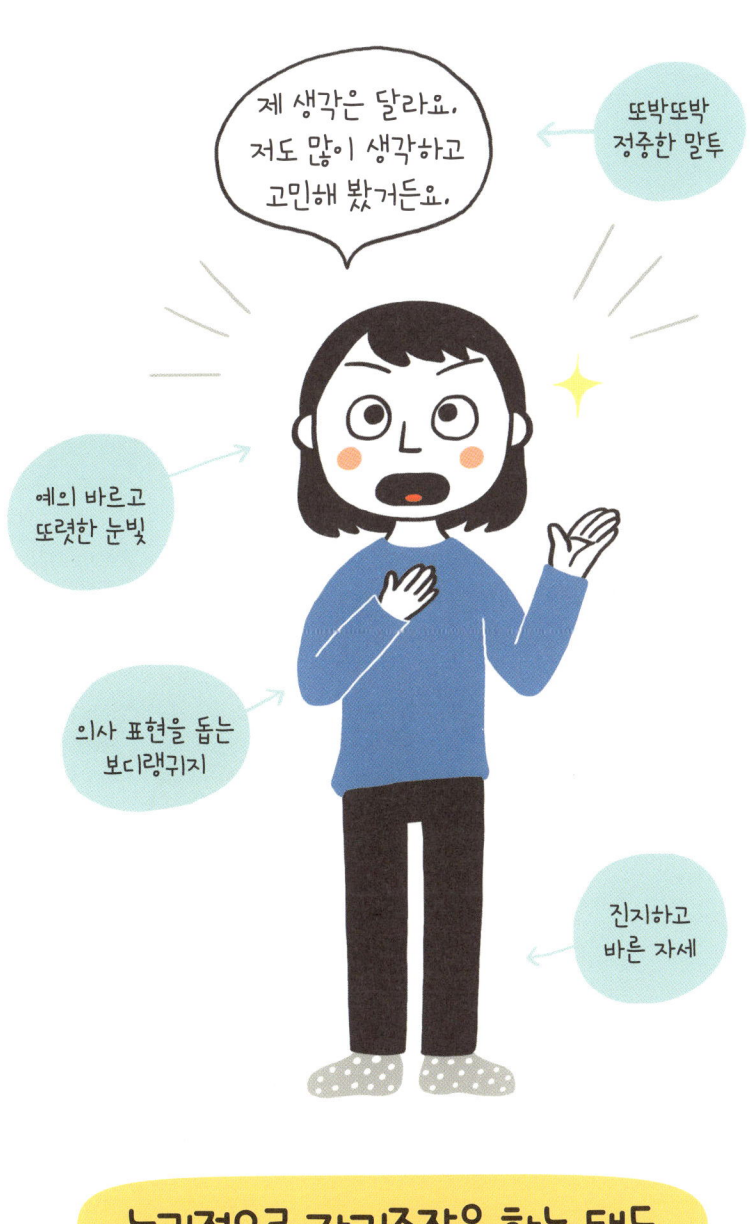

부모와 사춘기 자녀의 소통

대화의 자세

좋은 말투란 좋은 대화의 기본으로, 말투가 바르지 않으면 오해가 생기기 쉬워요.
부모님과의 원만한 소통을 원한다면 존중하는 태도와 예의 바른 말투를 보여야 해요.

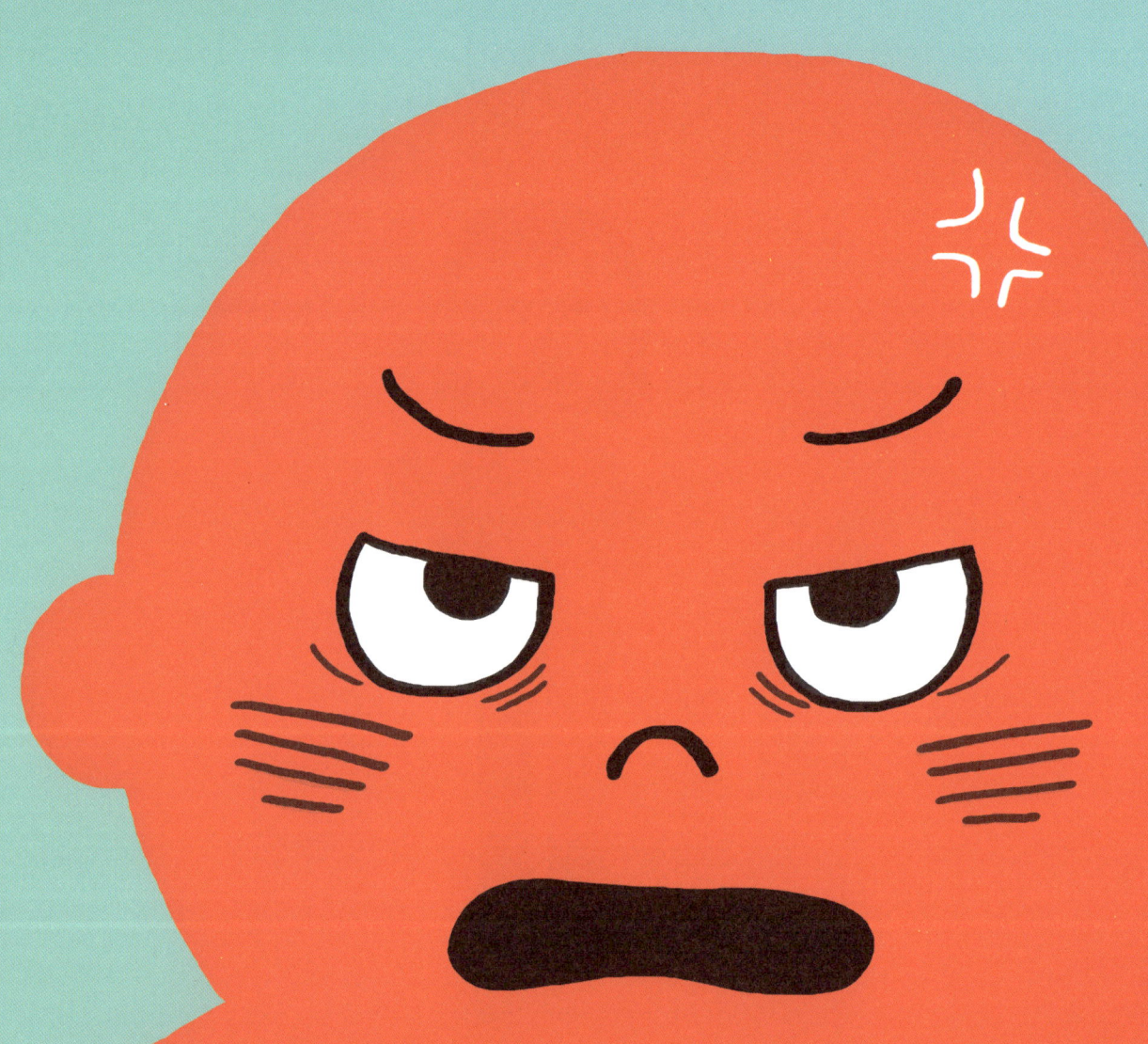

아이, 씨!

그만 좀 하라니까!

내가 뭐!

왜 그러는데!

안 먹어! 짜증 나!

맨날 잔소리야!

재수 없어!

엄마랑 아빠는 늘 그렇지, 뭐!

부모와 사춘기 자녀의 소통

Q 사춘기가 되면 부모님과 자주 싸우게 되는 이유가 뭘까요?

사춘기 청소년은 신체가 자란 만큼 정신도 성숙해졌다고 믿지만,
부모님이 보기에는 덩치만 큰 아기 같을 뿐이라서 갈등이 생기는 거예요.

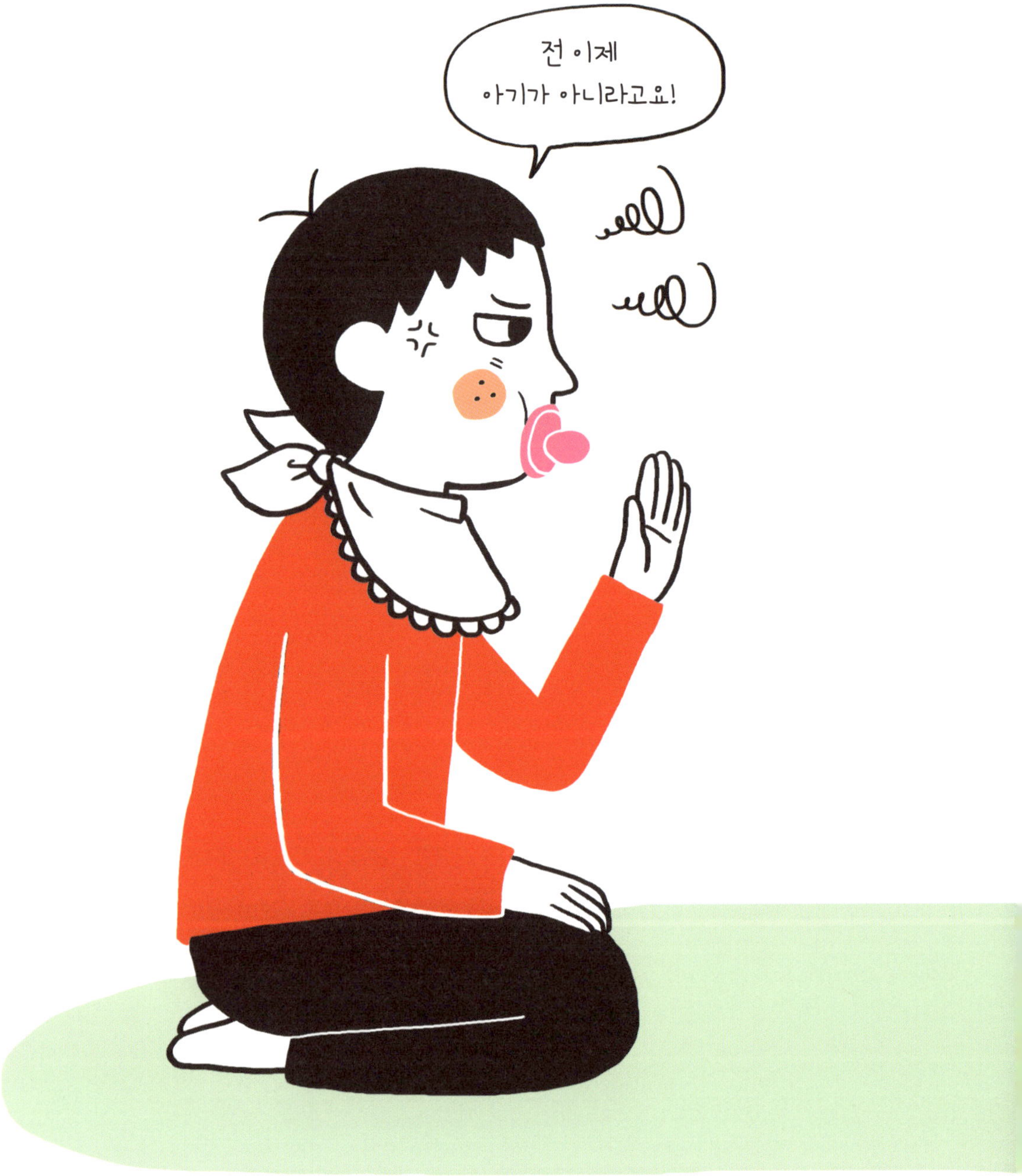

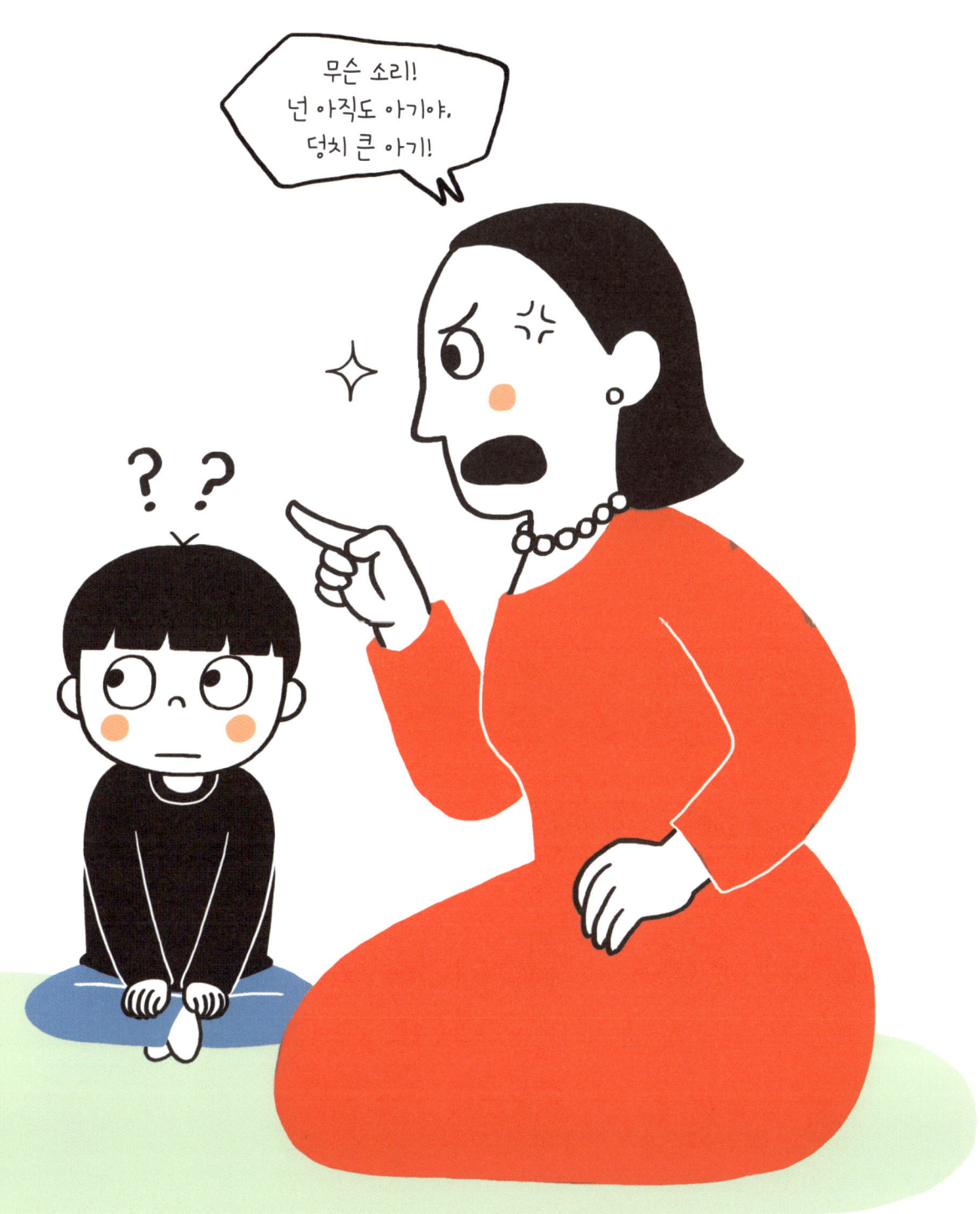

제2장
이성 친구

이성 친구와 어울리기

이성 친구가 불편한 이유

어릴 때는 친구에 성별 구분이 없어요. 그러다가 사춘기가 되면 이성의 존재와 차이를 알게 되면서 예쁘고 멋져 보이고 싶다는 생각을 하지요. 그러나 한편으로는 자신과 다른 점이 부담스럽게 다가와 불편하게 느껴져요.

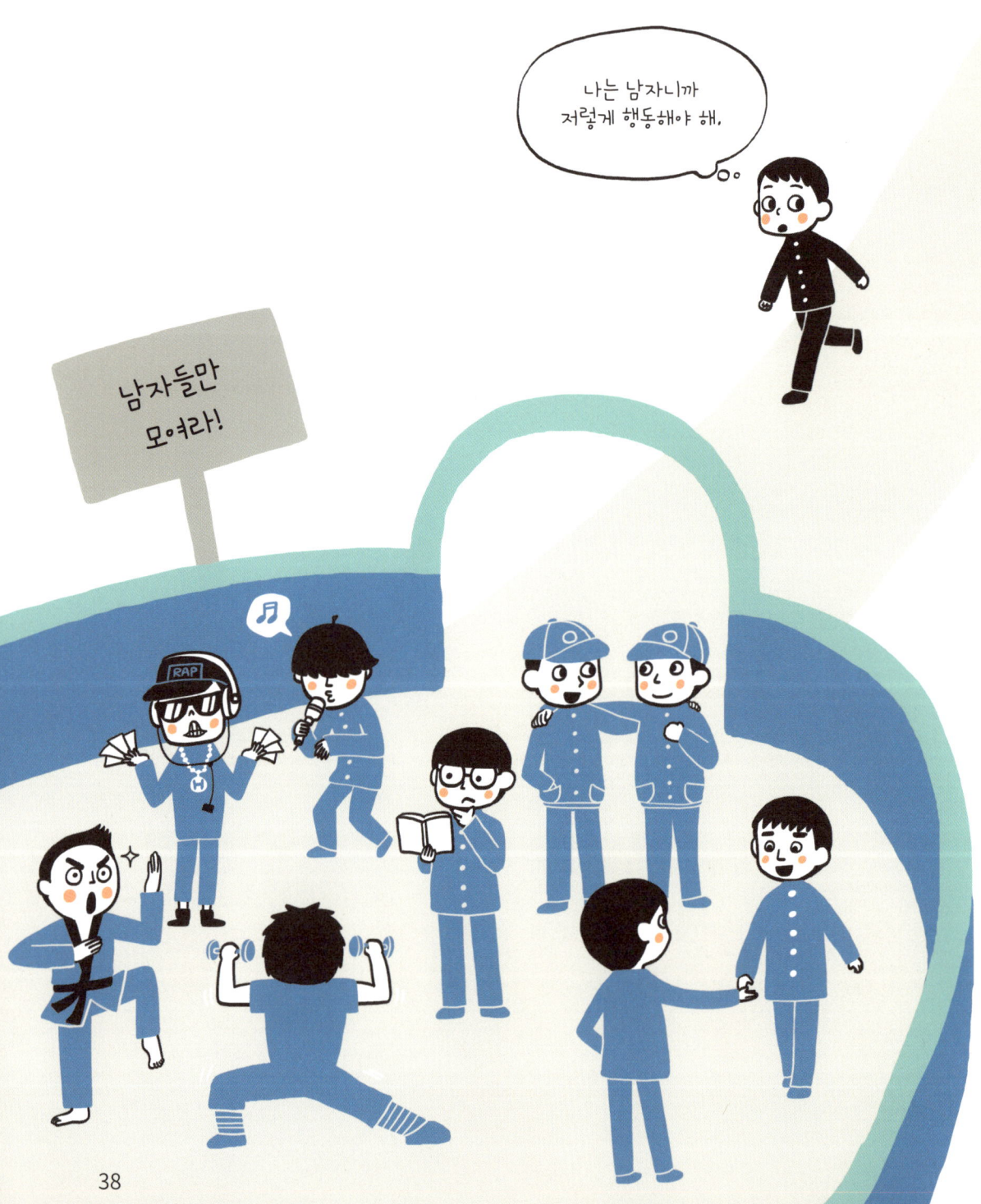

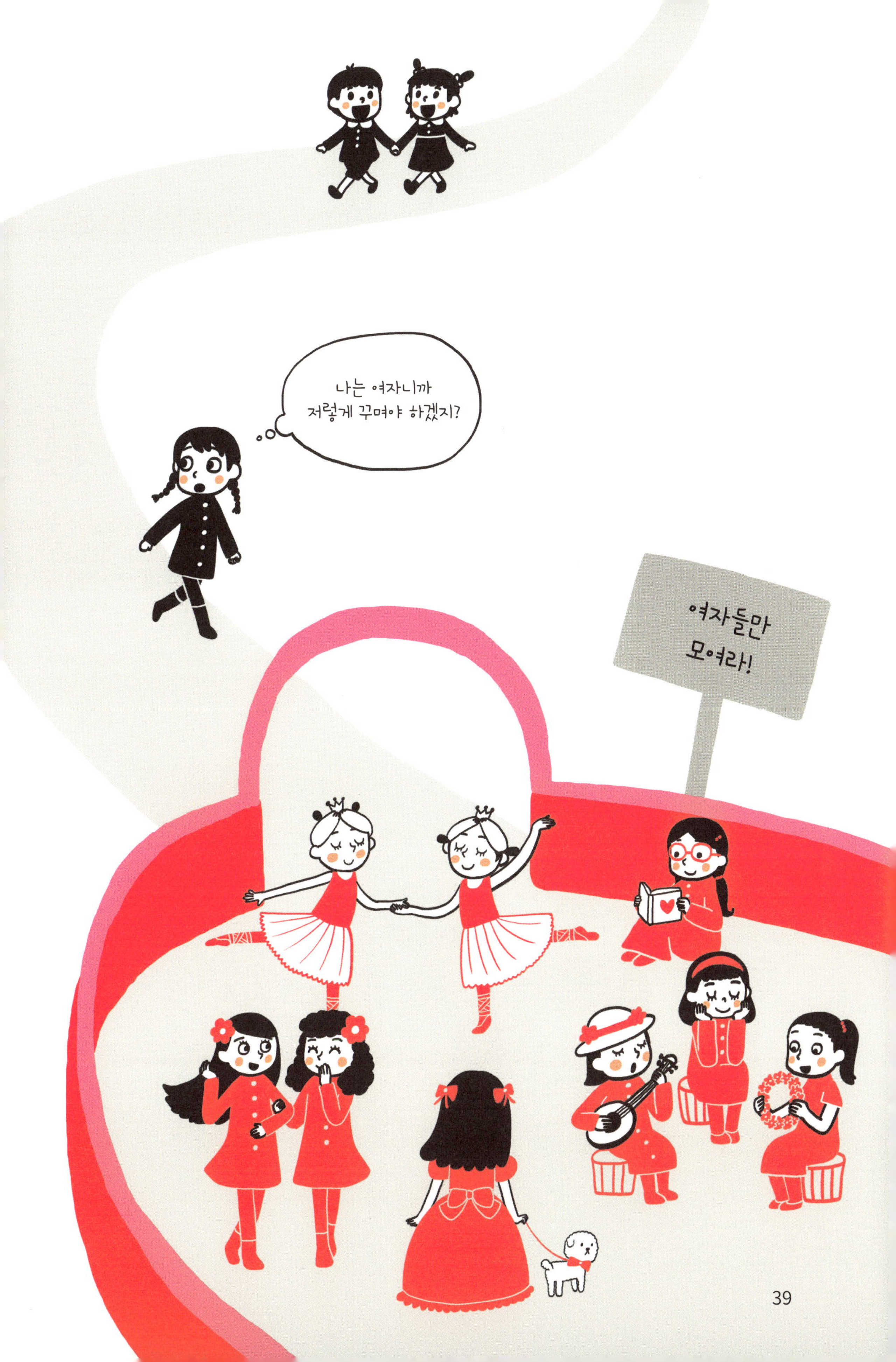

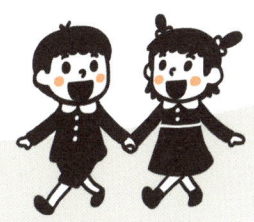

나는 여자니까 저렇게 꾸며야 하겠지?

여자들만 모여라!

이성 친구와 어울리기

Q 동성 친구보다 이성 친구와 더 친하면 이상한 건가요?

꼭 동성끼리 더 친해야 하는 건 아니에요. 마음속으로는 이성과도 친해지고 싶지만,
어떻게 표현해야 할지 몰라 잘못된 방법으로 짓궂게 관심을 표현하는 거예요.

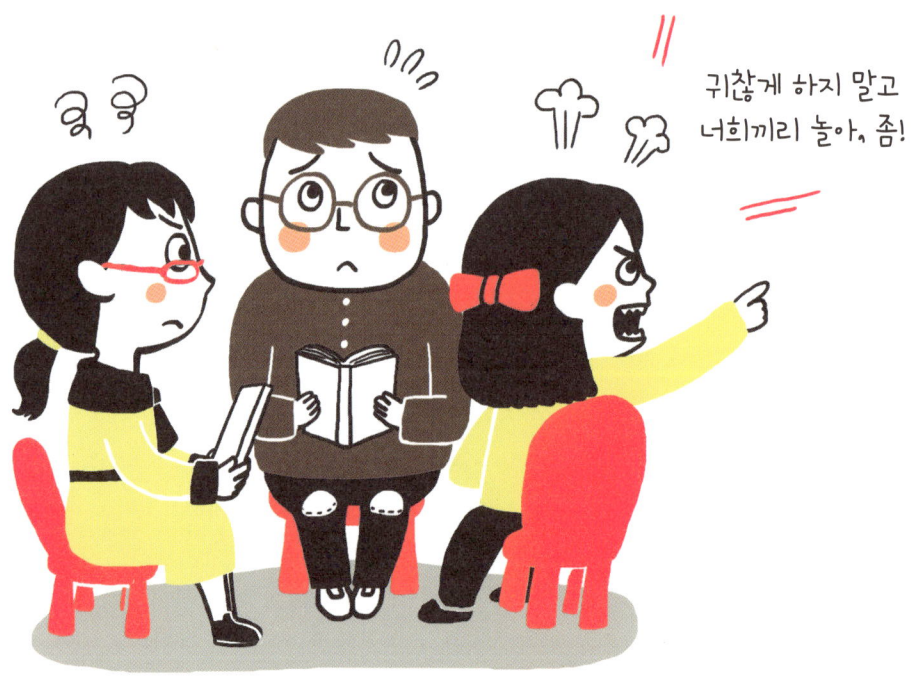

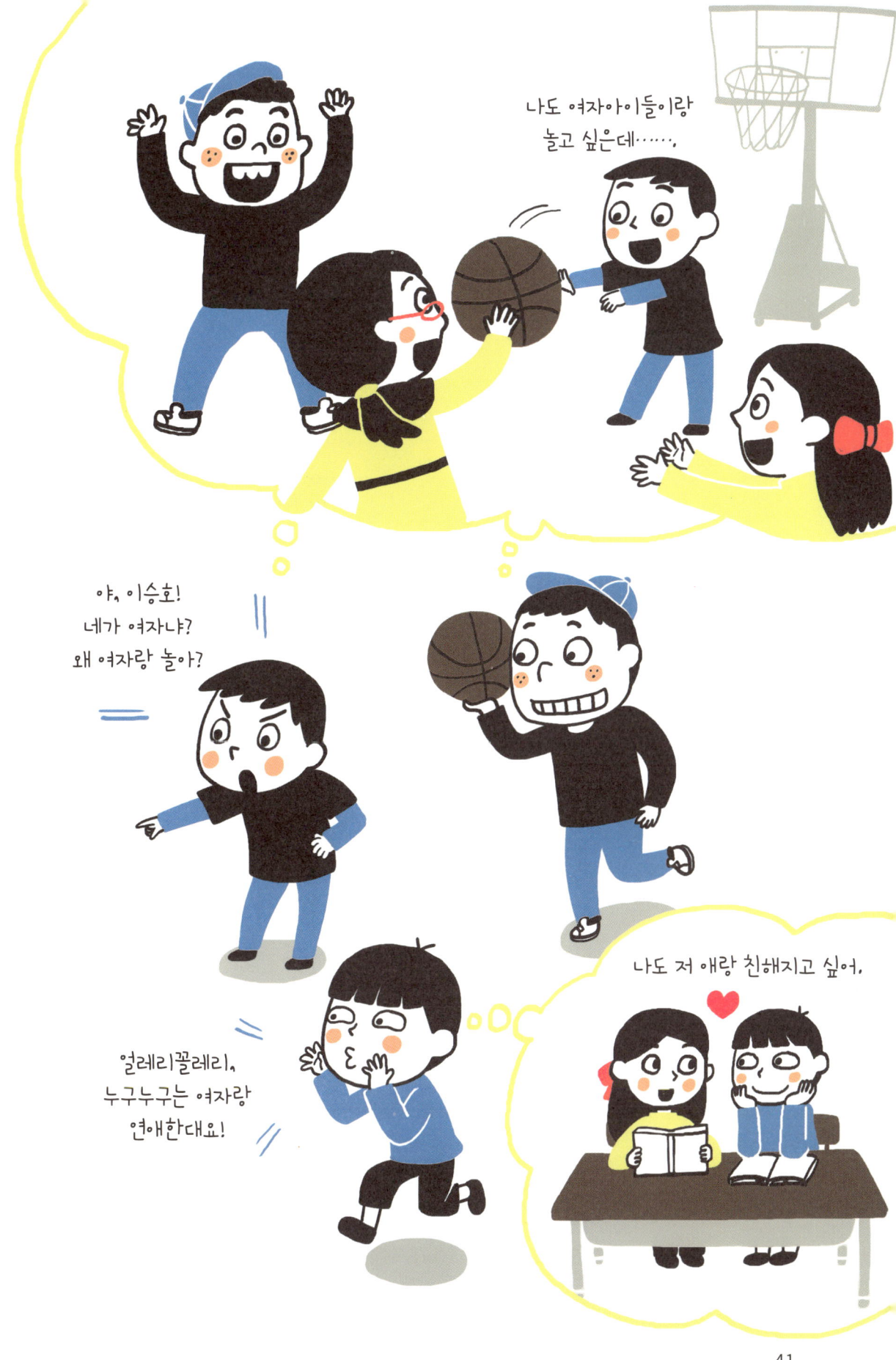

이성 친구와 어울리기

관심 표현하기

관심이 가는 이성 친구가 생겼다면 상대를 알고자 노력하는 동시에 예의를 갖추어 관심을 표현해요.

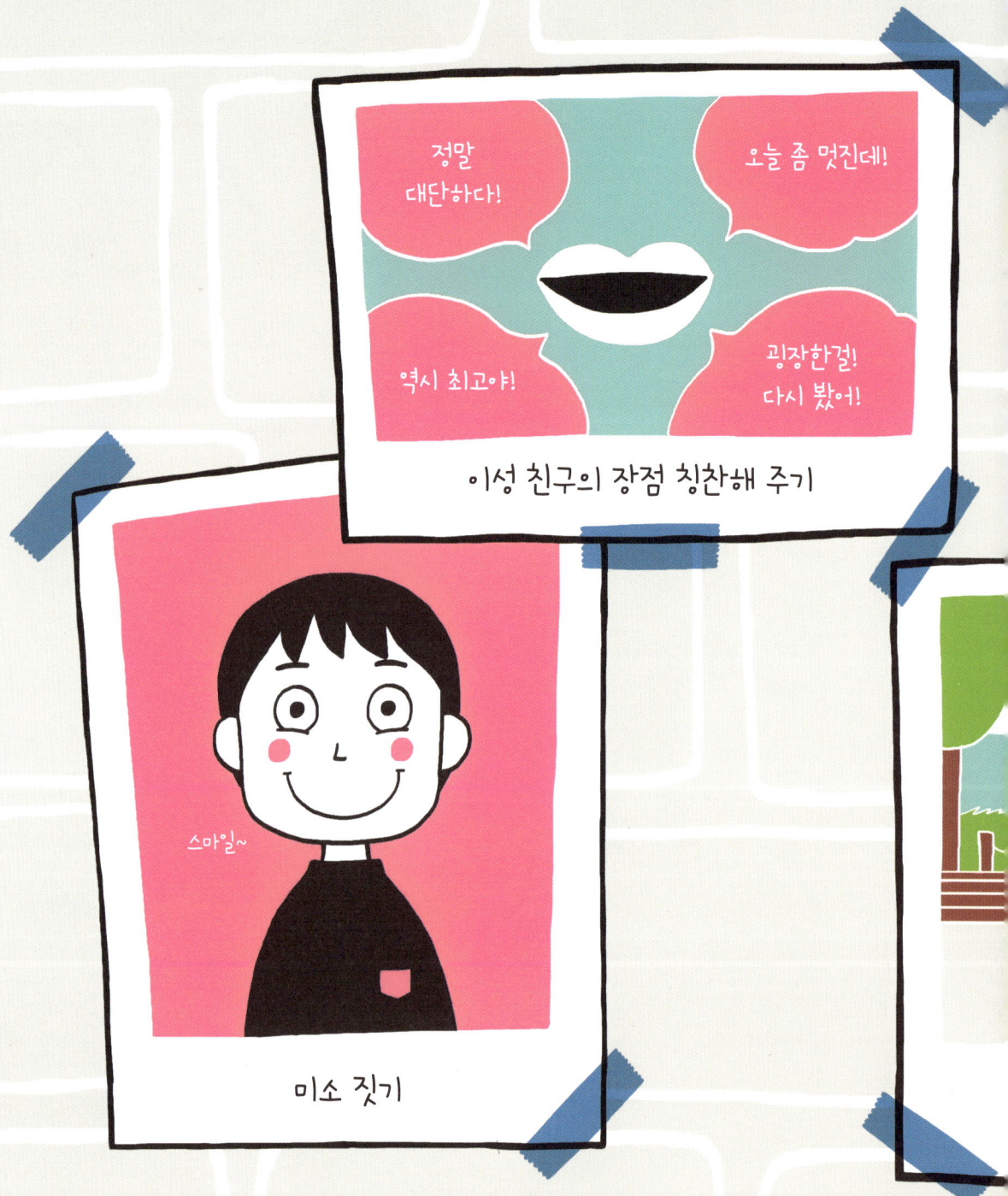

관심을 표현하는 방법

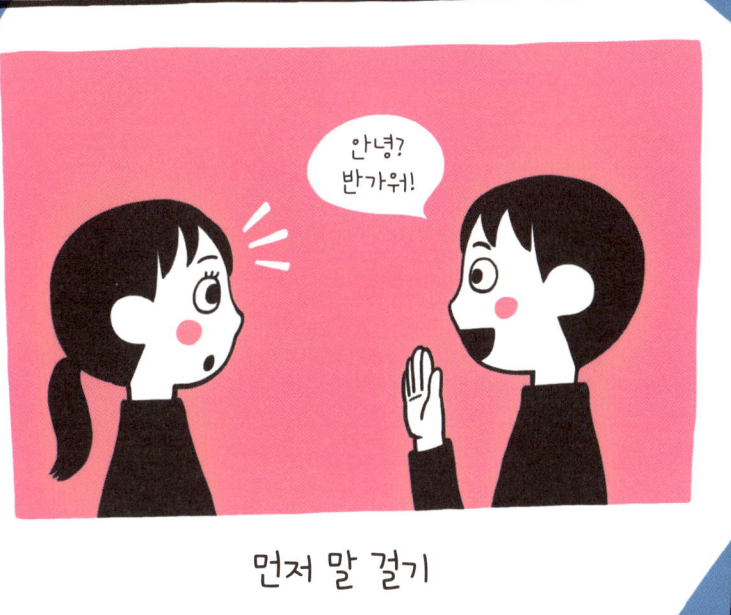

먼저 말 걸기

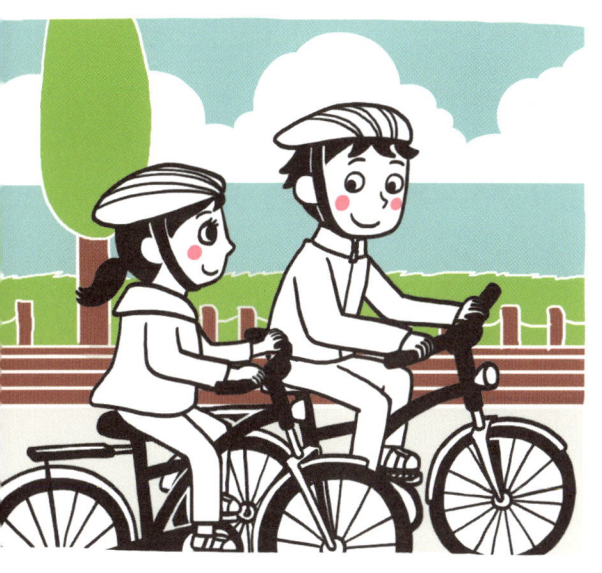

같은 취미 갖기

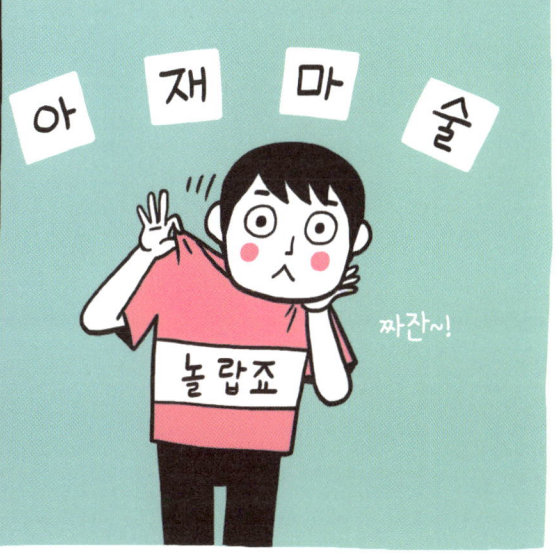

재미있게 해 주기

이성 친구와 어울리기

배려하고 존중하기

상대를 배려하고 존중하는 마음 없이는 친구 관계가 오래 유지될 수 없어요.

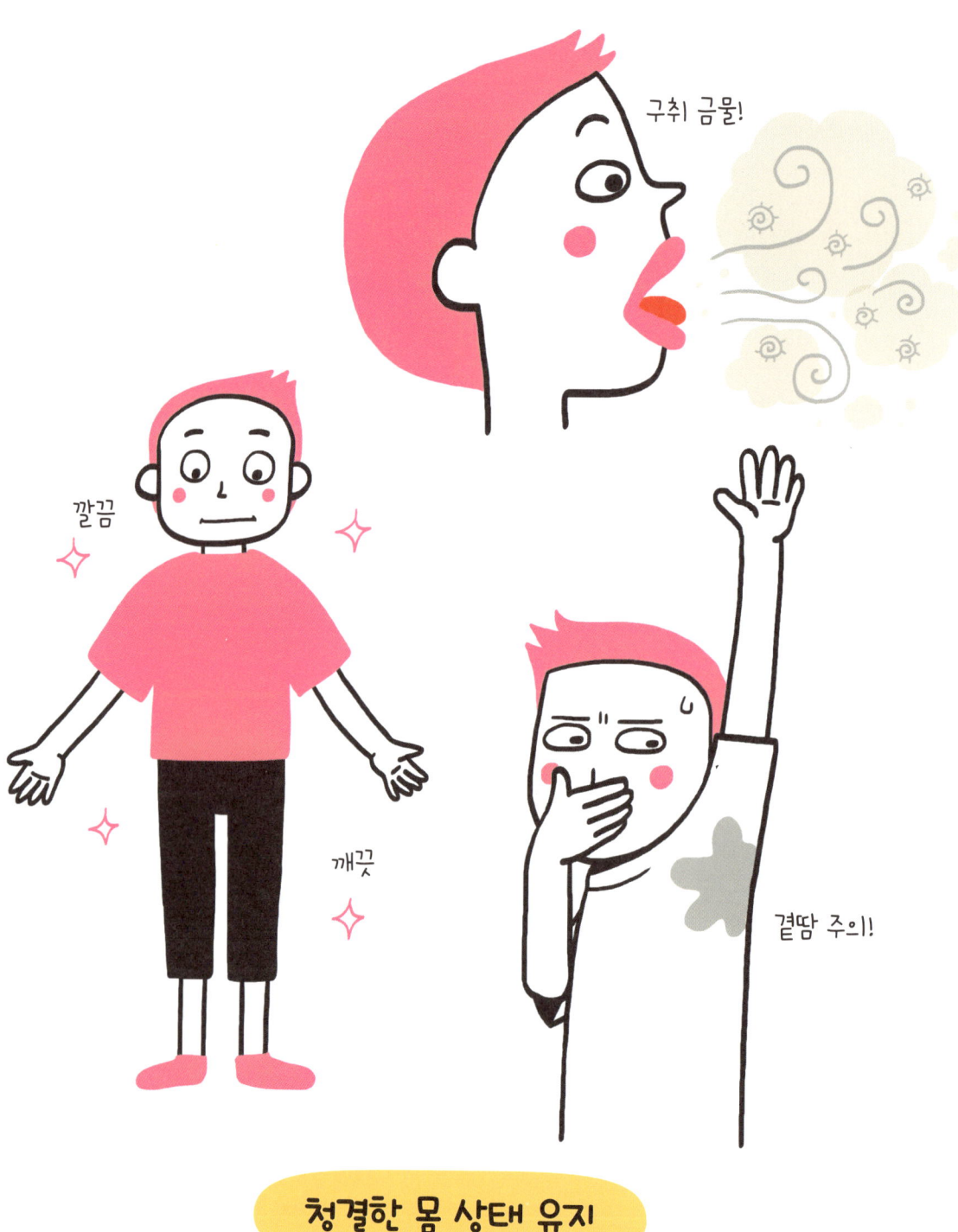

예의 바른 행동과 말투

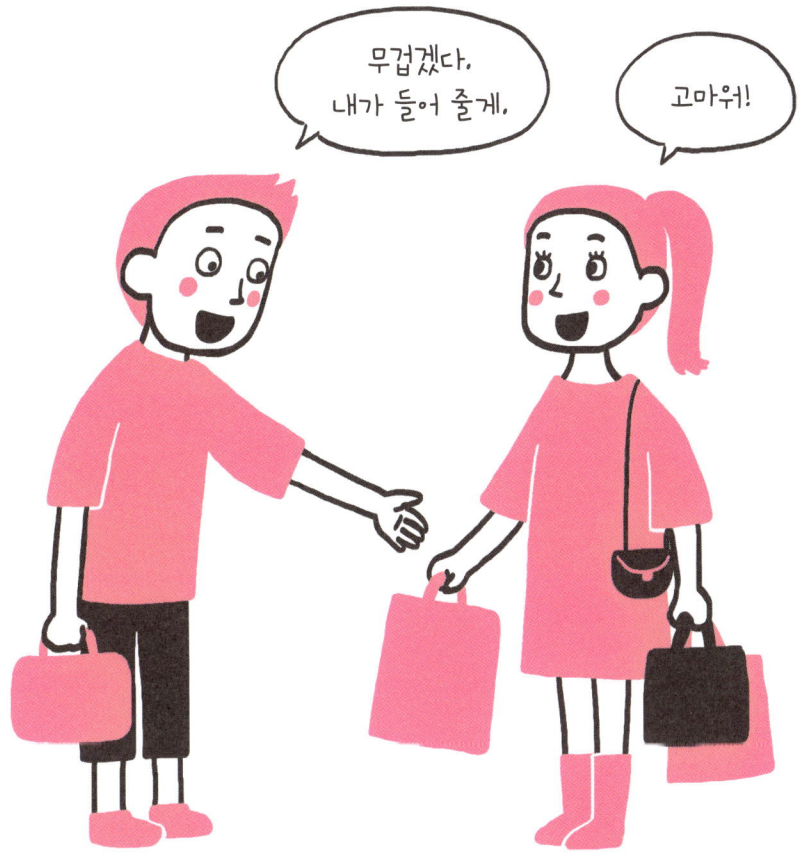

약속 지키기

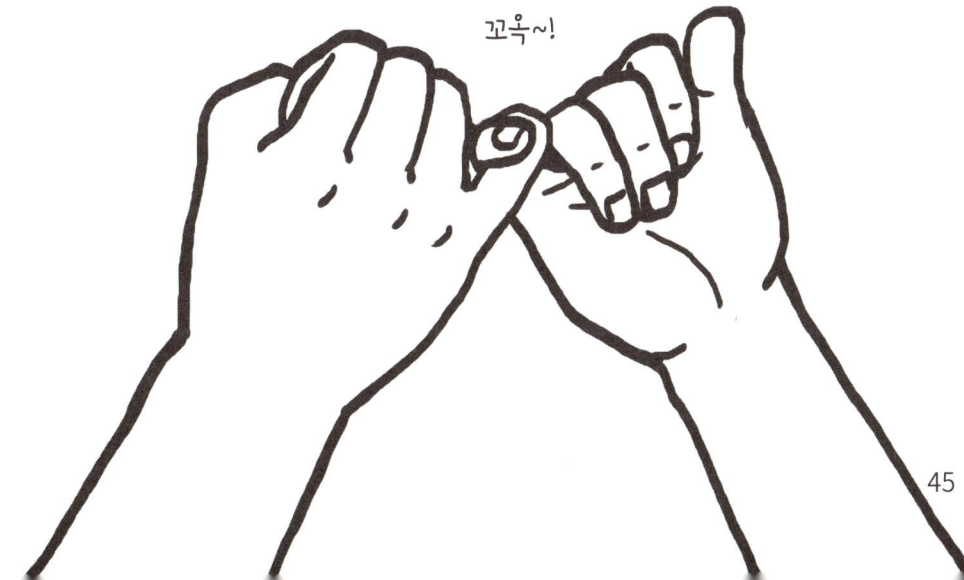

이성 친구와 어울리기

한계선 지키기

청소년기는 책임감을 배우며 어른이 되어 가는 과정이므로 학생으로서 넘지 말아야 할 선을 잘 지켜야 해요.

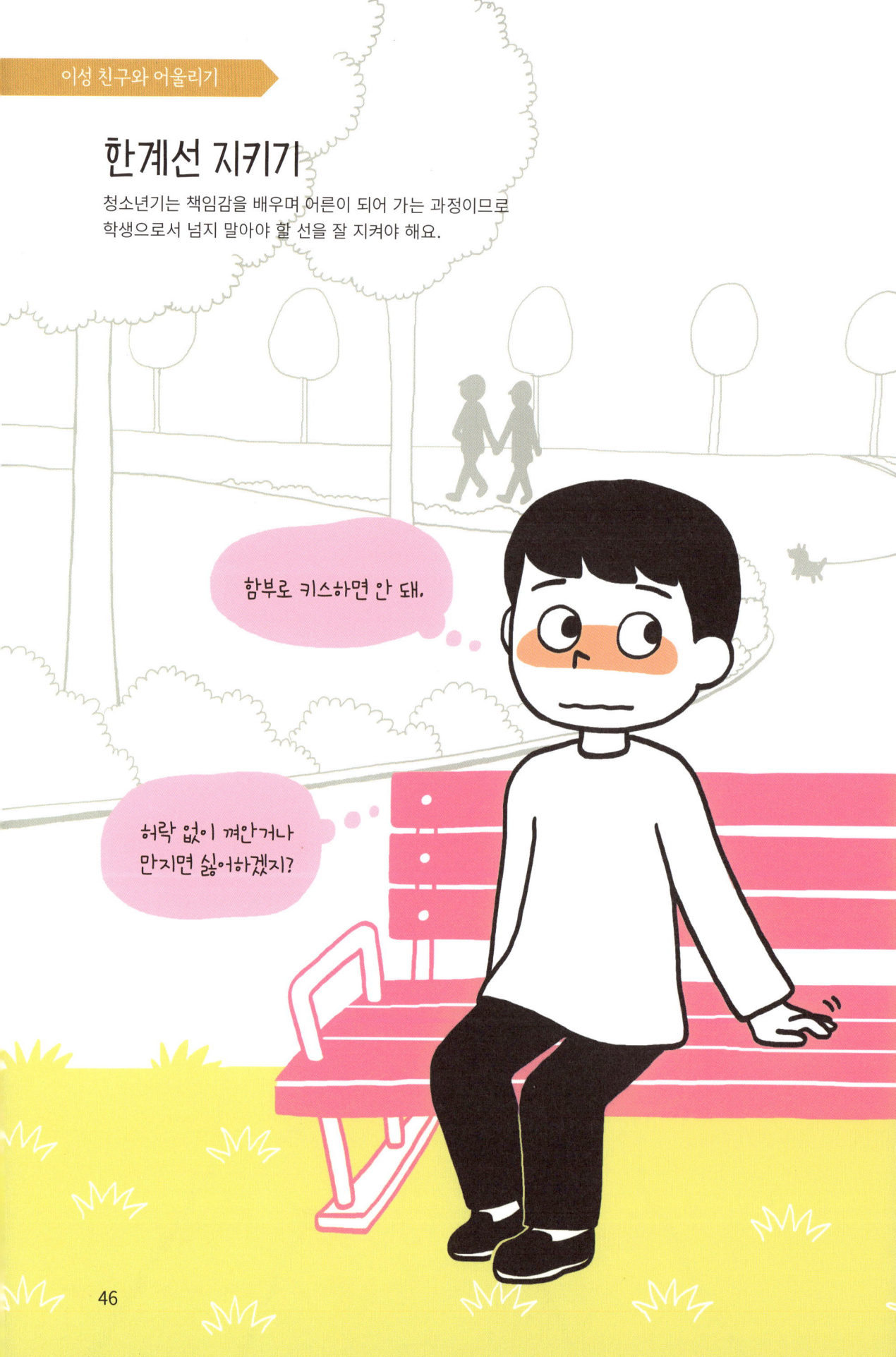

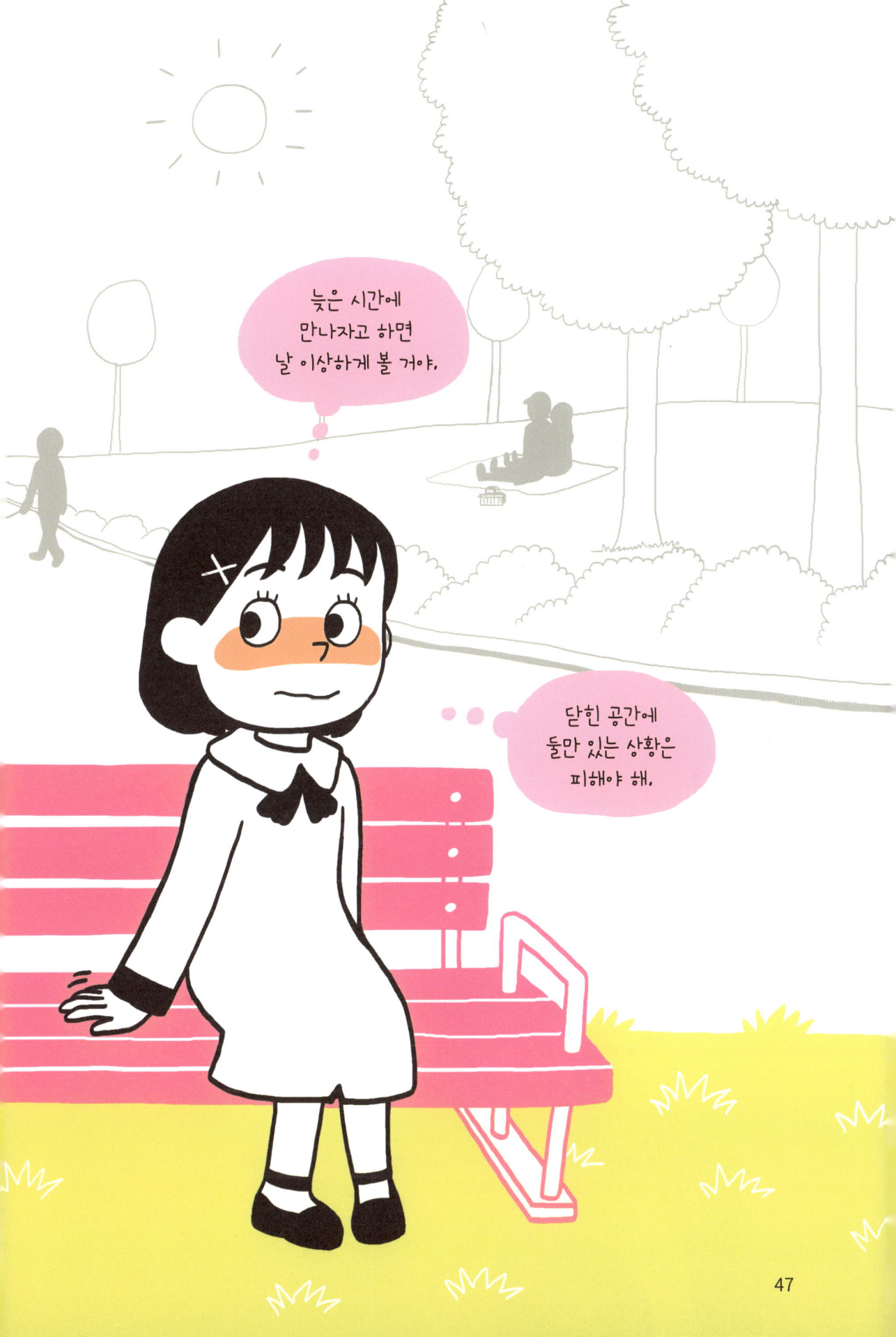

이성 친구와 어울리기

오해와 상처 없이 헤어지기

이성 친구와의 결별은 일방적인 이별 통보가 아니라 아름다운 마무리가 되도록 최선을 다해야 해요.

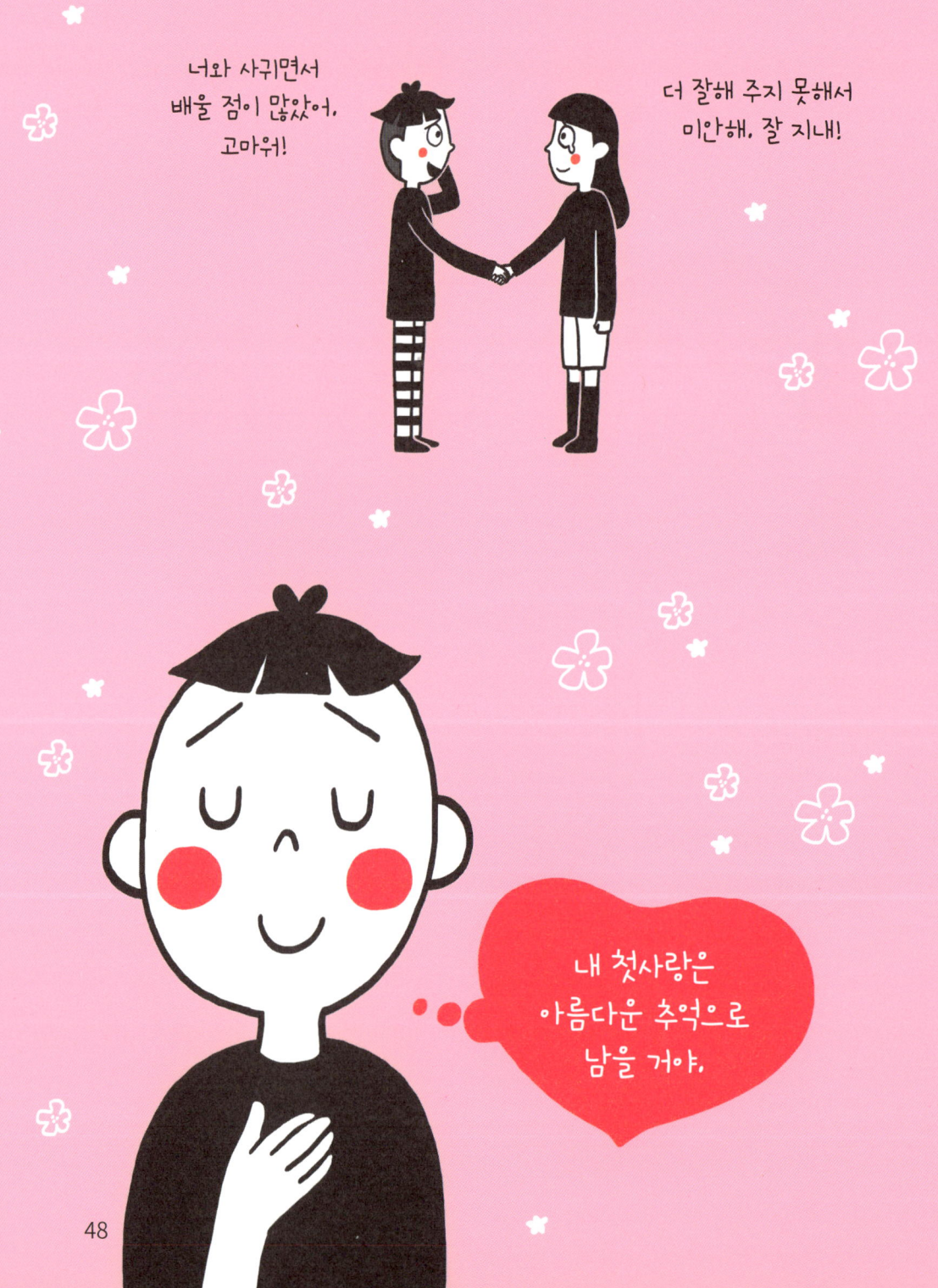

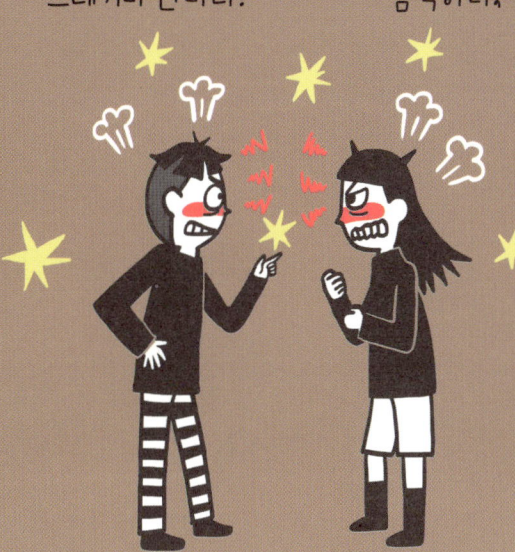

이성 친구를 통해 얻는 것과 잃는 것

얻는 것
이성 친구가 나와 다름을 받아들이고 상대를 이해하도록 노력하는 과정에서 문제 해결 방법을 스스로 터득하게 돼요.

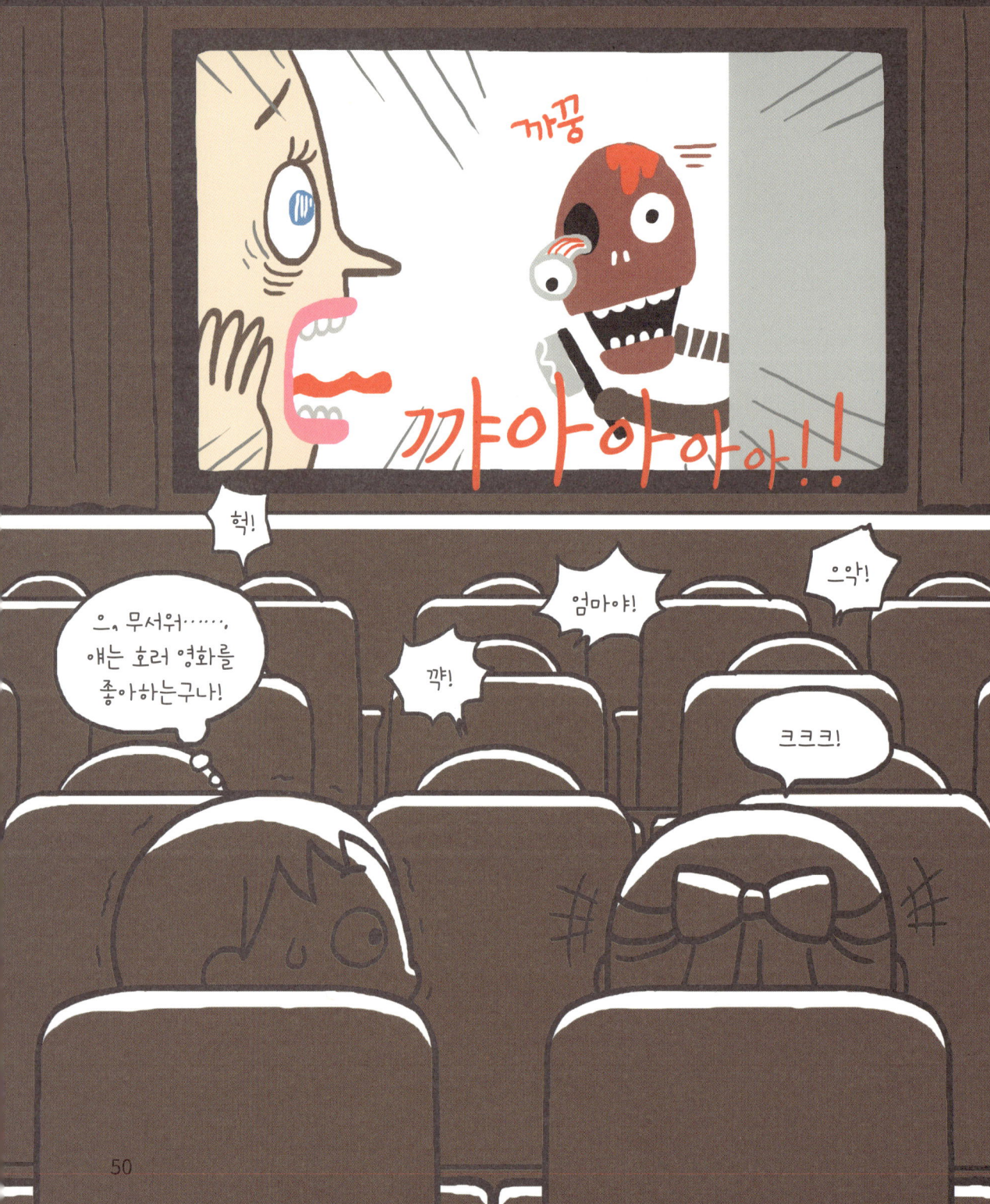

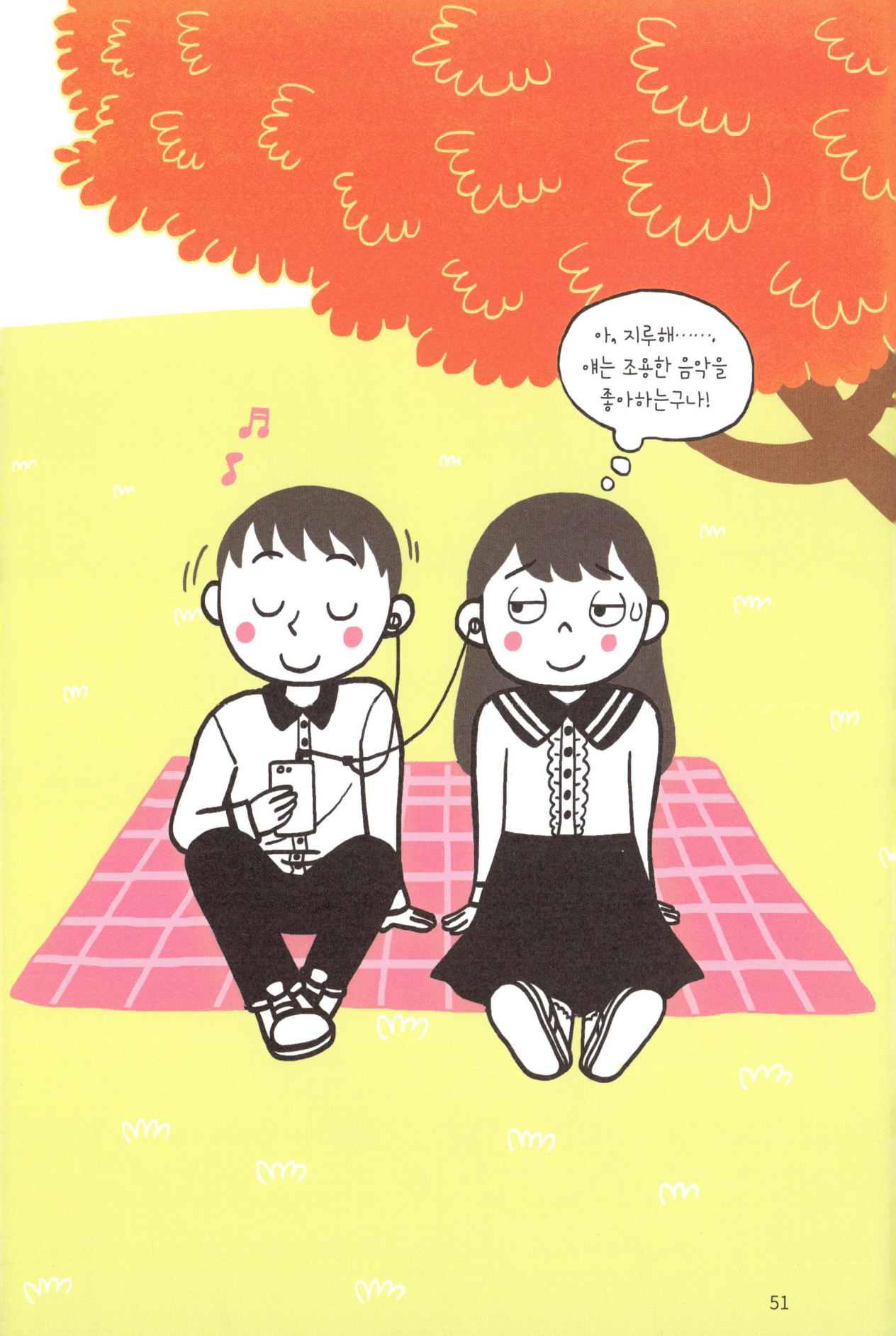

이성 친구를 통해 얻는 것과 잃는 것

잃는 것

다양하고 많은 친구들을 사귀어야 할 청소년기에 이성 친구에게만 집중하면 친구의 폭이 좁아질 수도 있어요.

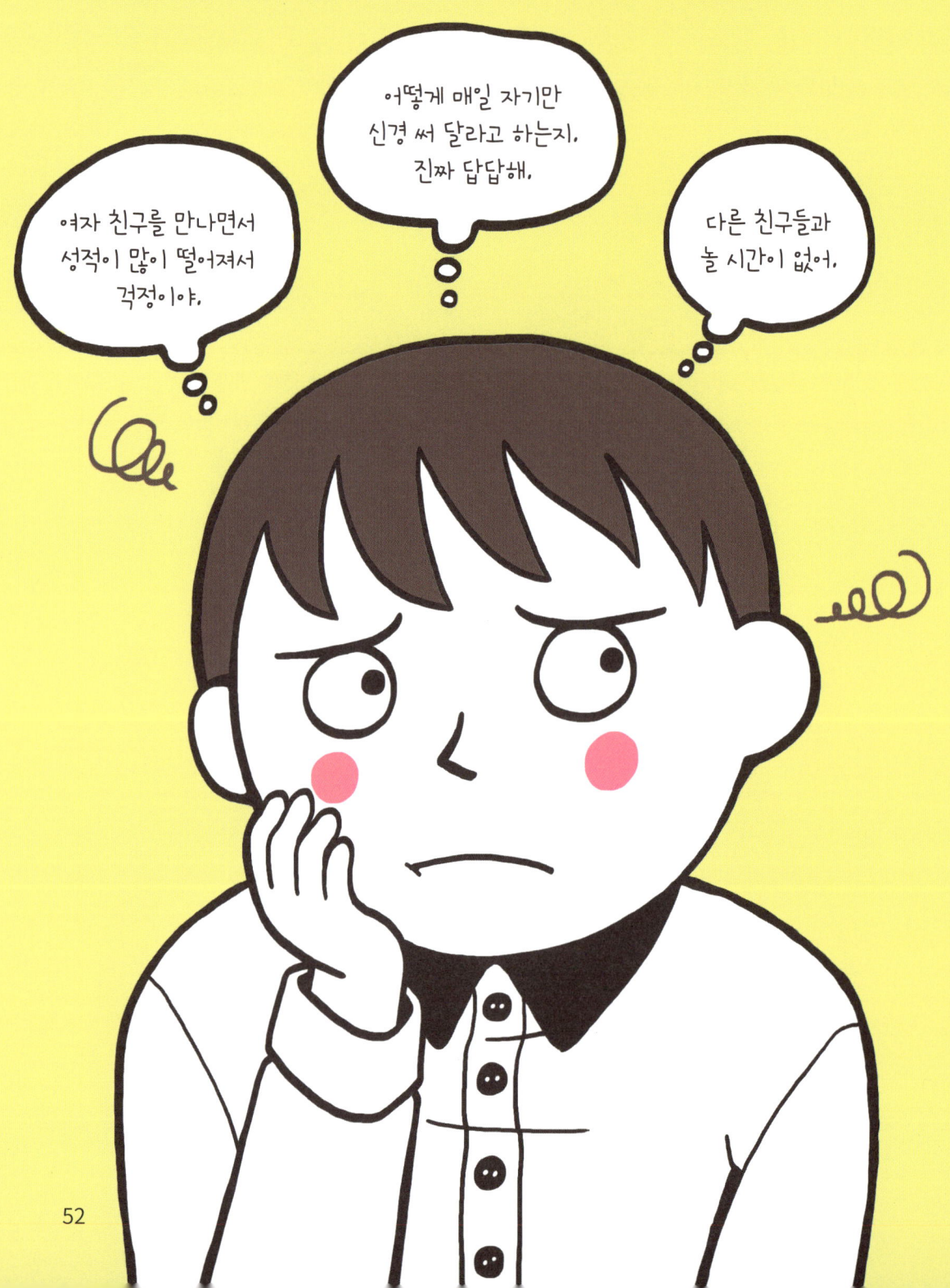

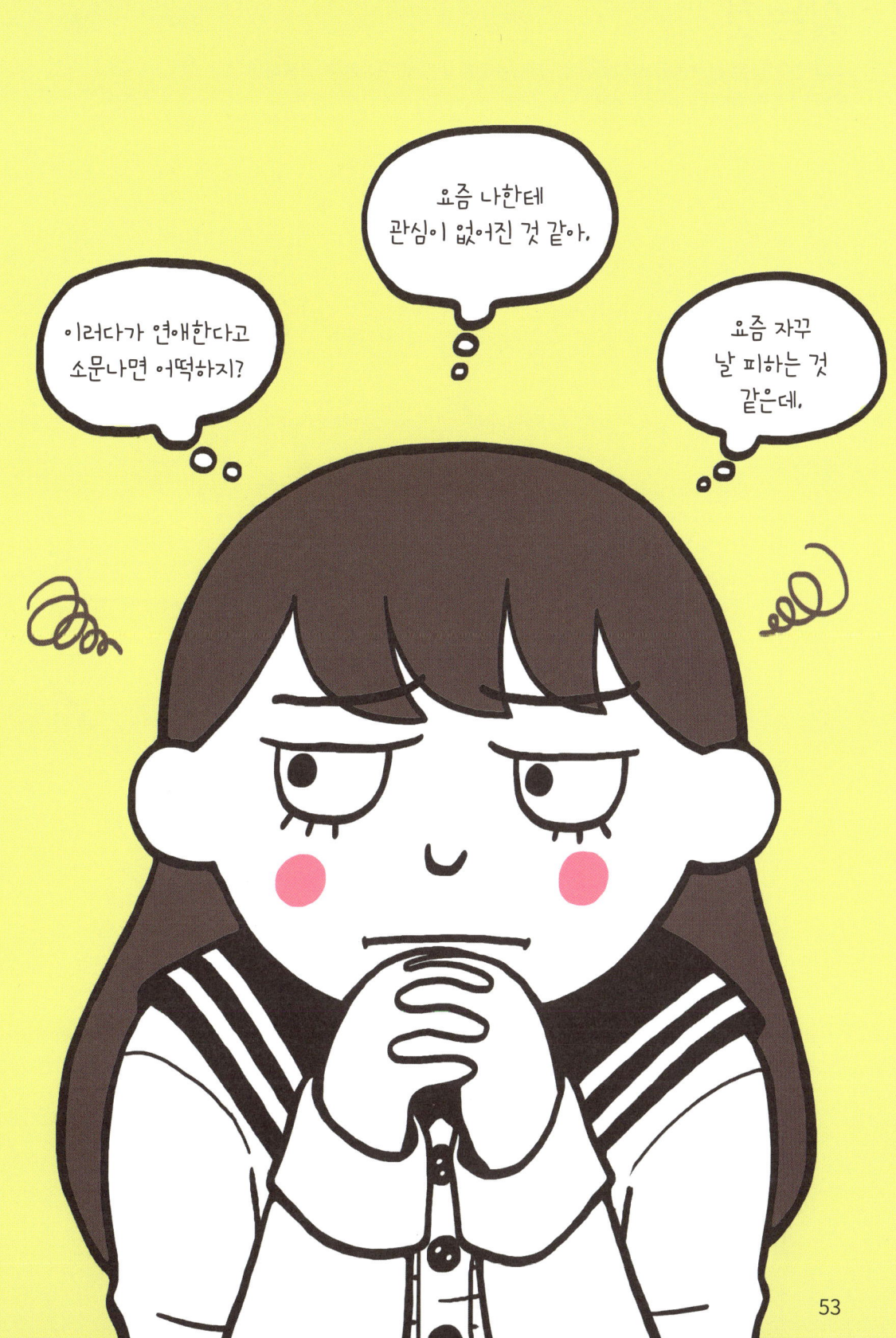

이성 친구를 통해 얻는 것과 잃는 것

주의해야 할 것

이성 친구를 사귈 때, 지켜야 할 선을 넘지 않도록 주의해야만 불행한 결과를 막을 수 있어요. 충동적인 성관계는 감당하기 어려운 책임과 문제들을 불러올 수 있어요.

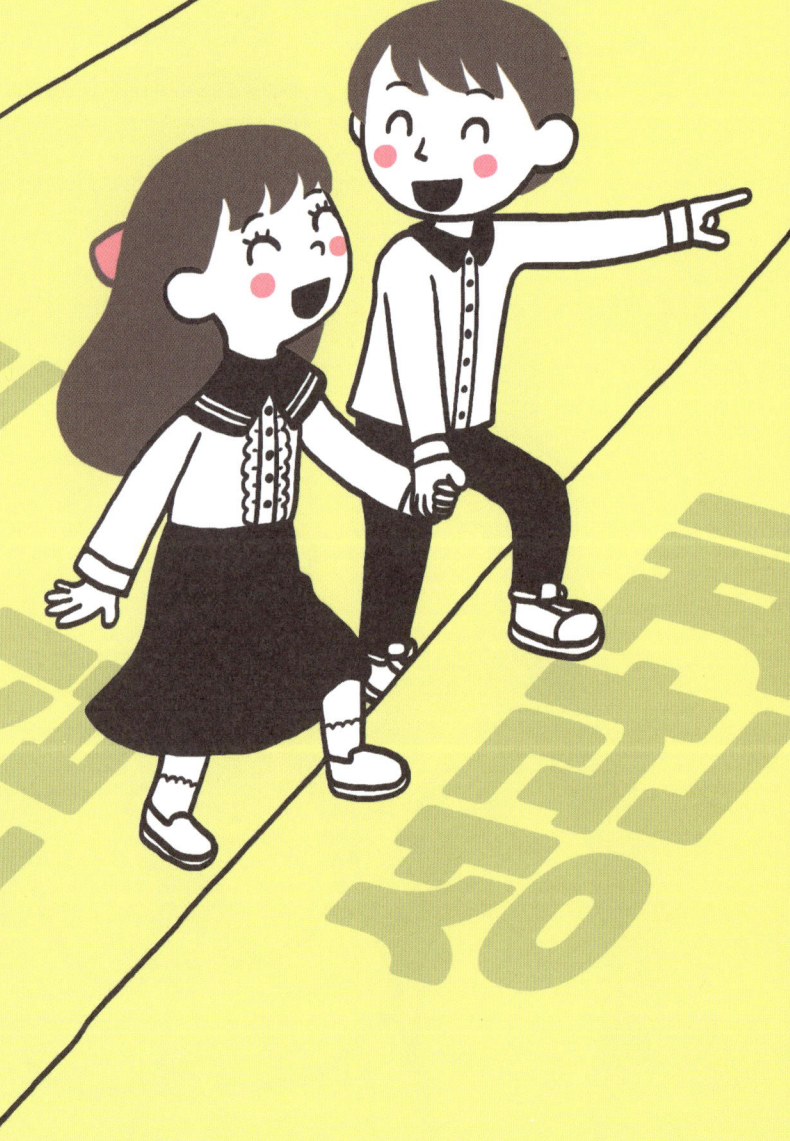

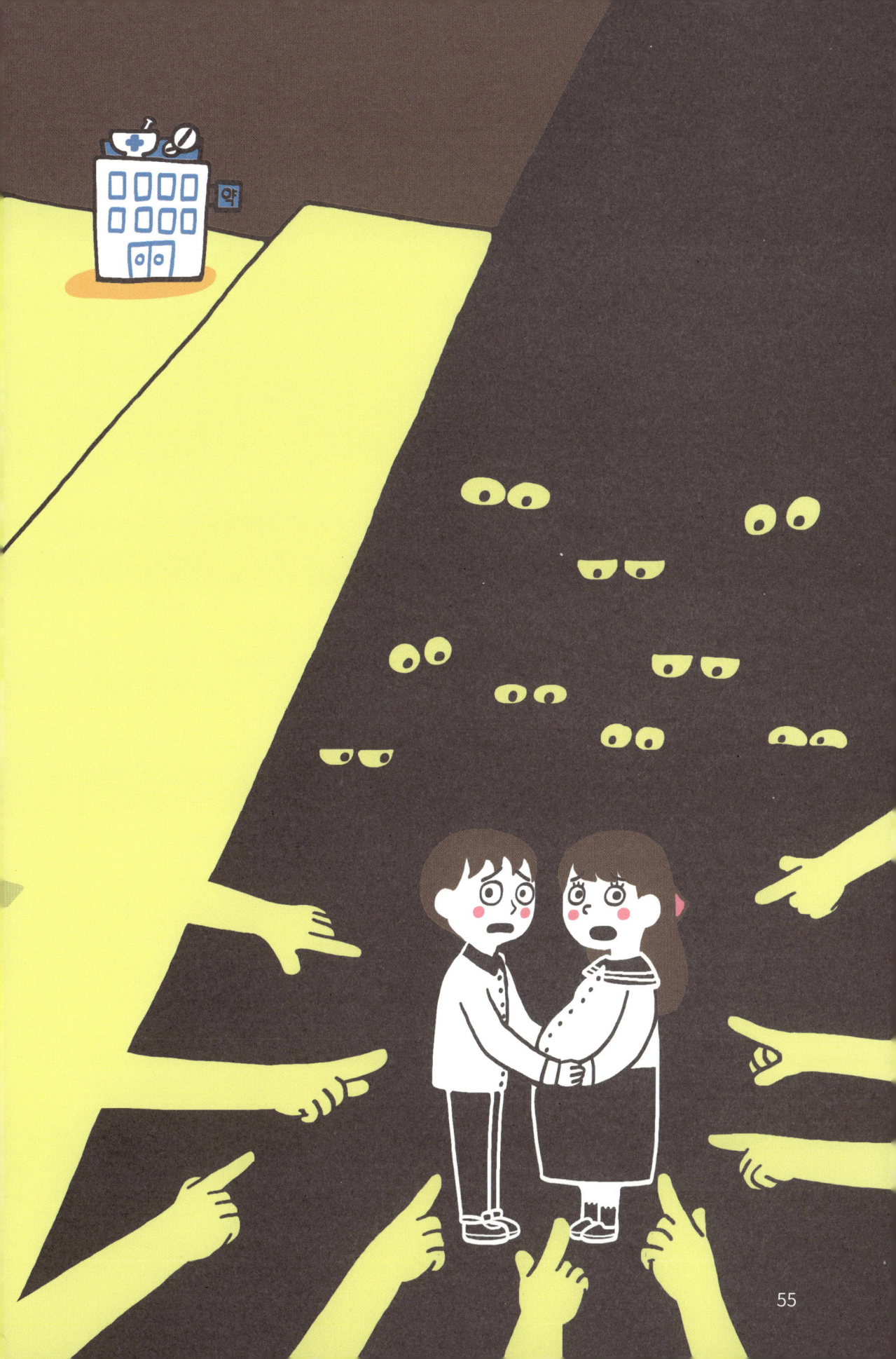

남자다움과 여자다움

사회의 고정 관념과 성평등

'남자다움'과 '여자다움'은 정해져 있는 것이 아니라 사회가 필요에 의해 구분 지은 고정 관념일 뿐이에요.

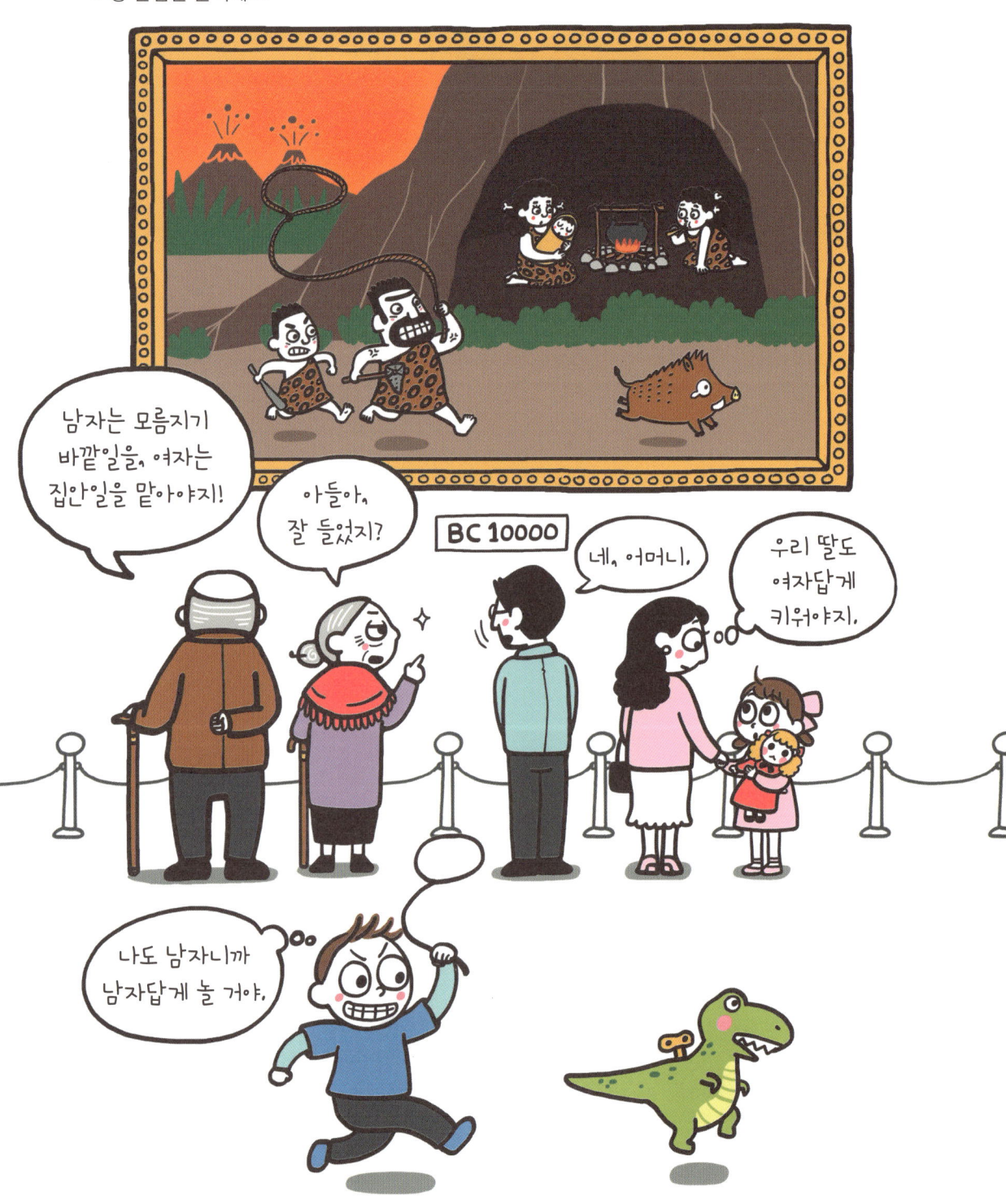

여자다움, 남자다움보다 나다운 선택을 해요.

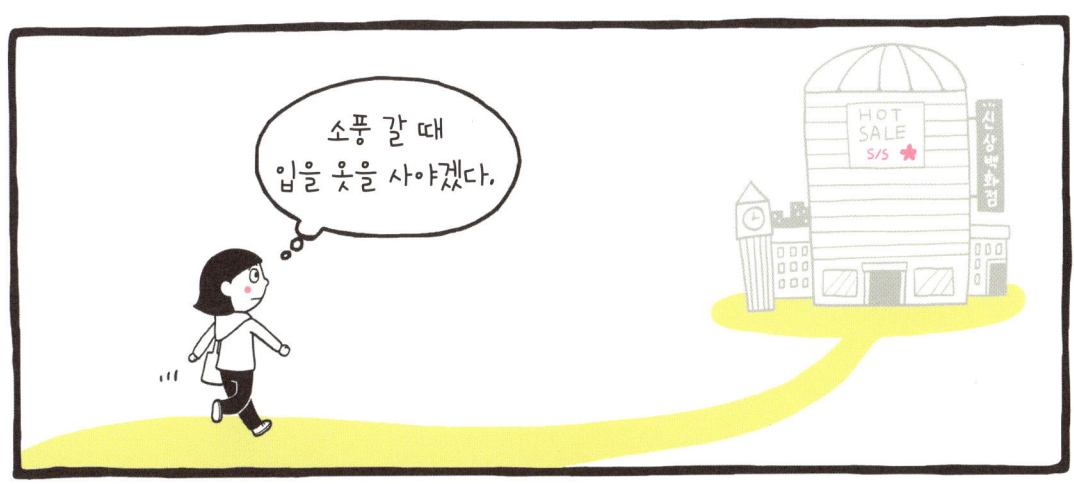

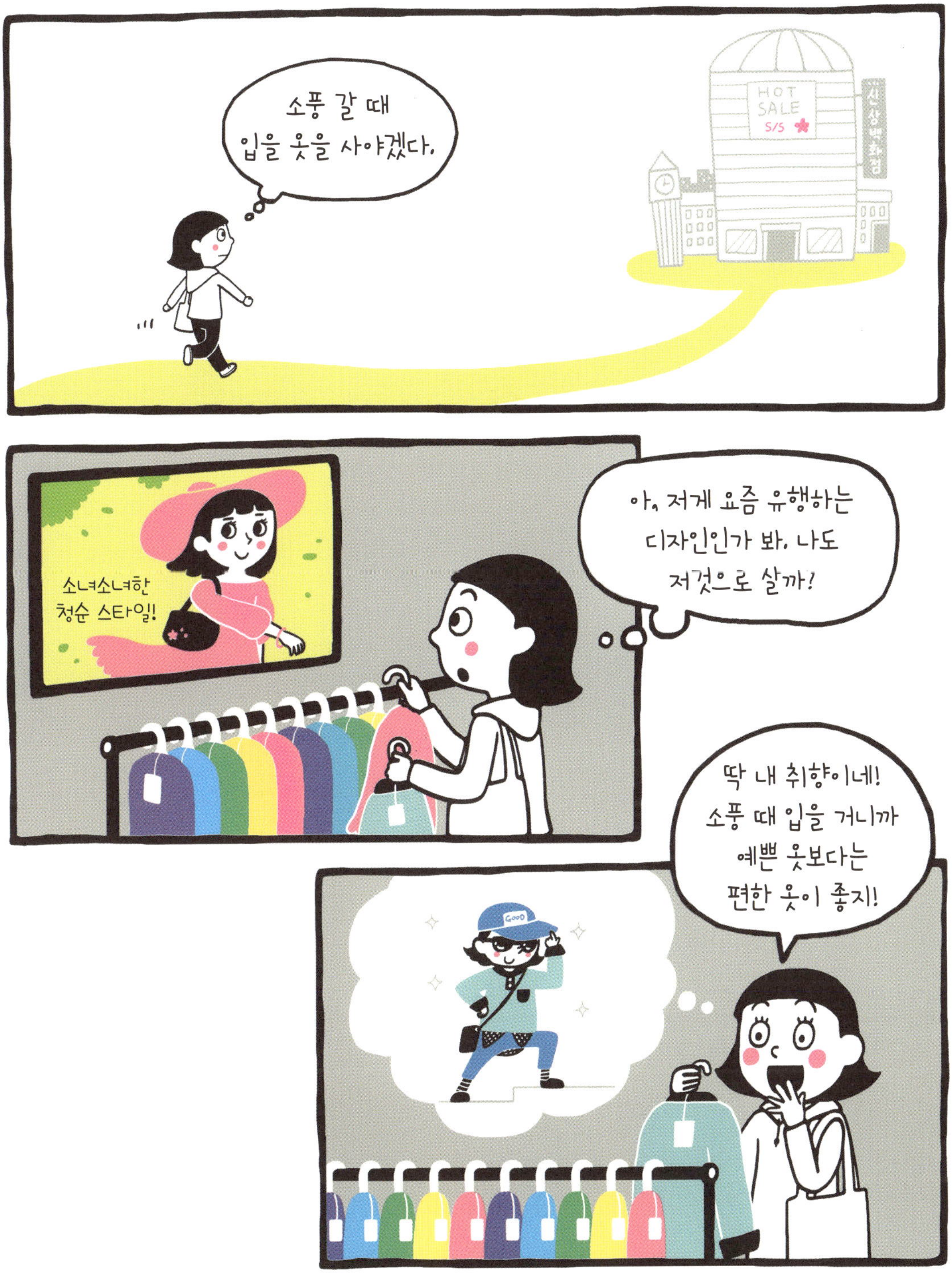

남자다움과 여자다움

Q 왜 성장하면서 남녀의 놀이 방법이 달라질까요?

남녀 성향의 차이가 놀이 방법에도 변화를 가져오기 때문이에요. 남자아이는 아슬아슬한 놀이를 즐기는 반면 여자아이는 이런 놀이를 위험하게 여겨 꺼리지요.

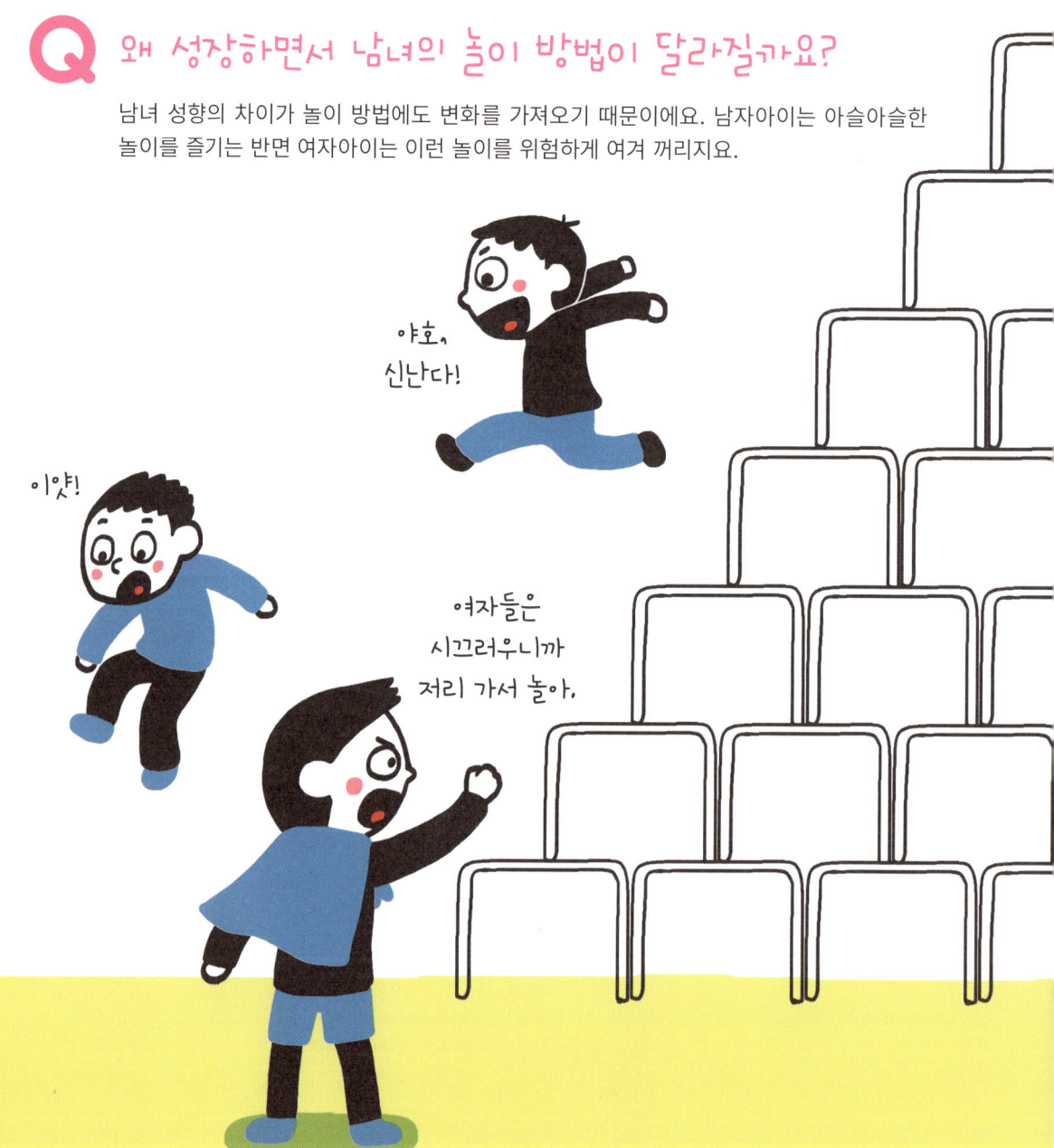

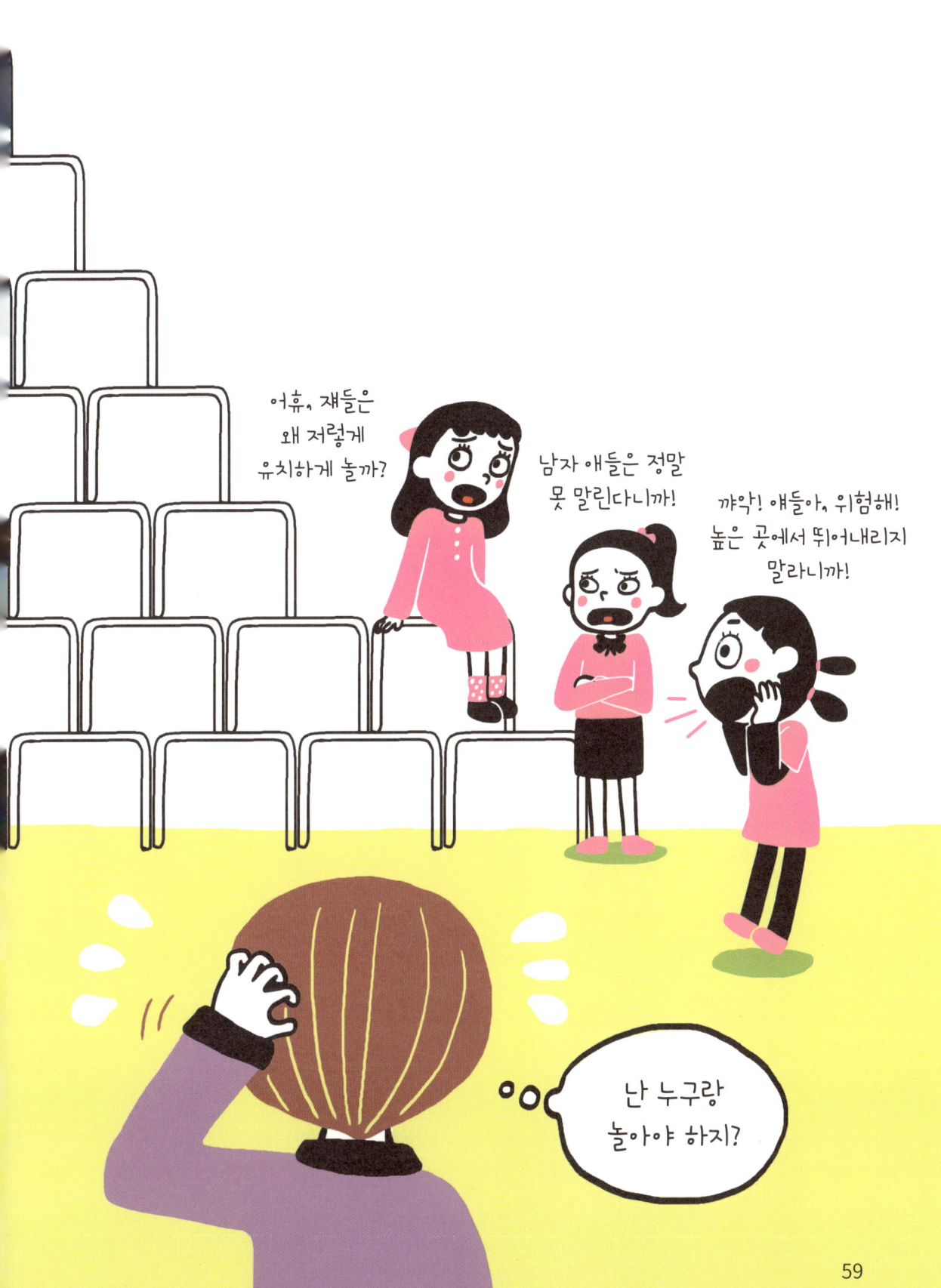

남자다움과 여자다움

양성적인 사람

사람들 중에는 남성적인 여자도 있고 여성적인 남자도 있으며,
두 가지 성향을 모두 가진 사람도 있어요.

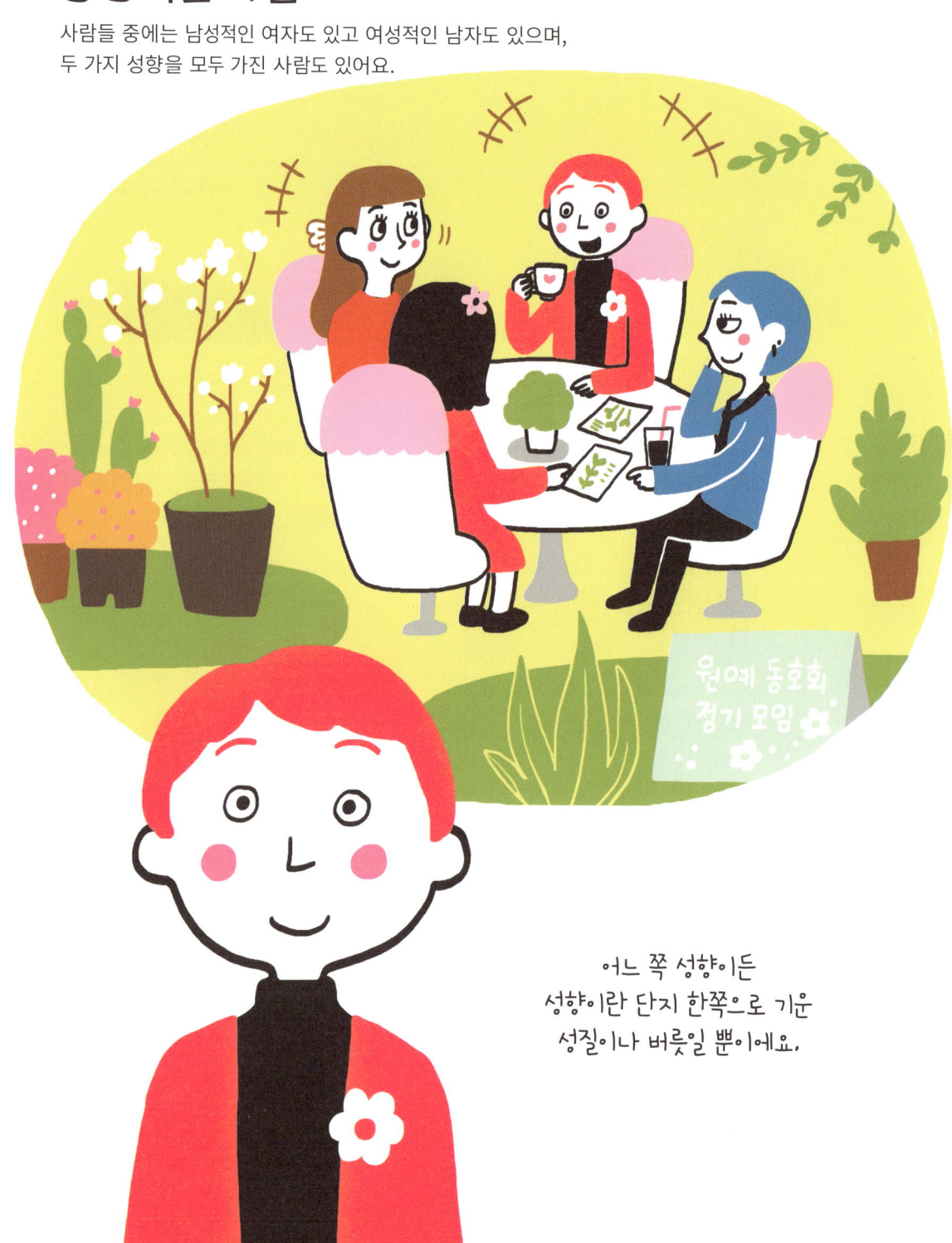

어느 쪽 성향이든
성향이란 단지 한쪽으로 기운
성질이나 버릇일 뿐이에요.

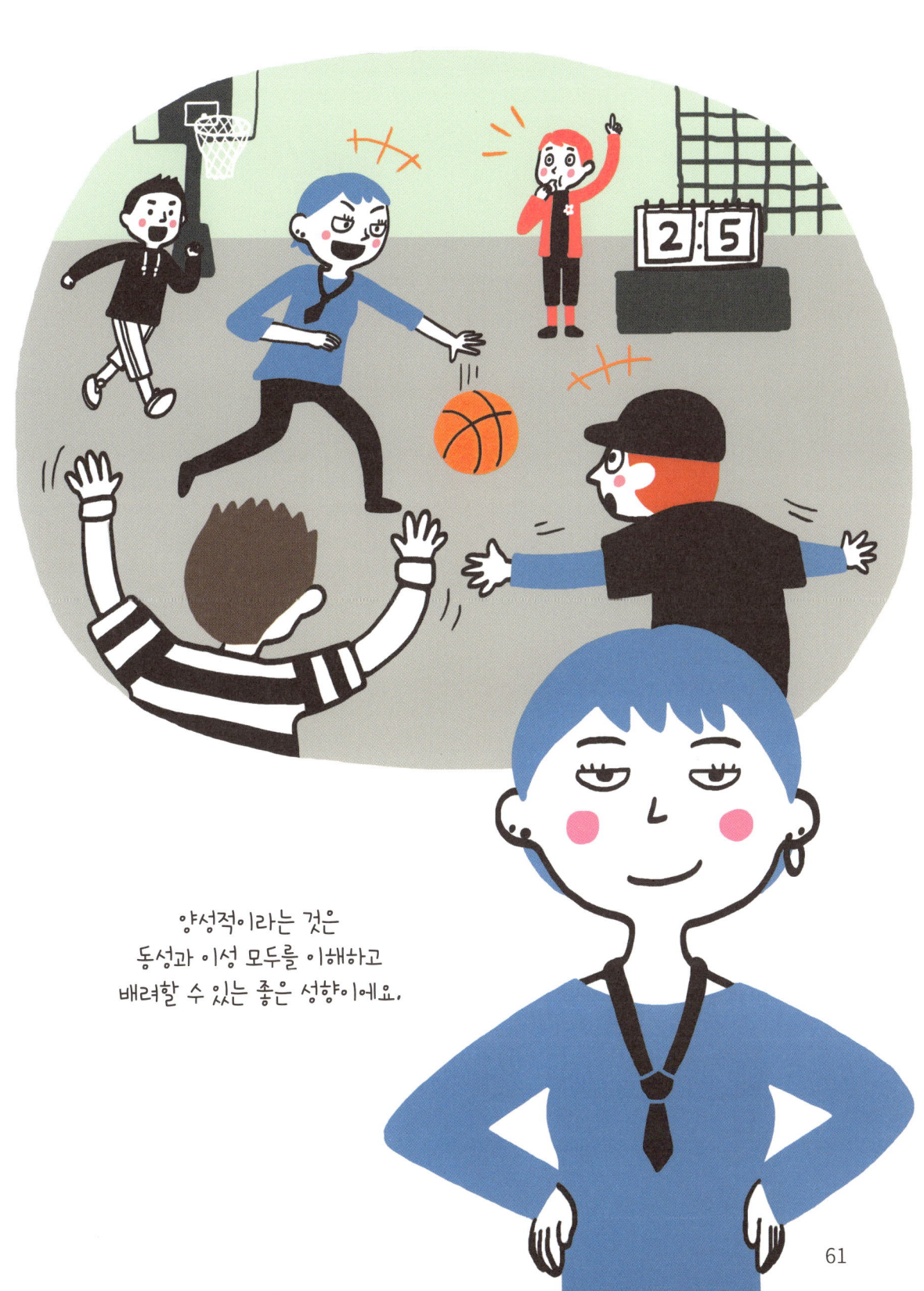

양성적이라는 것은
동성과 이성 모두를 이해하고
배려할 수 있는 좋은 성향이에요.

> 남자다움과 여자다움

성 정체성 혼란

청소년기의 성 정체성 혼란은 단순한 끌림이나 막연한 동경에서 비롯된 것으로,
성장에 따라 변화하기도 해요.

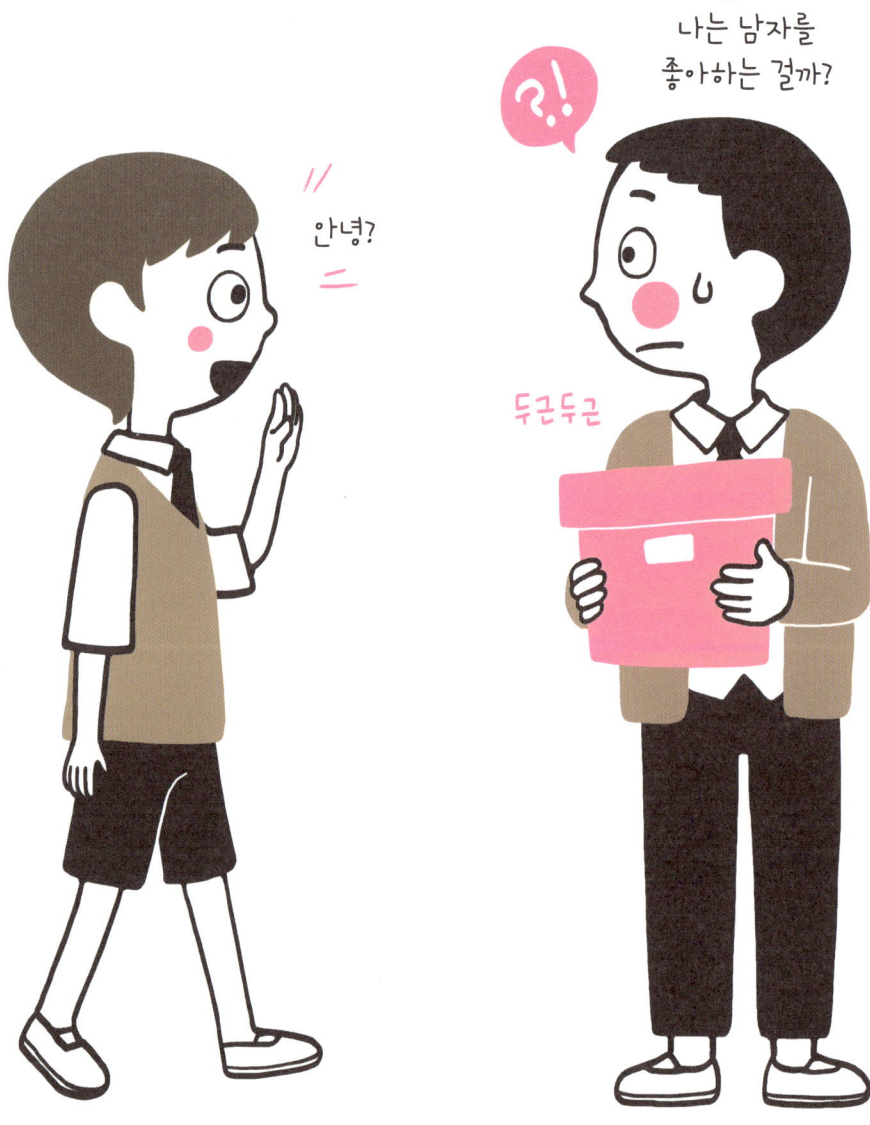

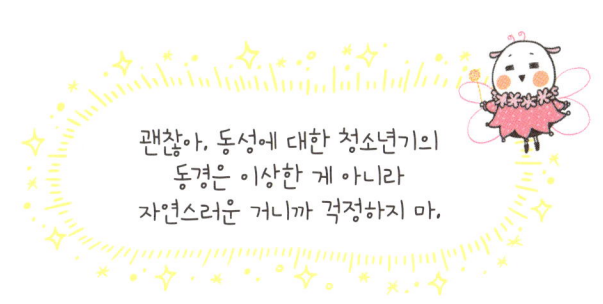

괜찮아. 동성에 대한 청소년기의 동경은 이상한 게 아니라 자연스러운 거니까 걱정하지 마.

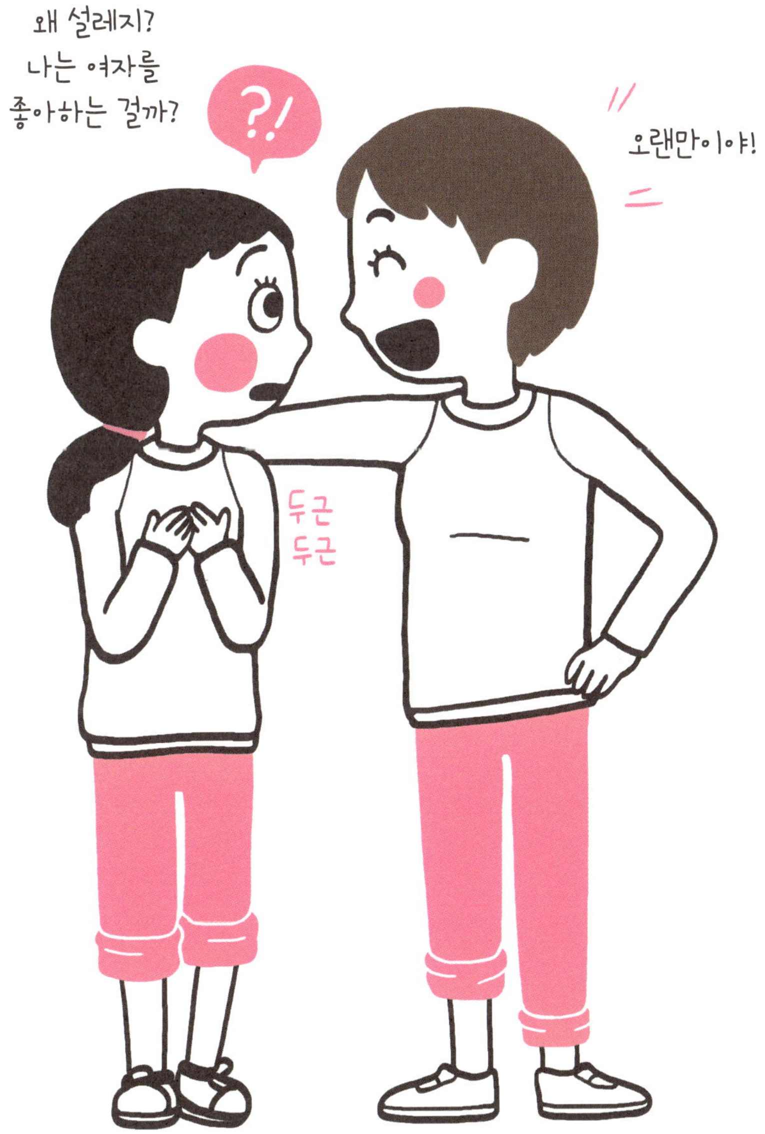

왜 설레지? 나는 여자를 좋아하는 걸까?

?!

오랜만이야!

두근 두근

제3장

신체

2차 성징

신체의 변화

2차 성징이 나타나면 체형과 목소리가 변하고 체모가 나며, 여드름이 생겨요.

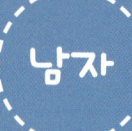

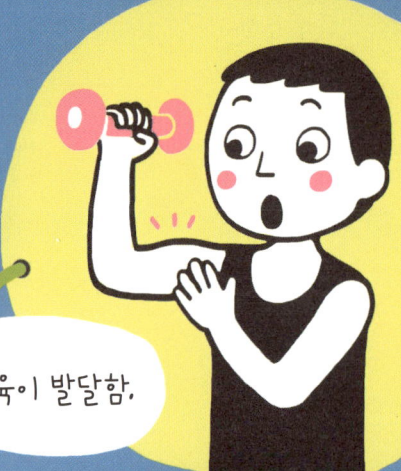

근육이 발달함.

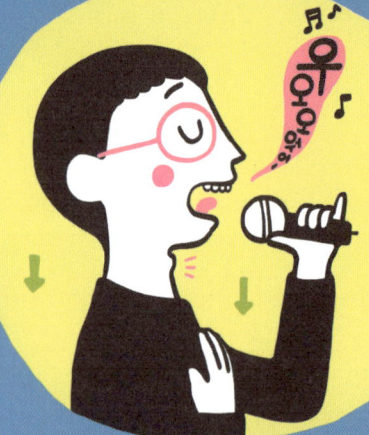

목젖이 나오고 목소리가 굵어짐.

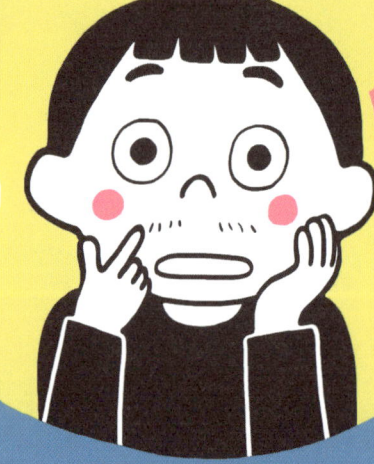

수염이 자람.

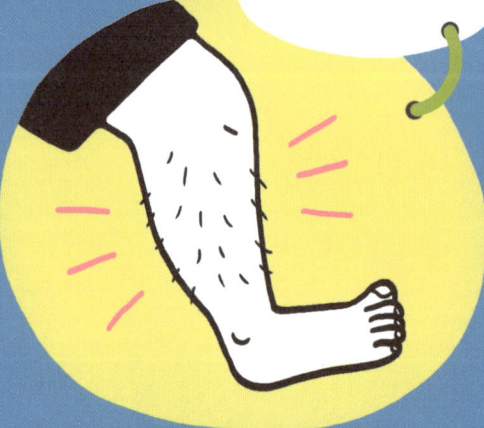

체모가 굵게 자람.

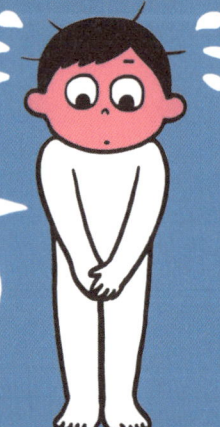

음경과 음낭이 커지면서 음모가 나고, 성페로몬을 발산해요.

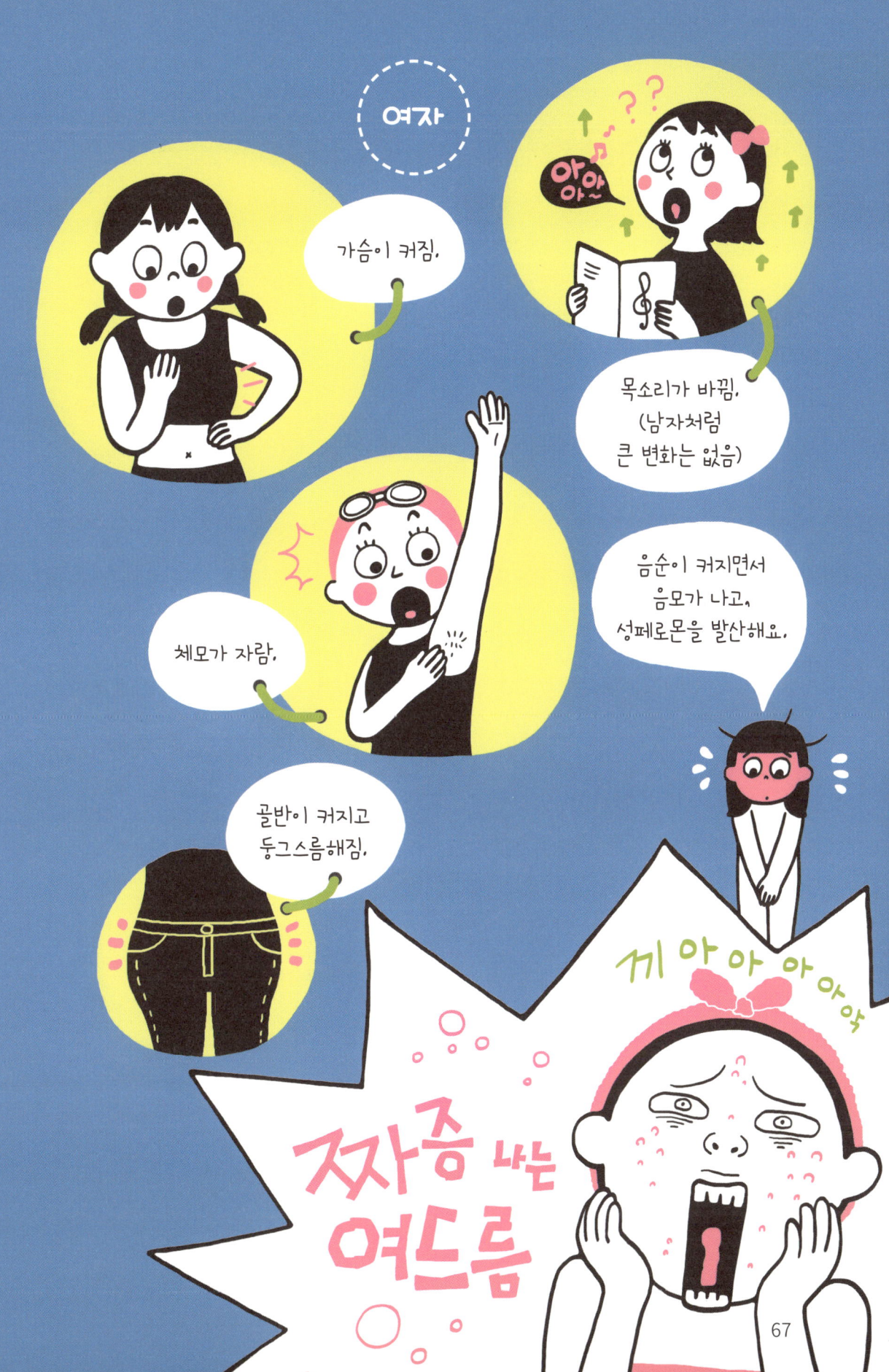

가슴의 역할과 기능

여자의 가슴이 발달하는 이유

여자가 가슴이 발달하는 이유는 아기에게 젖을 먹이기 위해서예요.

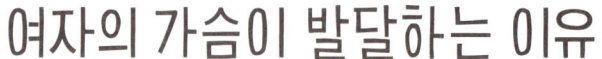

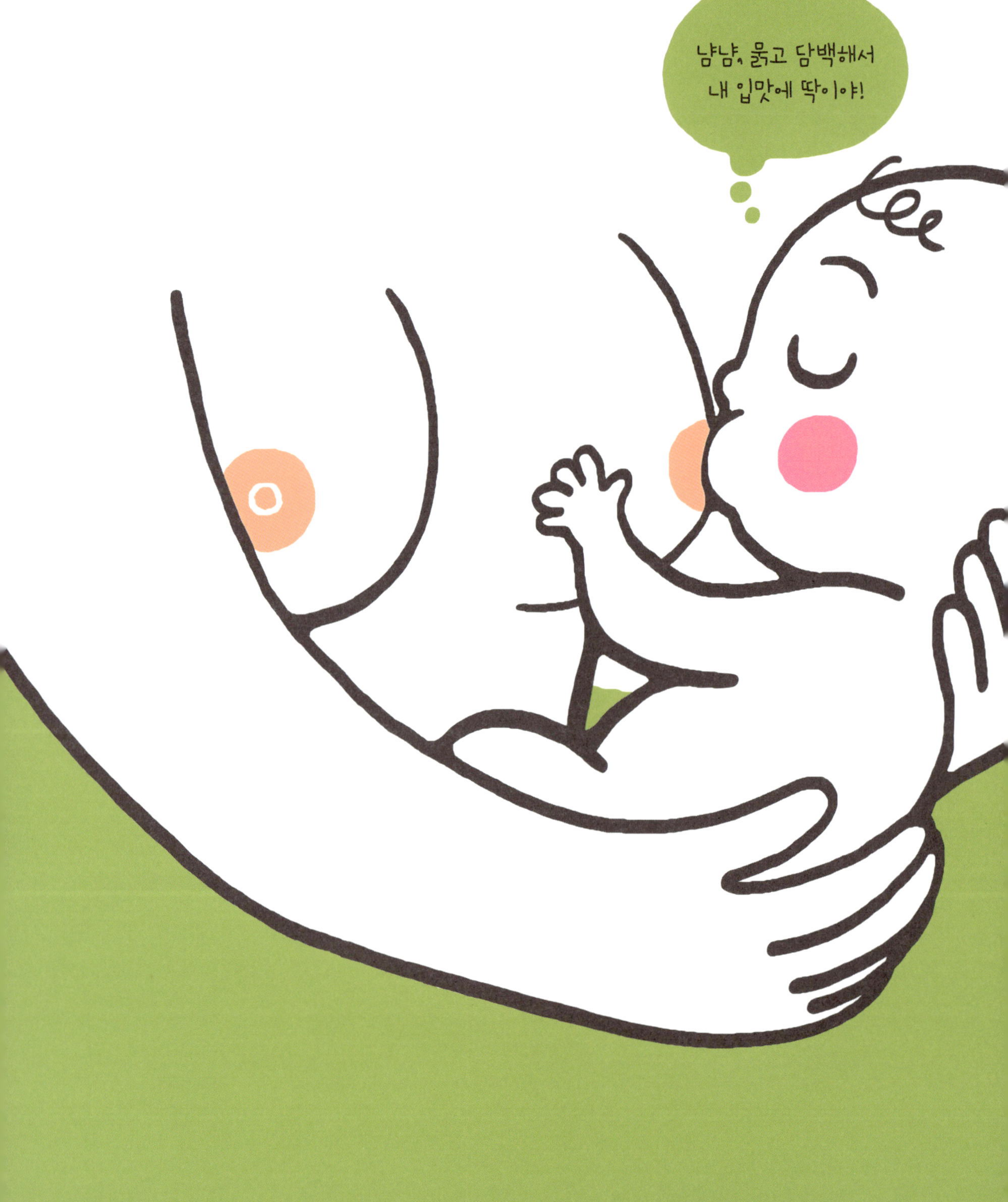

냠냠, 묽고 담백해서 내 입맛에 딱이야!

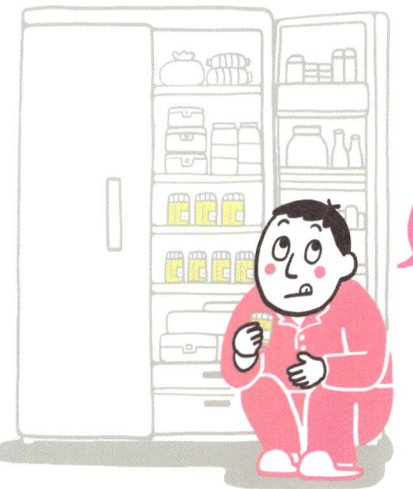

모유는 무슨 맛일까?

남자도 살이 찌면 가슴이 나오기도 해요.

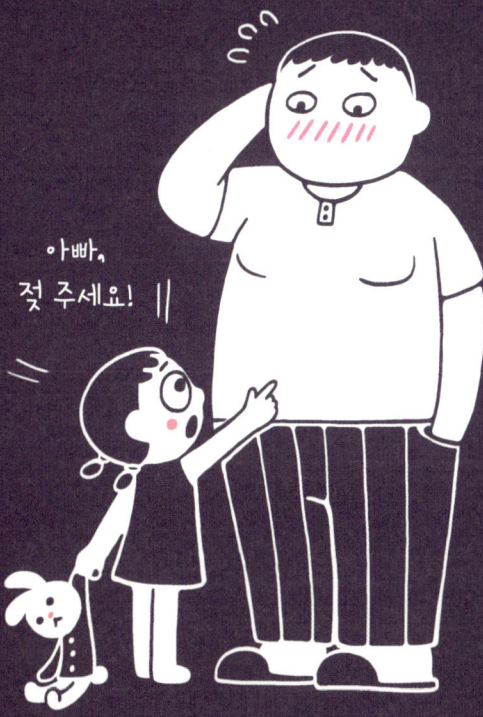

아빠, 젖 주세요!

가슴의 역할과 기능

가슴의 발달 과정

여자는 사춘기 때 가슴이 발달해요. 여자가 가슴이 나오는 것은 당연한 일이니 감출 필요도 없고 부끄러워할 필요도 없으며, 어떤 경우에도 놀림거리가 될 수 없어요.

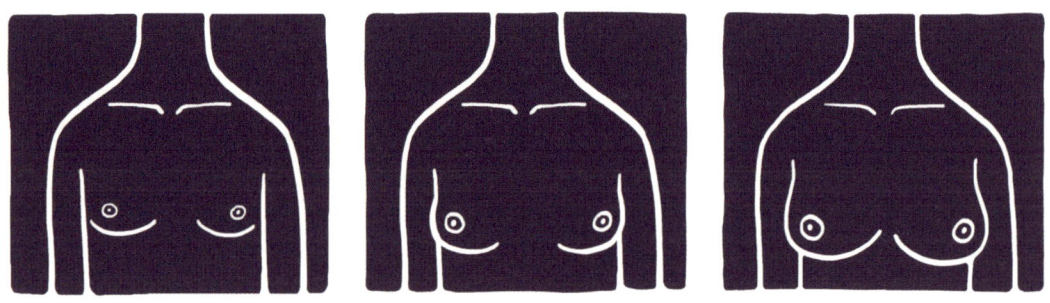

가슴의 모양과 크기는 사람마다 달라요.

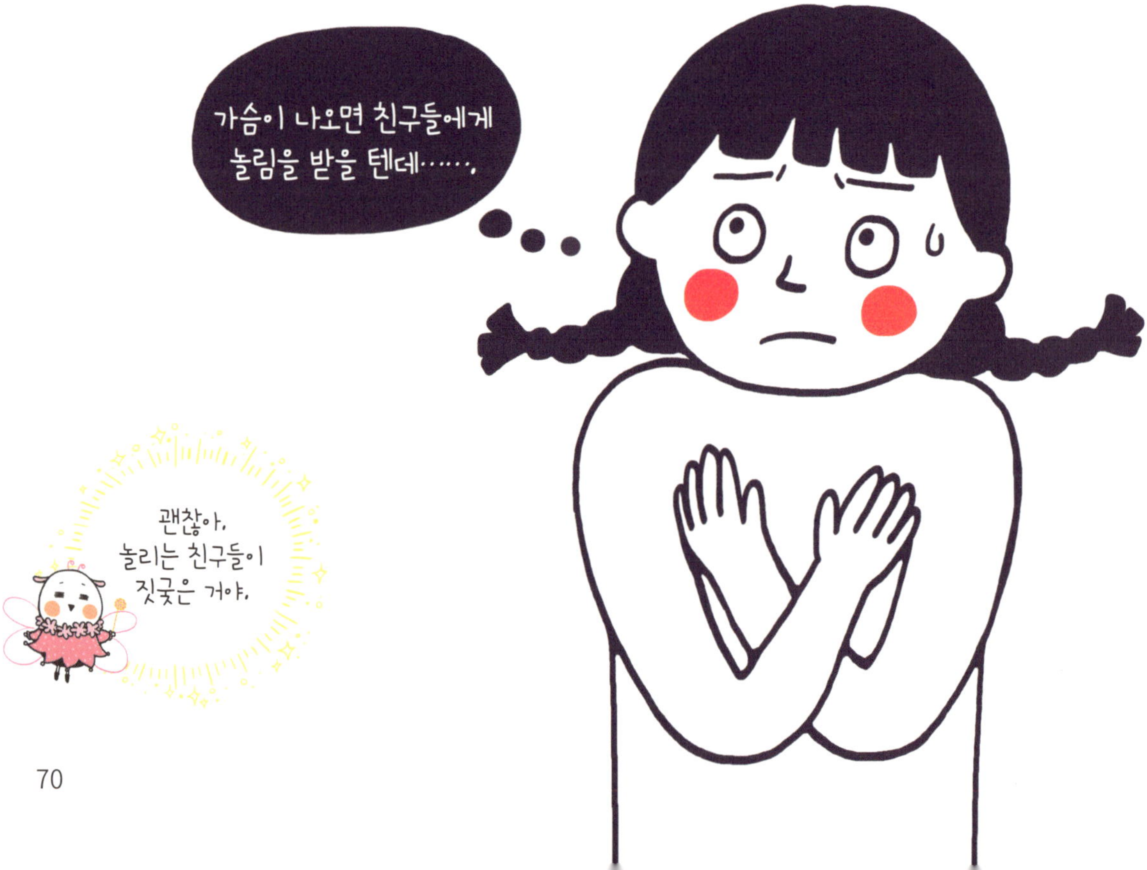

가슴이 나오면 친구들에게 놀림을 받을 텐데……

괜찮아, 놀리는 친구들이 짓궂은 거야.

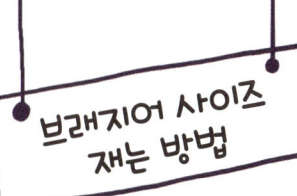
브래지어 사이즈 재는 방법

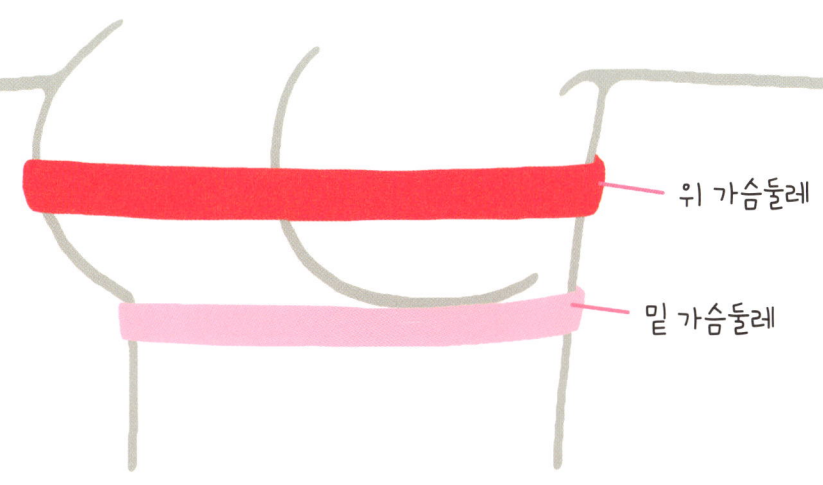

위 가슴둘레

밑 가슴둘레

밑 가슴둘레의 길이(cm)에 따라 숫자(75, 80, 85……)가 정해져요.

위 가슴둘레 길이에서 밑 가슴둘레 길이를 뺀 길이가 컵 사이즈 (AA, A, B, C……)예요.

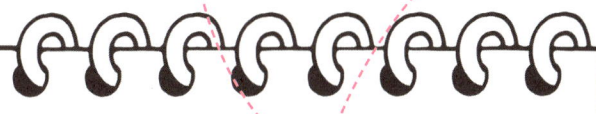

밑 가슴둘레 **75** **A** 컵 크기

컵	위 가슴둘레 – 밑 가슴둘레
AA	7.5cm 내외
A	10cm 내외
B	12.5cm 내외
C	15cm 내외
D	17.5cm 내외

브래지어 사이즈는 제조 회사나 디자인에 따라 조금씩 차이가 나기도 해요.

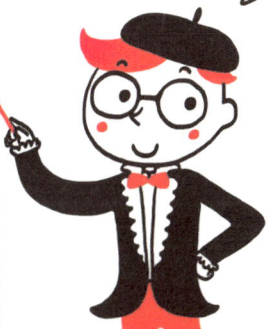

가슴의 역할과 기능

Q 여자는 브래지어를 꼭 착용해야 하나요?

브래지어 착용은 개인의 선택 사항이에요. 브래지어는 가슴을 받쳐 주고 보호하며 가슴의 모양을 바로잡아 주는 역할을 하는 여성용 속옷이에요.

브래지어를 착용하는 이유

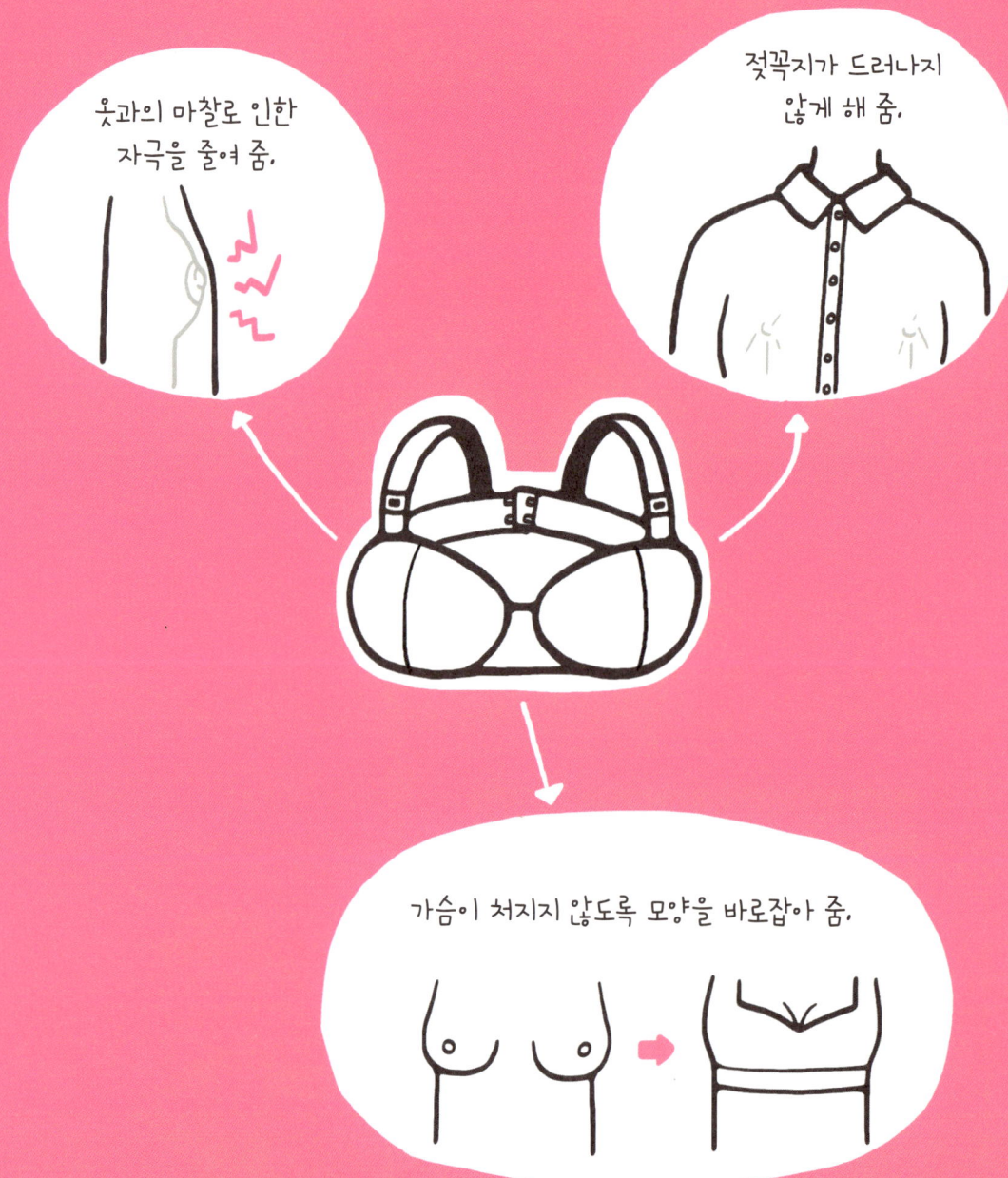

옷과의 마찰로 인한 자극을 줄여 줌.

젖꼭지가 드러나지 않게 해 줌.

가슴이 처지지 않도록 모양을 바로잡아 줌.

브래지어의 종류

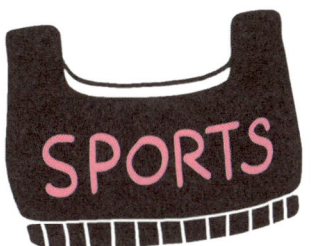

스포츠 브래지어

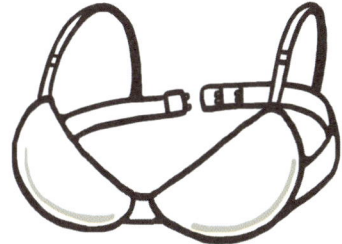

와이어 브래지어

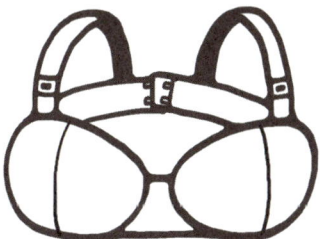

와이어가 들어 있지 않은
학생용 브래지어

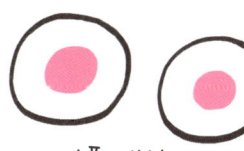

니플 패치

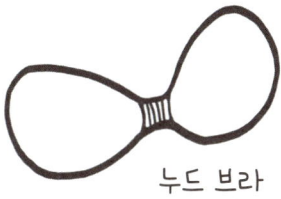

누드 브라

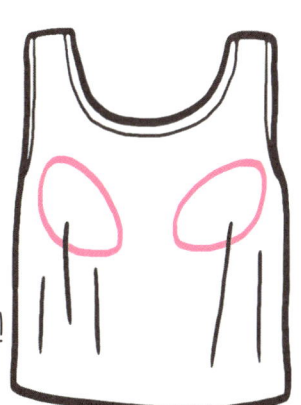

브라 캡이 달린
러닝셔츠

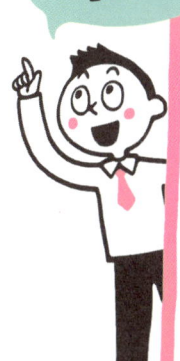

오, 니플 패치!
저건 남자에게도
필요해!

가슴의 역할과 기능

젖꼭지의 존재 이유

젖꼭지는 6~7주 이전에 만들어지기 때문에 남녀의 성이 나뉜 뒤 특별한 기능이 없는 남자의 젖꼭지도 없어지지 않고 그대로 남아 있어요.

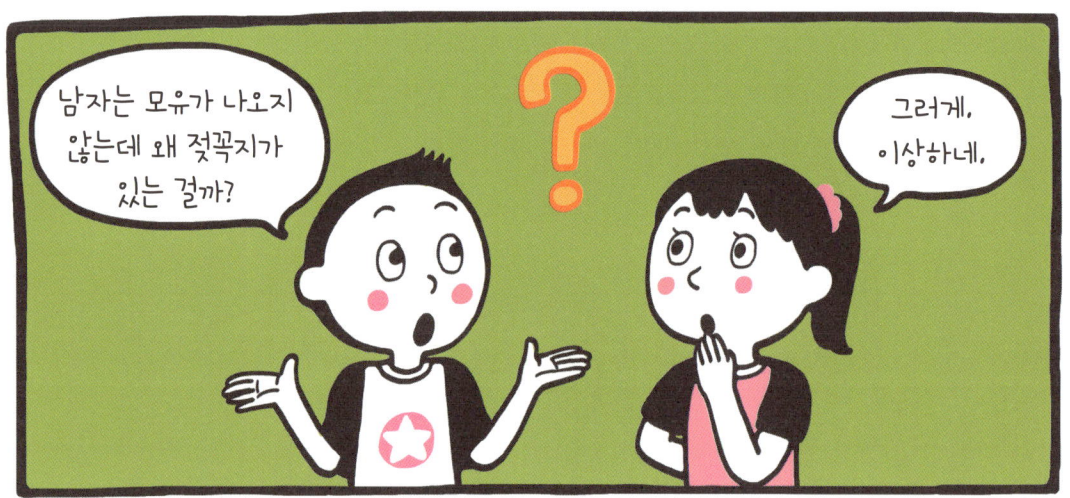

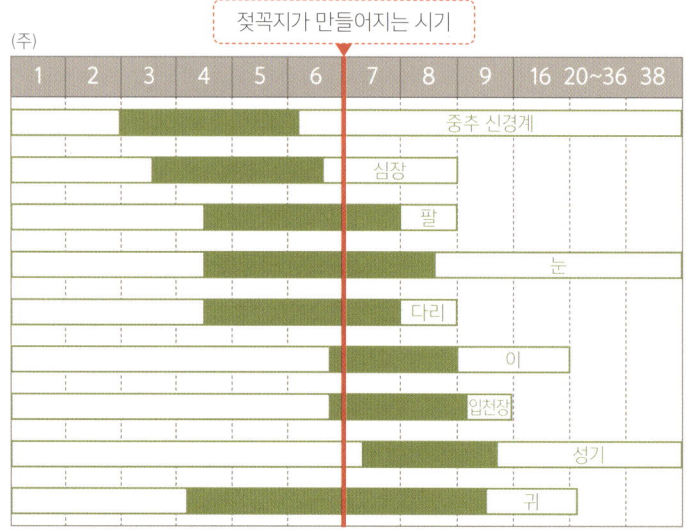

▲ 태아의 발달 과정

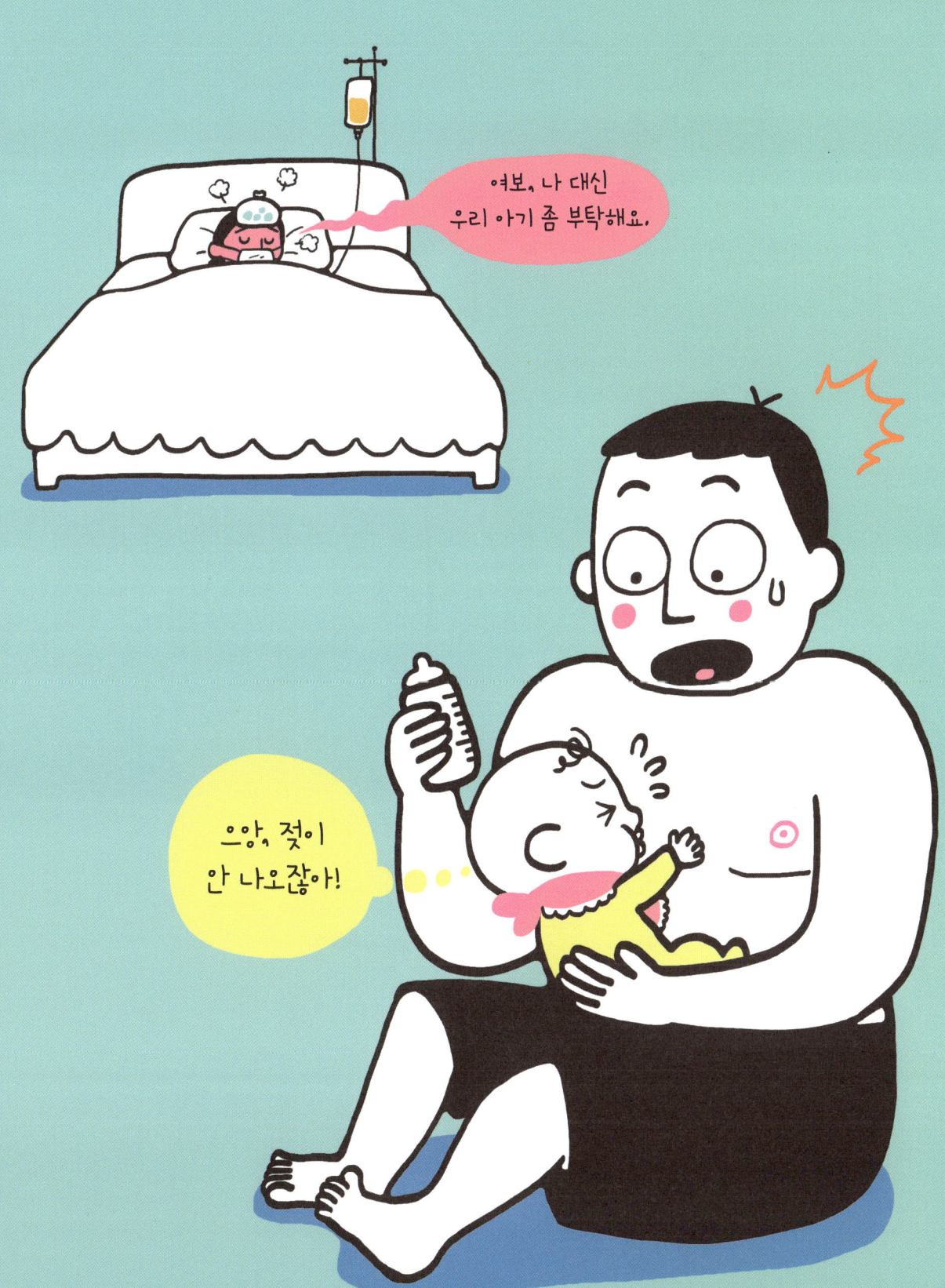

우리 몸의 성기

성기의 명칭

남녀의 성기는 비속하고 애매한 말이 아닌 정확한 명칭으로 표현해야 해요.

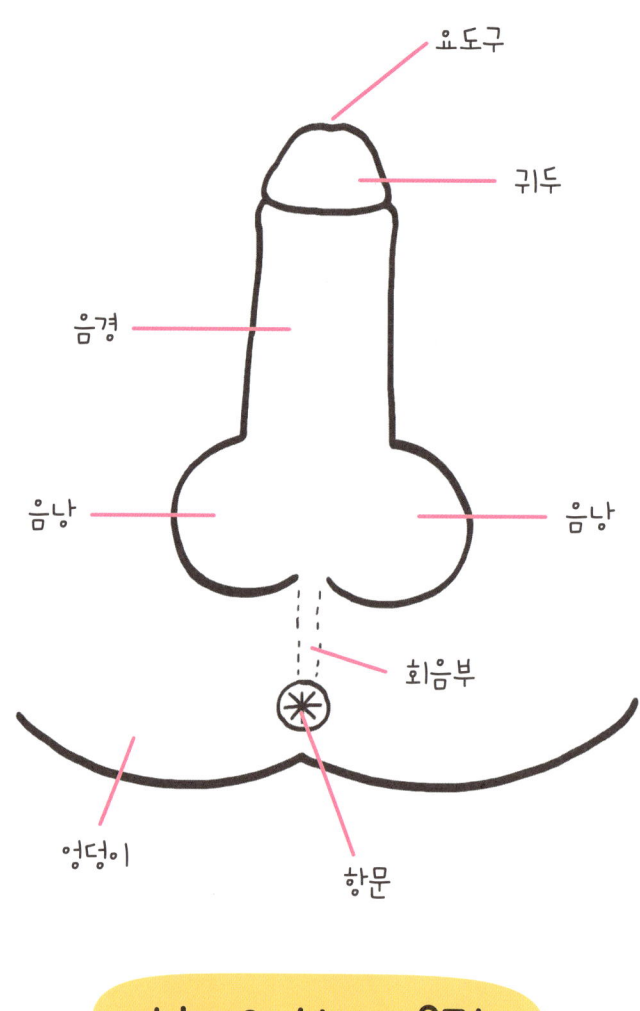

남자의 성기 - 음경

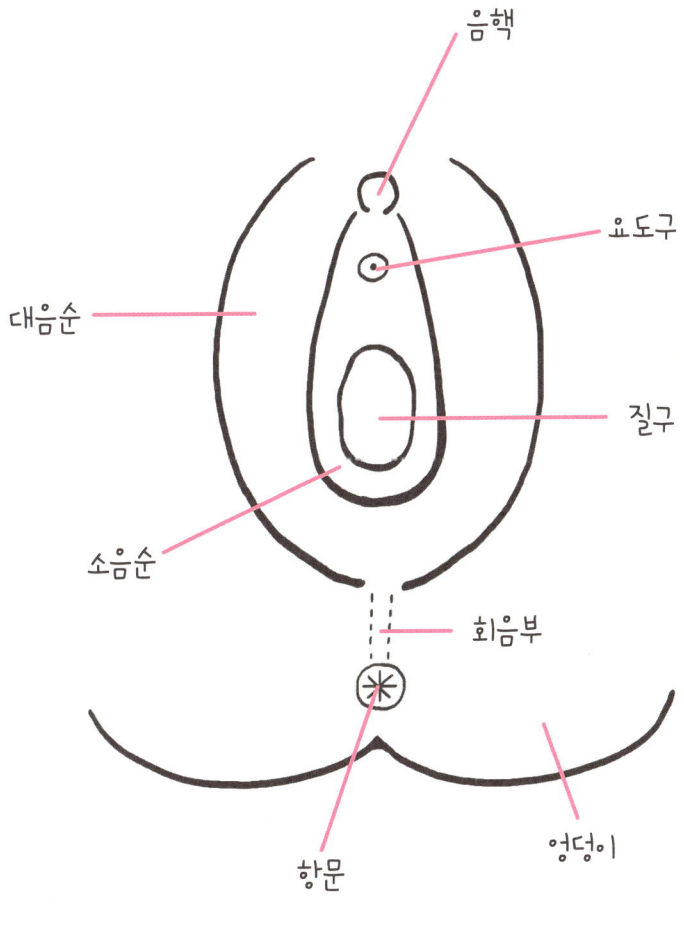

여자의 성기 - 음순

우리 몸의 성기

성기의 개인차

음경과 음순의 크기와 모양은 사람마다 다르므로 성기가 크거나 작다고 고민할 필요도 없고, 색깔이 흐리거나 진하다고 걱정할 필요도 없어요.

음경의 다양한 모양과 색깔

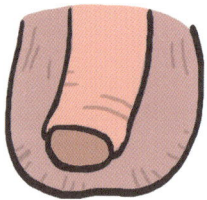 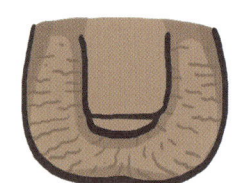 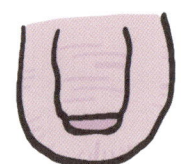

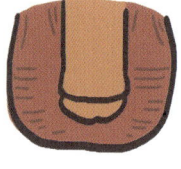 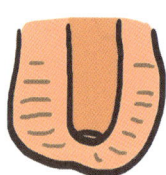 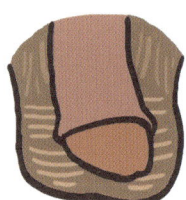

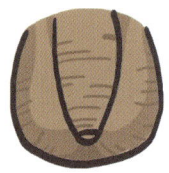 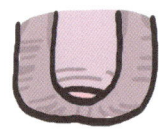 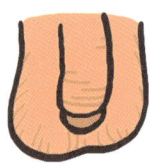

음순의 다양한 모양과 색깔

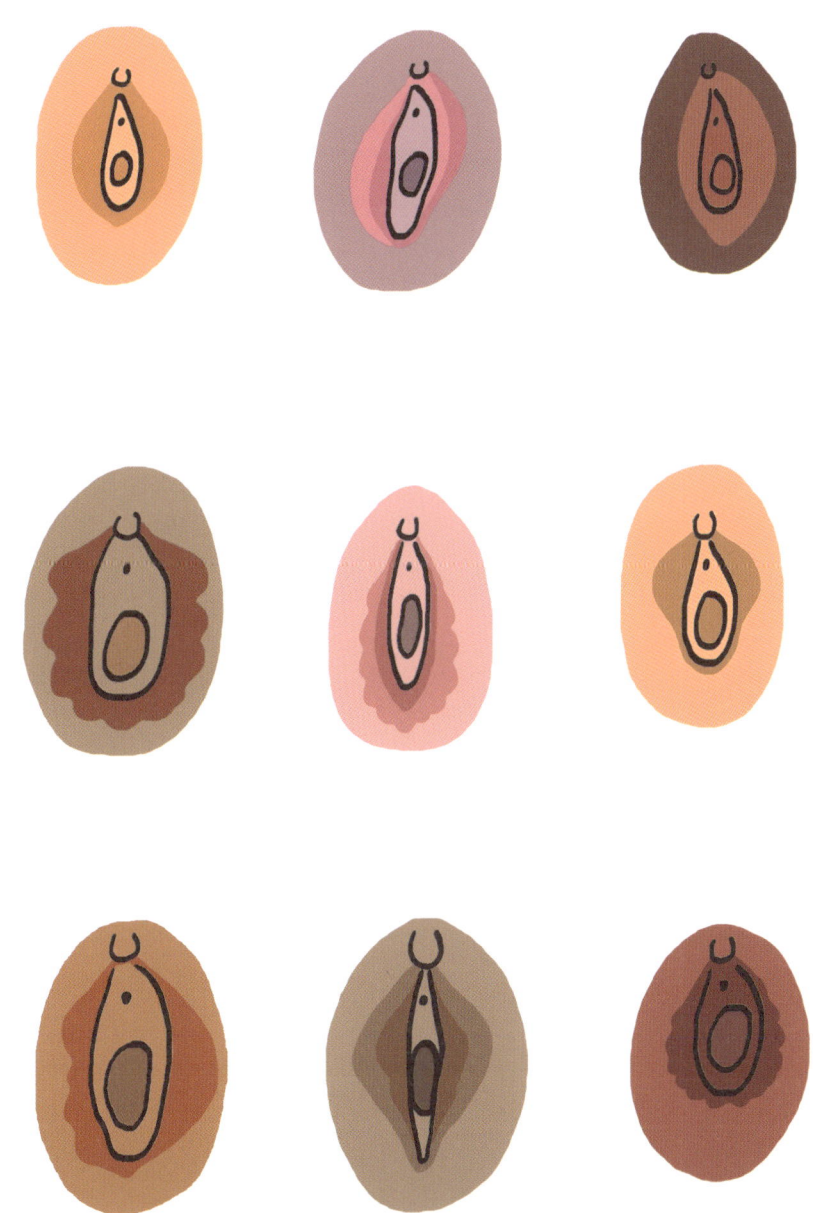

우리 몸의 성기

Q 음낭은 왜 늘었다 줄었다 하나요?

음낭은 고환의 온도를 체온보다 낮추어야 하기 때문에 피부 면적을 줄였다 늘였다 하면서 체온을 조절해요.

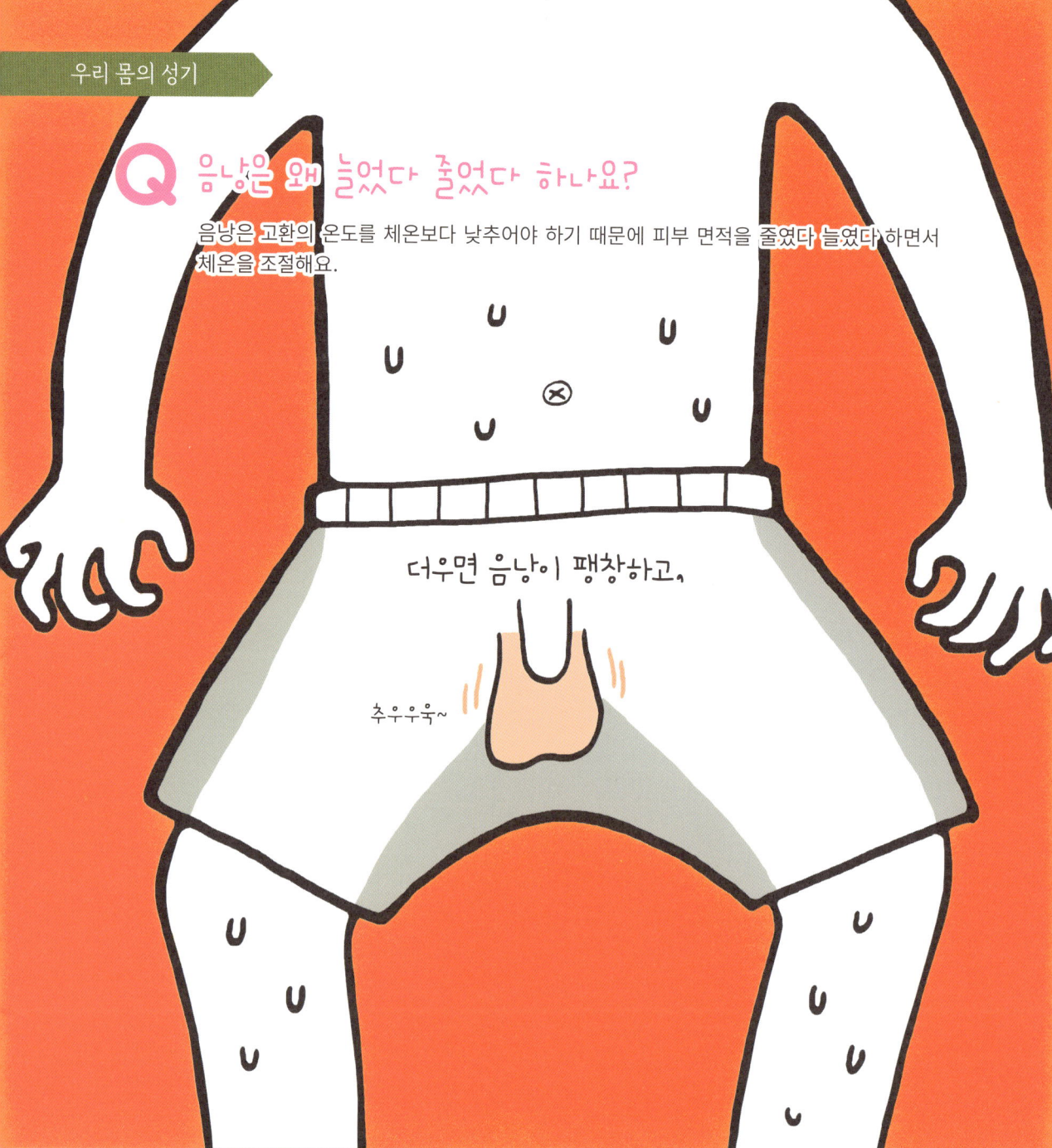

더우면 음낭이 팽창하고,

추우우욱~

음낭을 시원하게 해 주어야 하는 이유

정자는 음낭 안에 있는 고환에서 만들어지는데, 고환의 온도가 체온보다 조금 낮아야 정자가 잘 만들어져요. 따라서 팬티는 꽉 조이는 것보다 시원하고 통풍이 잘되는 것이 좋아요.

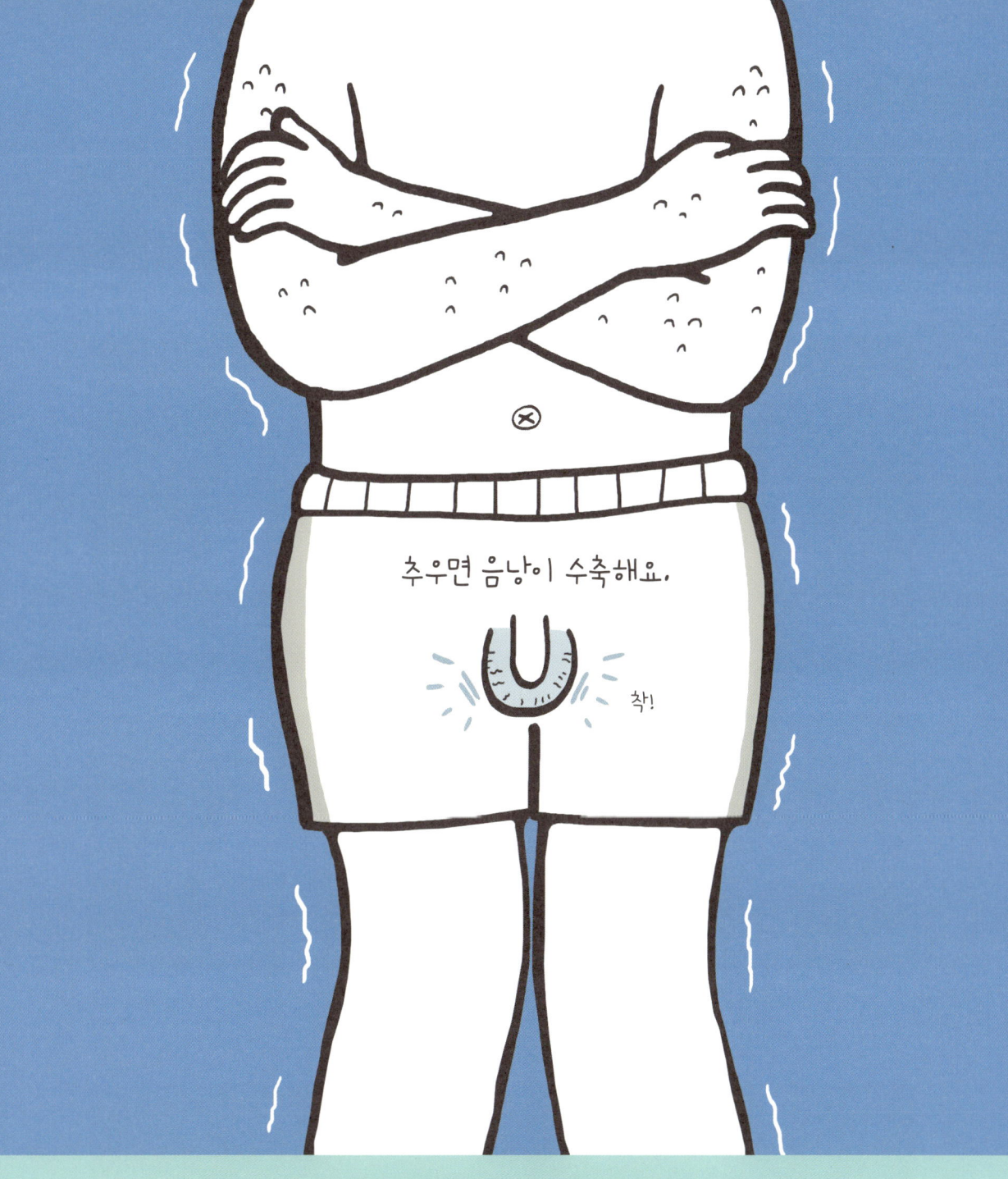

음낭에 주름이 많은 이유

음낭에 주름이 많은 것은 라디에이터처럼 겉면적을 많게 하여 온도를 조절하기 위해서예요. 따라서 겨울에도 오랫동안 사우나를 하는 것은 고환 건강에 좋지 않아요.

우리 몸의 성기

남자의 포경 수술

포경 수술을 하면 이물질이나 먼지가 안으로 쉽게 들어가지 않아 청결을 유지하기 쉬운 반면 보호막인 포피가 없어서 예민하고 상처 입기 쉬워요.

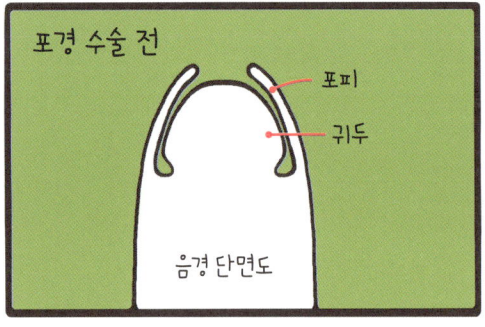

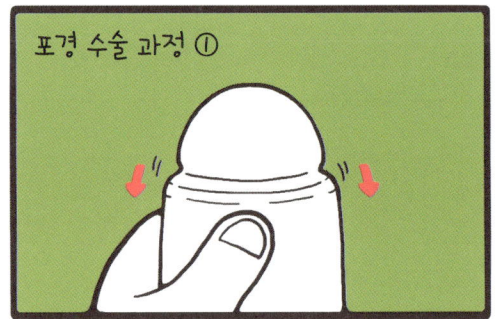

포피를 당겨서 내린다.

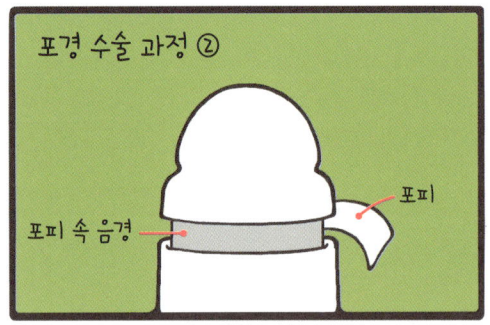

적절한 만큼의 포피를 제거한다.

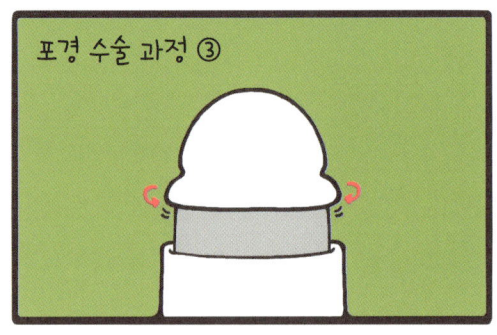

위쪽 포피 끝부분을 안으로 말아 넣는다.

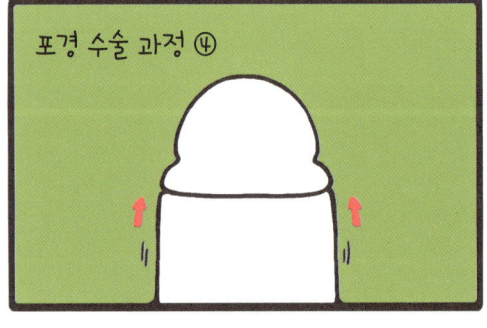

아래쪽 포피를 올려서 꿰맨다.

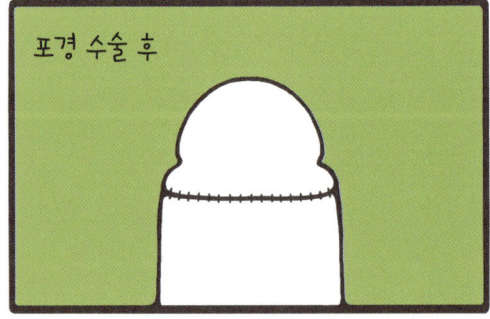

*포경 수술 방법은 의사 선생님의 선택에 따라 다를 수 있어요.

포경 수술이 필요할 경우

가성 포경

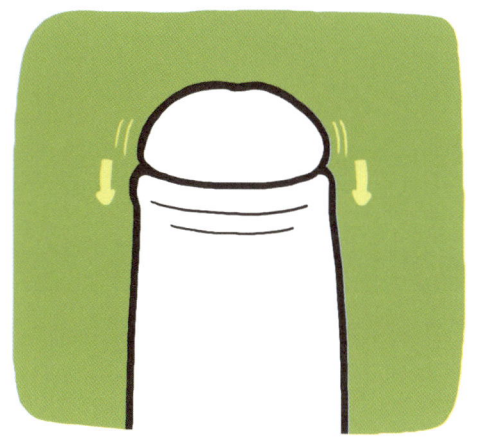

포피를 몸 쪽으로 당겼을 때 무리 없이 귀두가 드러난다면 포경 수술을 할 필요가 없어요.

진성 포경

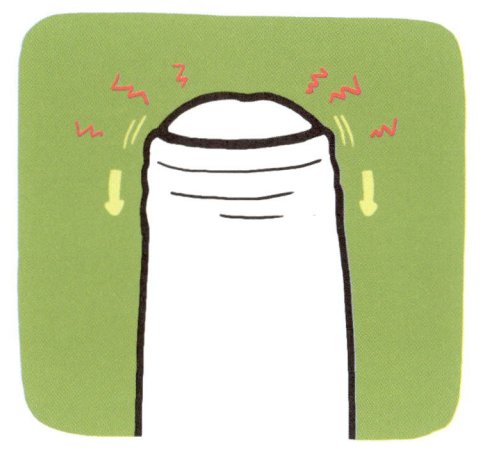

포피를 몸 쪽으로 당겼을 때 귀두가 조금밖에 드러나지 않으면서 통증이 느껴진다면 포경 수술이 필요해요.

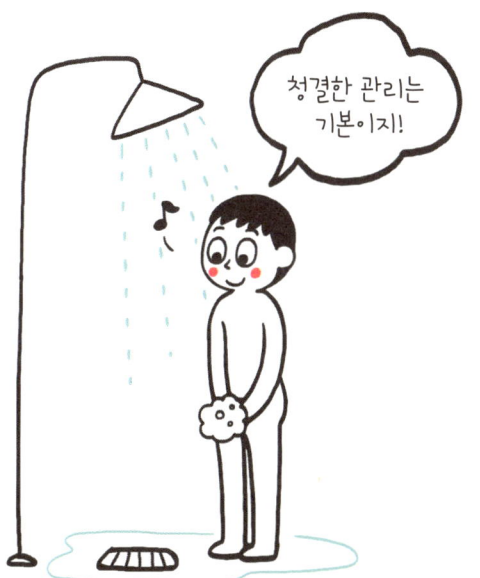

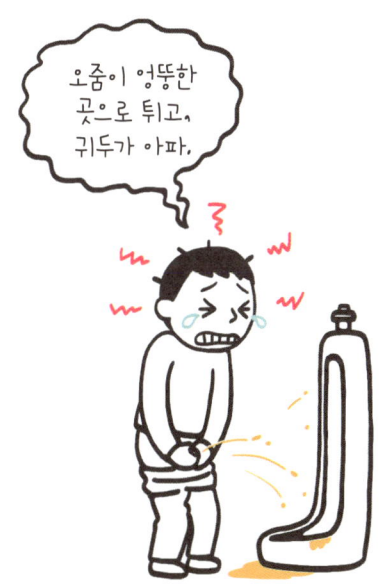

우리 몸의 성기

여자의 자궁

아기가 자라는 여자의 몸속 기관을 '자궁' 또는 '포궁'이라고 해요.

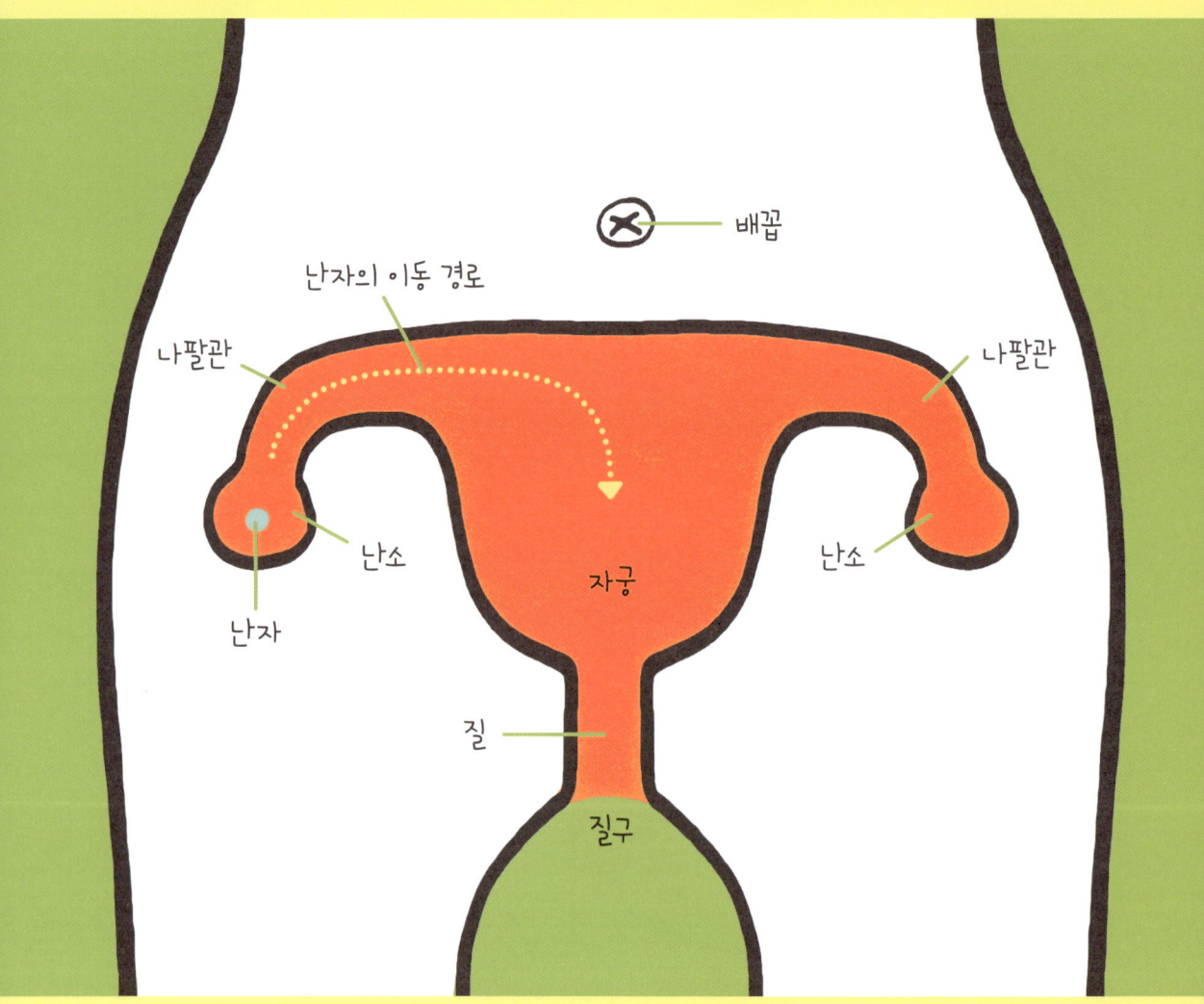

난자는 한 달에 한 번 좌우 난소 중 한 곳에서 나와요.

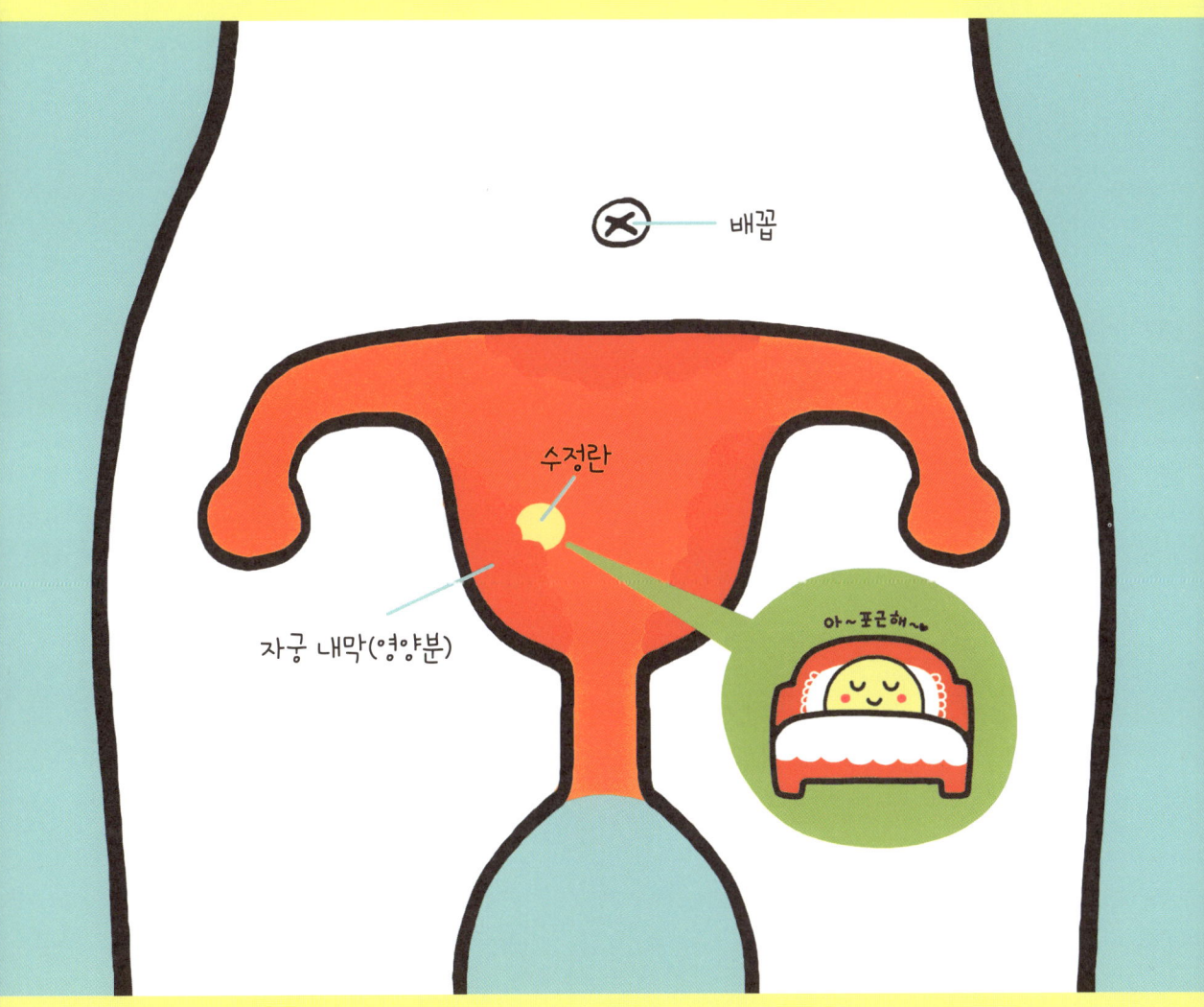

난자와 정자가 만나 이루어진 수정란은
침대 역할을 하는 자궁 내막에 붙어서 자라요.

생명 탄생을 준비하는 생리

생리와 생리통 I

생리란 필요 없게 된 자궁 내막의 영양분을 몸 밖으로 내보내는 것을 말해요.

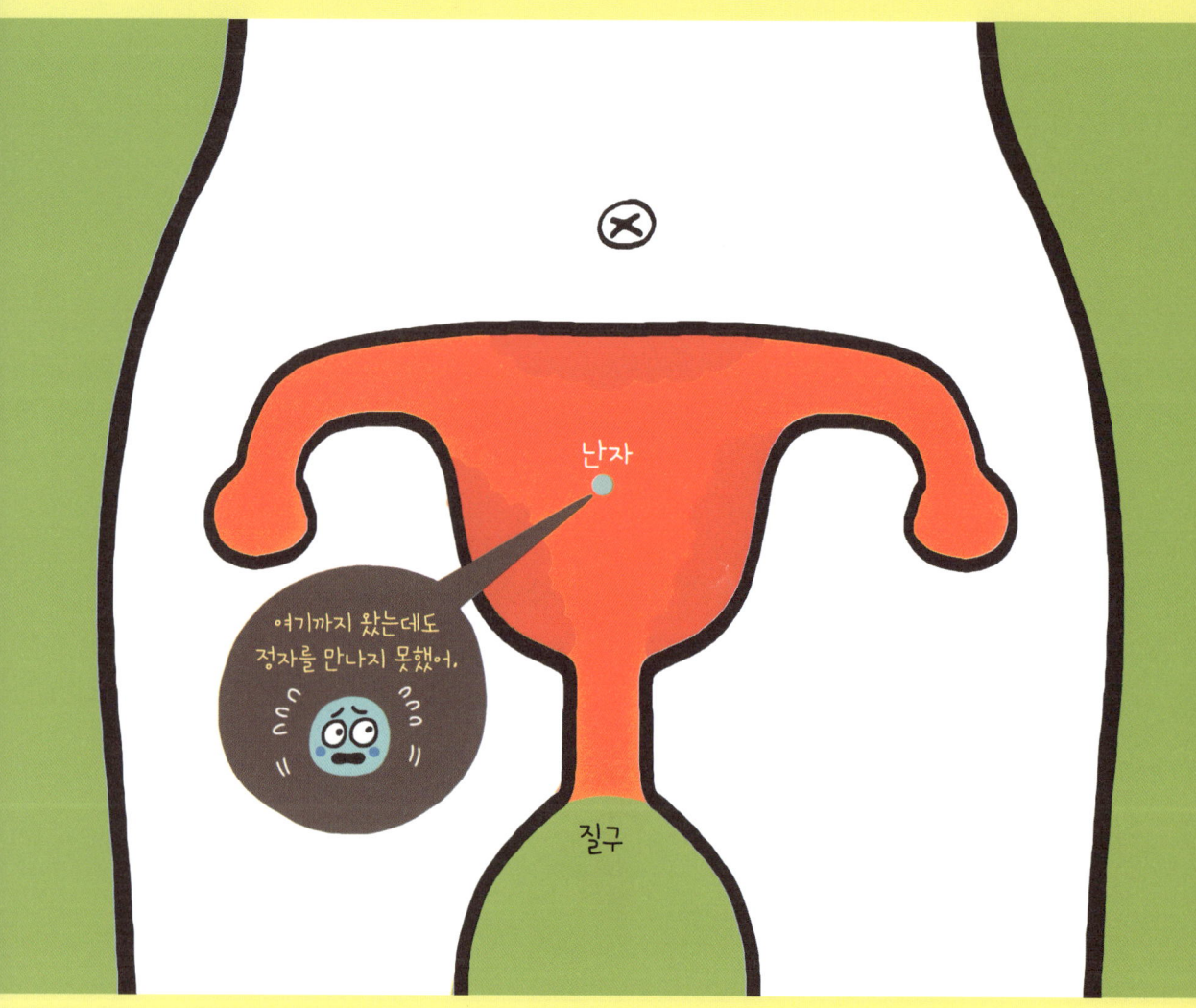

자궁에서 정자를 만나지 못한 난자가
자궁 내막과 함께 몸 밖으로 나오는 것을
'생리' 또는 '월경'이라고 해요.

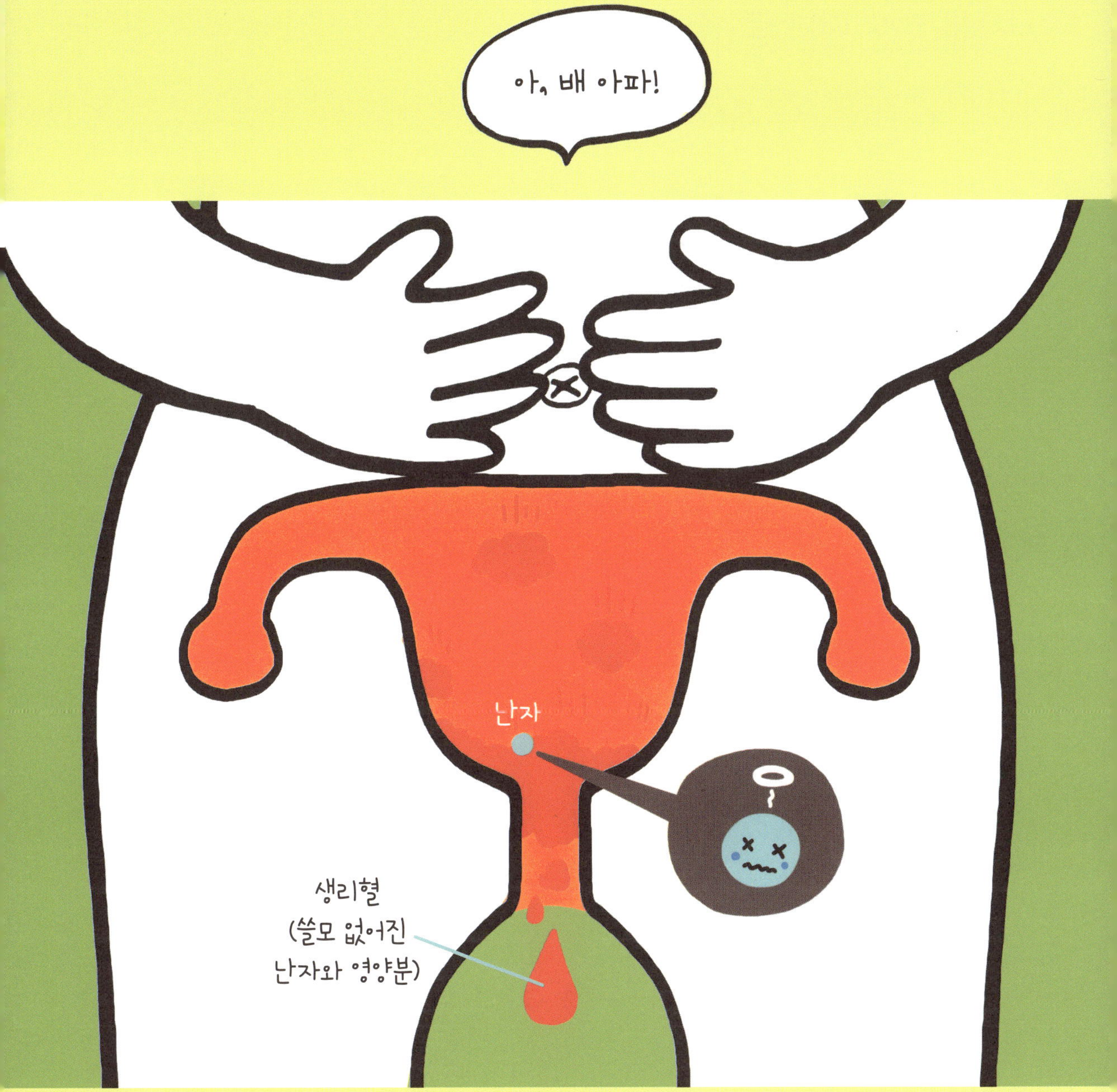

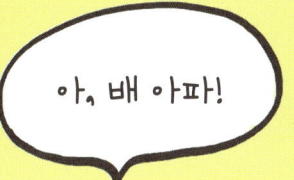

생리통이란 자궁이 몸속의 찌꺼기를
밖으로 내보내려고 근육이 수축되면서 생기는 통증으로,
주로 생리 전부터 시작해서 며칠 동안 나타나요.

생명 탄생을 준비하는 생리

생리와 생리통 II

생리통은 사람마다 아픈 부위나 정도가 다르며,
생리통을 전혀 느끼지 않는 사람도 있어요.

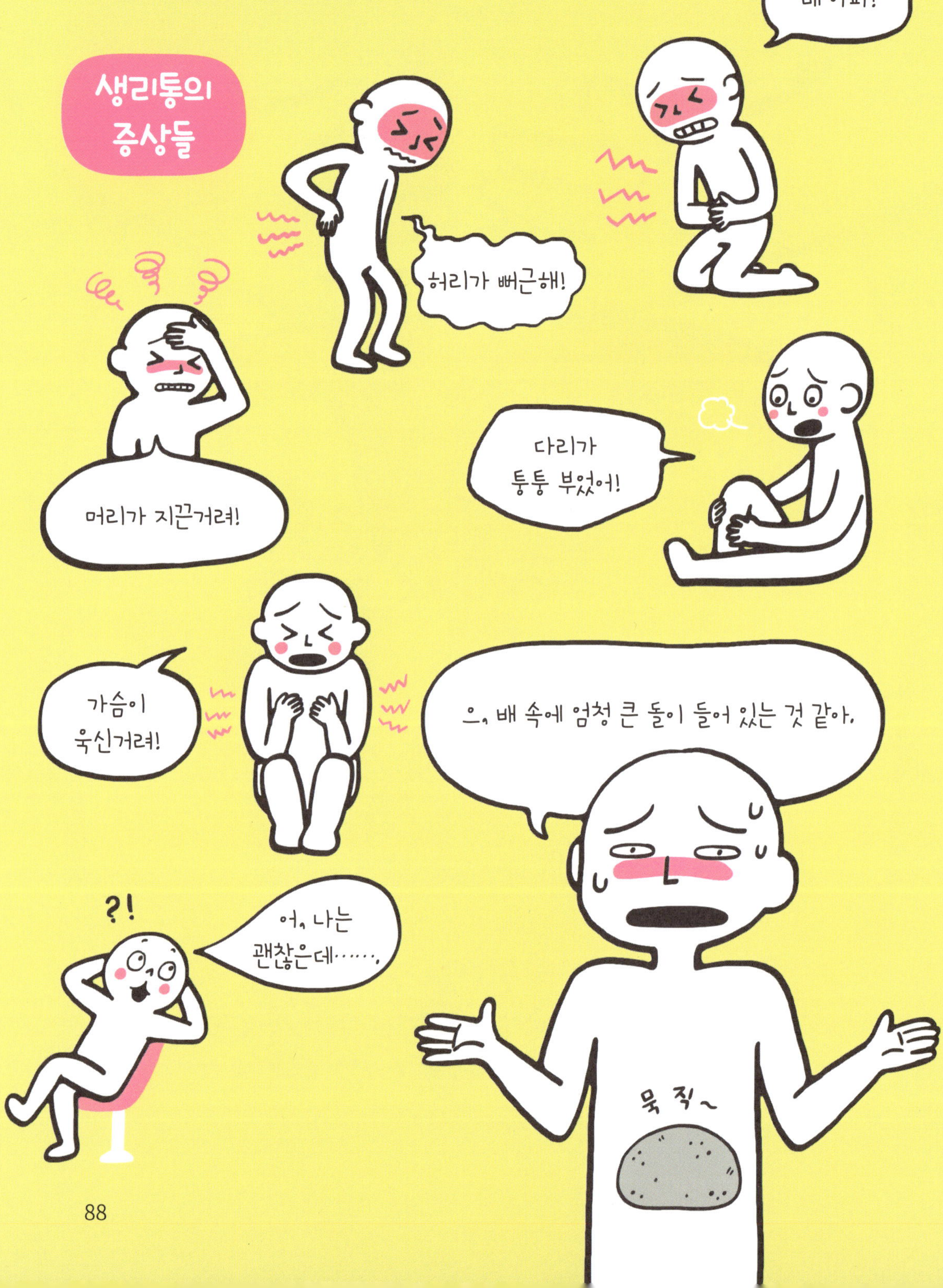

생리통의 증상들

배 아파!

허리가 뻐근해!

머리가 지끈거려!

다리가 퉁퉁 부었어!

가슴이 욱신거려!

으, 배 속에 엄청 큰 돌이 들어 있는 것 같아.

?!

어, 나는 괜찮은데……

묵직~

생리통에 도움이 되는 것

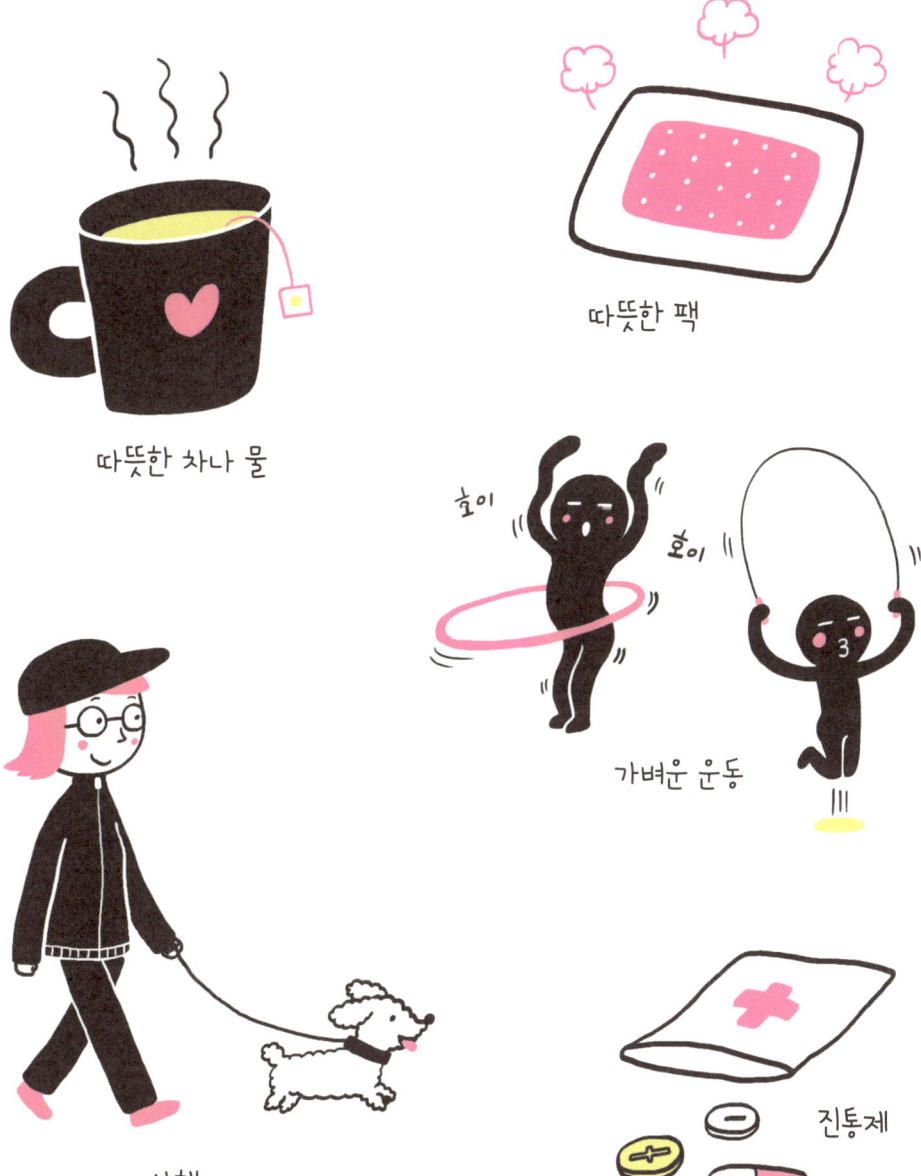

따뜻한 차나 물

따뜻한 팩

가벼운 운동

산책

진통제

생명 탄생을 준비하는 생리

생리와 생리통 III

심한 생리통이 아니라면 가벼운 스트레칭으로 생리통을 완화시킬 수 있어요.

생리통에 도움이 되는 스트레칭

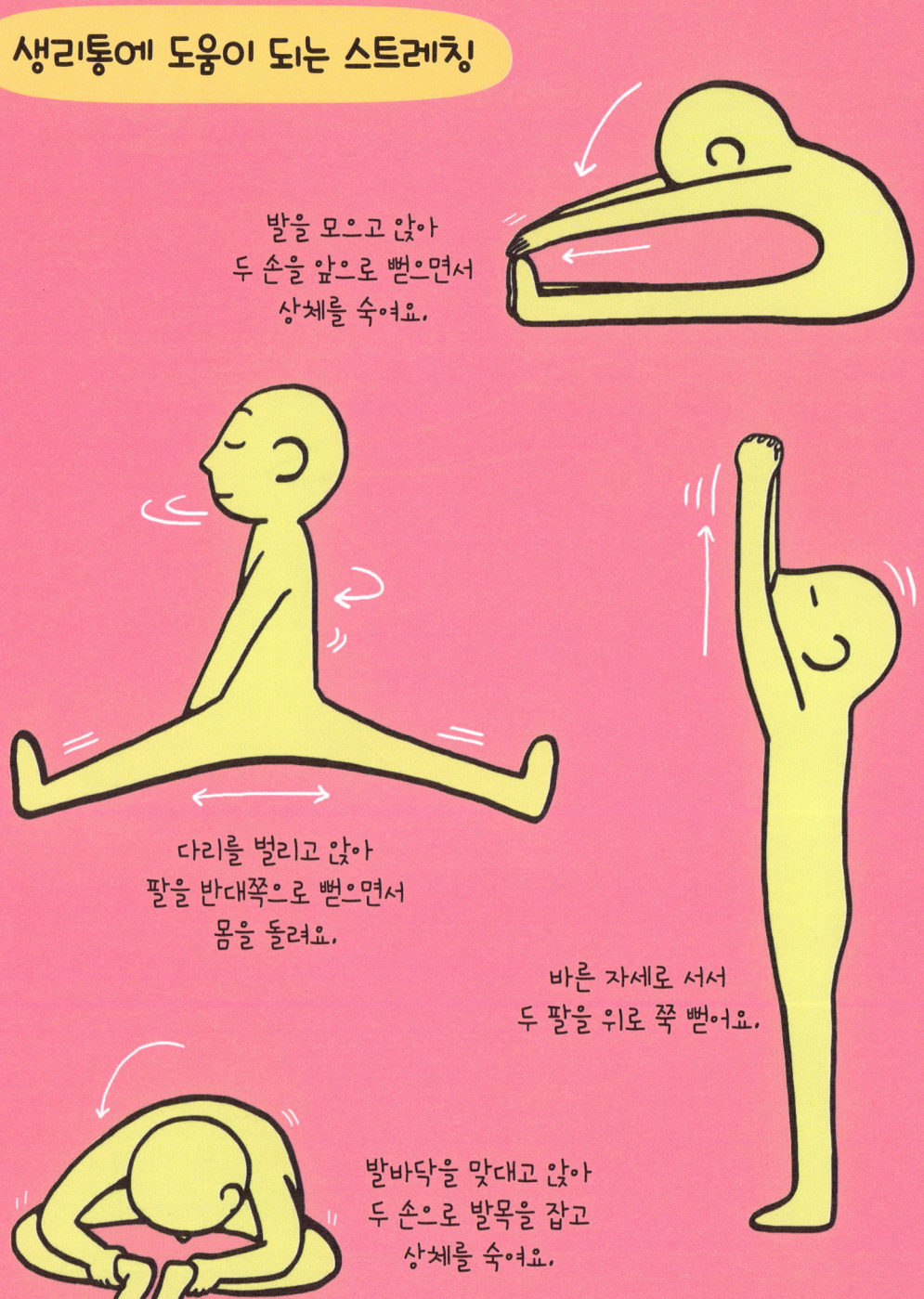

발을 모으고 앉아 두 손을 앞으로 뻗으면서 상체를 숙여요.

다리를 벌리고 앉아 팔을 반대쪽으로 뻗으면서 몸을 돌려요.

바른 자세로 서서 두 팔을 위로 쭉 뻗어요.

발바닥을 맞대고 앉아 두 손으로 발목을 잡고 상체를 숙여요.

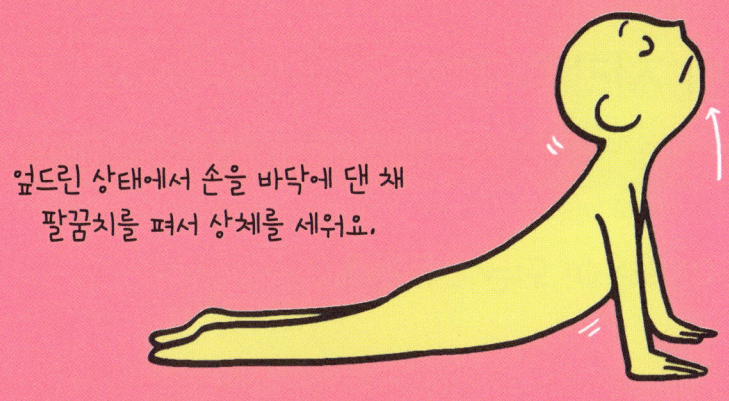

엎드린 상태에서 손을 바닥에 댄 채 팔꿈치를 펴서 상체를 세워요.

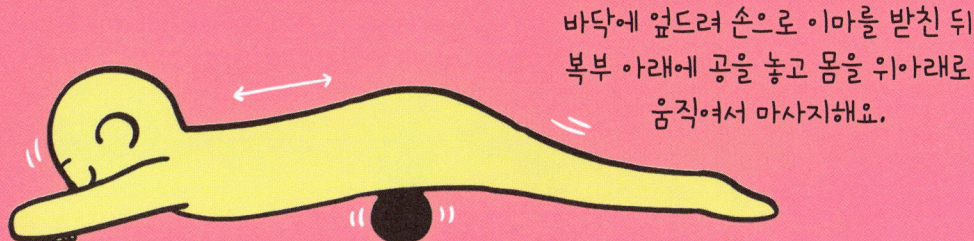

바닥에 엎드려 손으로 이마를 받친 뒤 복부 아래에 공을 놓고 몸을 위아래로 움직여서 마사지해요.

질 분비물과 건강

'질 분비물'이란 여자의 질에서 나오는 물질을 말해요.

건강 상태가 좋을 때

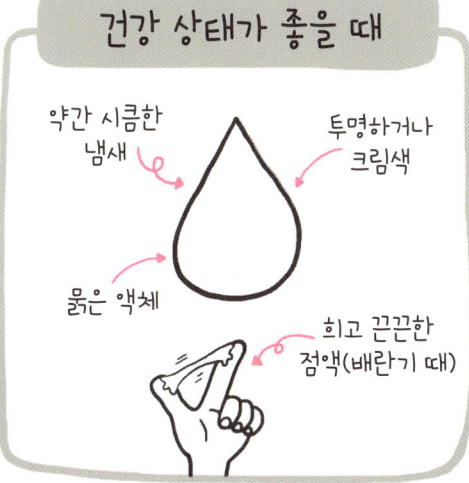

- 약간 시큼한 냄새
- 투명하거나 크림색
- 묽은 액체
- 희고 끈끈한 점액(배란기 때)

건강 상태가 나쁠 때

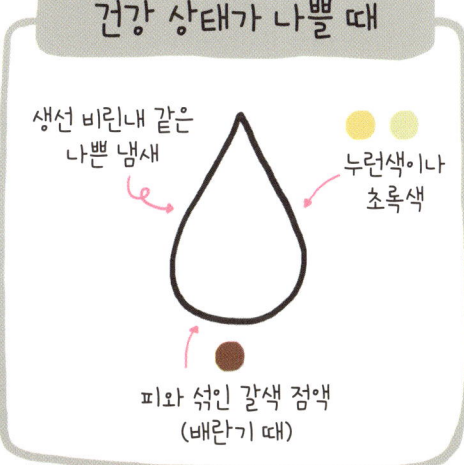

- 생선 비린내 같은 나쁜 냄새
- 누런색이나 초록색
- 피와 섞인 갈색 점액 (배란기 때)

생명 탄생을 준비하는 생리

생리의 시작, 초경

초경은 아기를 낳을 수 있는 성인으로 가는 시작점이라고 할 수 있어요.

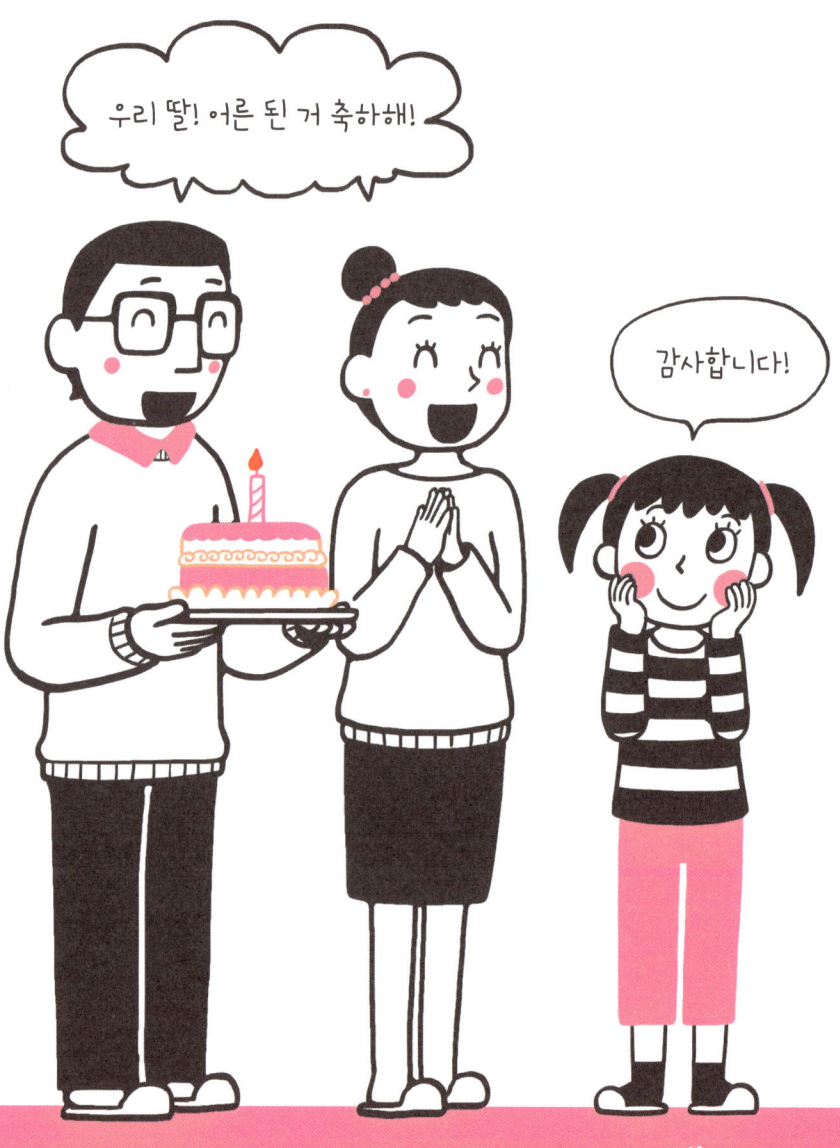

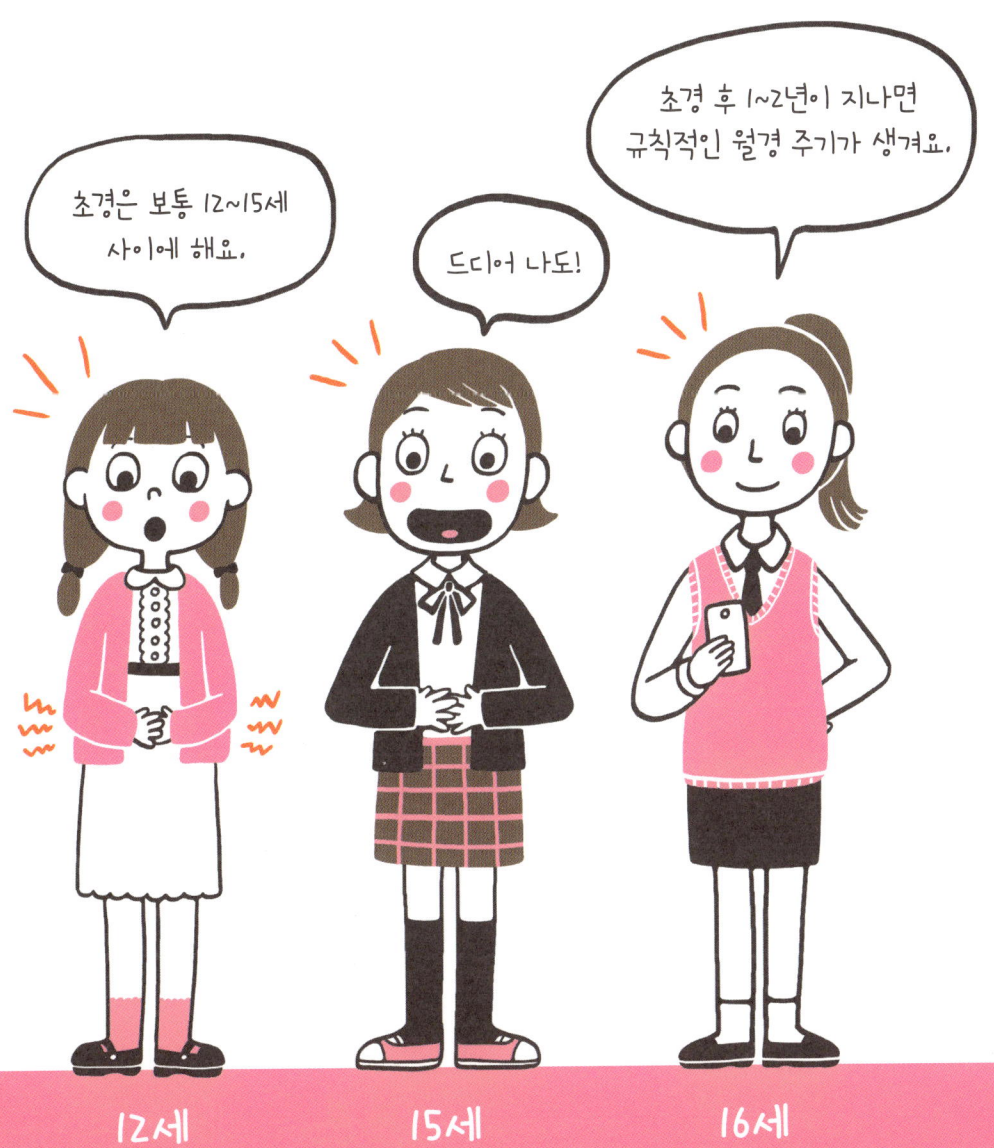

생명 탄생을 준비하는 생리

Q 초경 후 한참 지났는데 아직도 월경 주기가 불규칙해요!

초경 후 곧바로 규칙적으로 생리를 하는 것은 아니에요. 스트레스를 받거나 무리한 다이어트를 하면 일시적으로 생리가 멈추거나 월경 주기가 바뀌기도 해요.

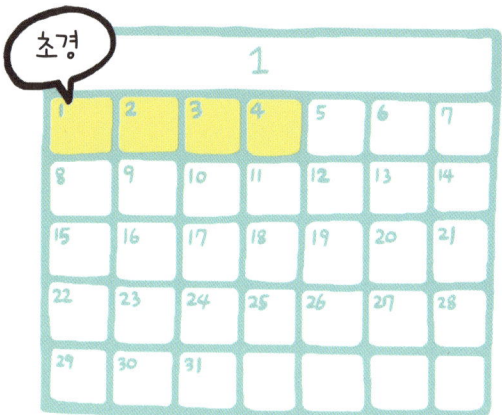

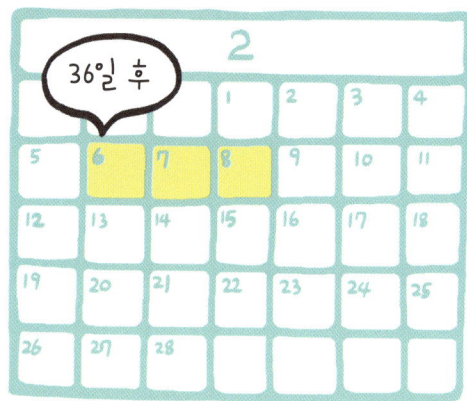

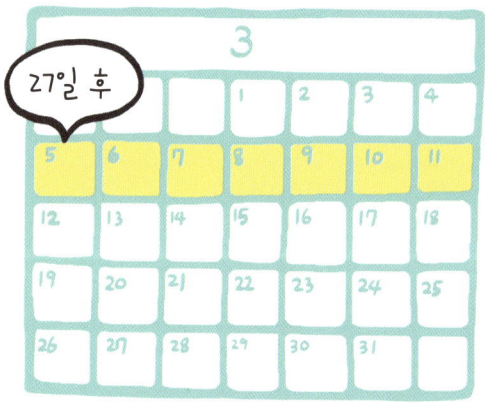

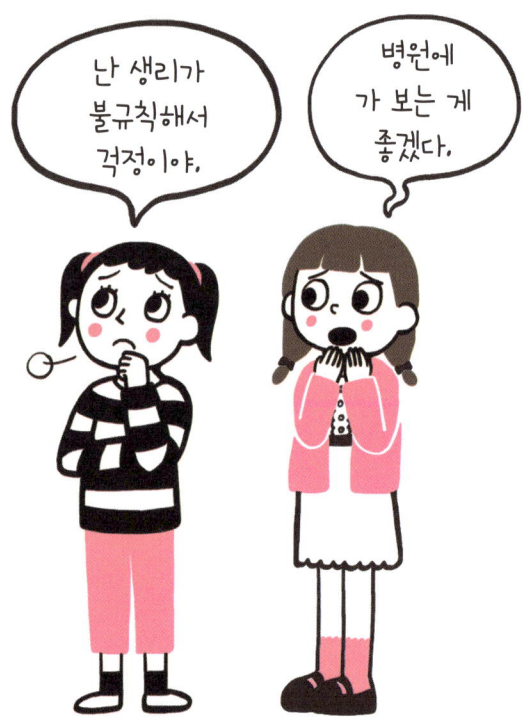

월경 주기 계산법

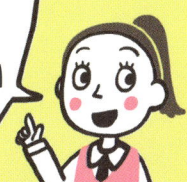

월경 주기는 생리를 시작한 날부터 다음 생리를 시작하기 전날까지를 말해요. 예를 들어, 이번 생리를 시작한 날로부터 다음 생리를 시작하기 전까지의 기간이 27일이라면 월경 주기가 27일이 되는 거예요.

5월

일요일	월요일	화요일	수요일	목요일	금요일	토요일
1 생리 시작	2	3	4	5	6 생리 끝	7
8	9	10	11	12	13	14
15	16	17	18	19	20	21
22	23	24	25	26	27	28 생리 시작
29	30	31				

6월

일요일	월요일	화요일	수요일	목요일	금요일	토요일
			1 생리 끝	2	3	4
5	6	7	8	9	10	11
12	13	14	15	16	17	18
19	20	21	22	23	24 생리 예정	25
26	27	28	29	30		

🟦 : 월경 주기   🔴 : 생리 한 날   ⚪ : 다음 생리 예정일

생명 탄생을 준비하는 생리

생리 때의 기분 변화

생리를 하기 전에는 신체적·정신적으로 고통을 겪는 '월경 전 증후군' 증상이 나타나요. 생리를 할 때는 신체뿐 아니라 마음에도 변화가 생겨요.

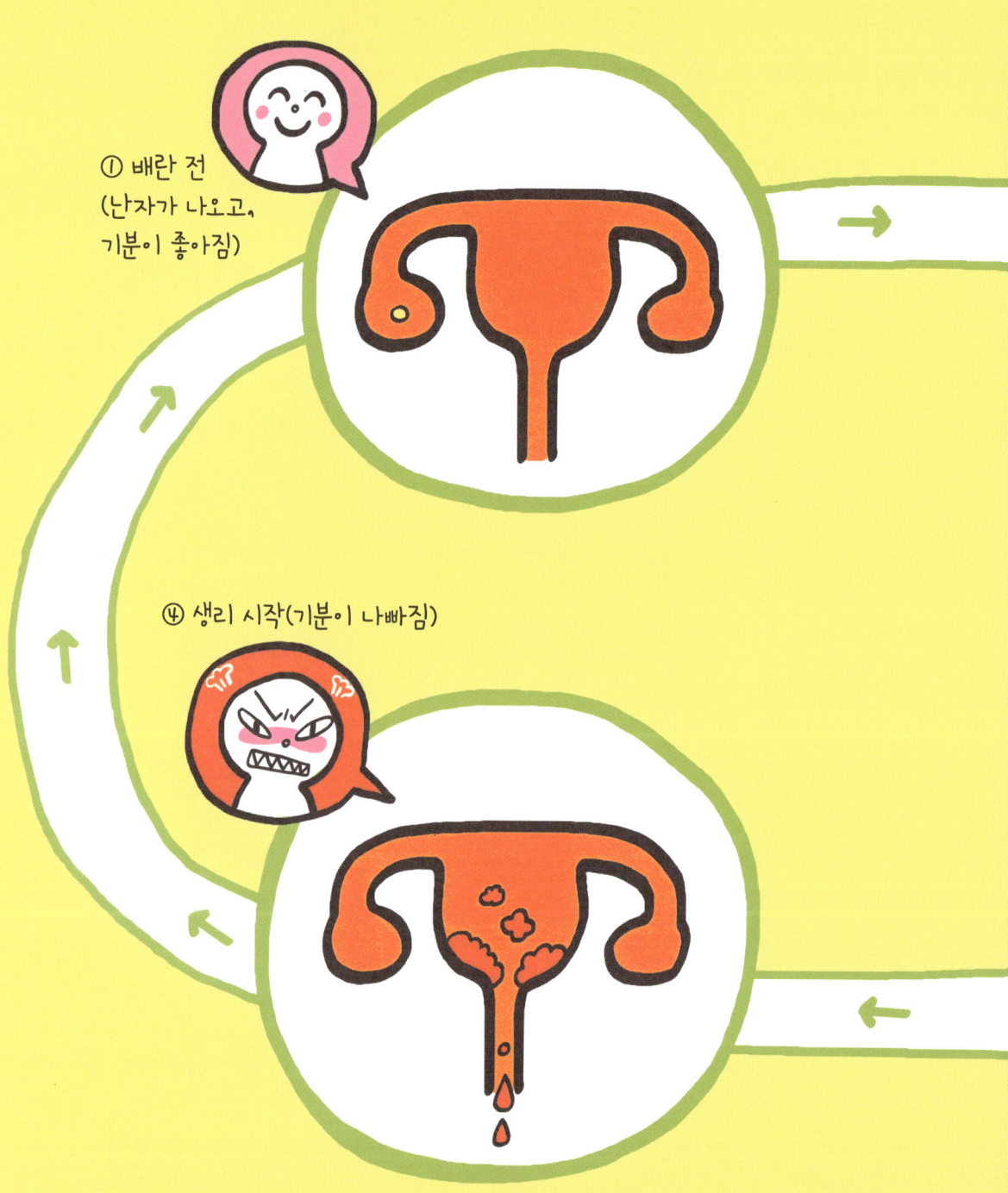

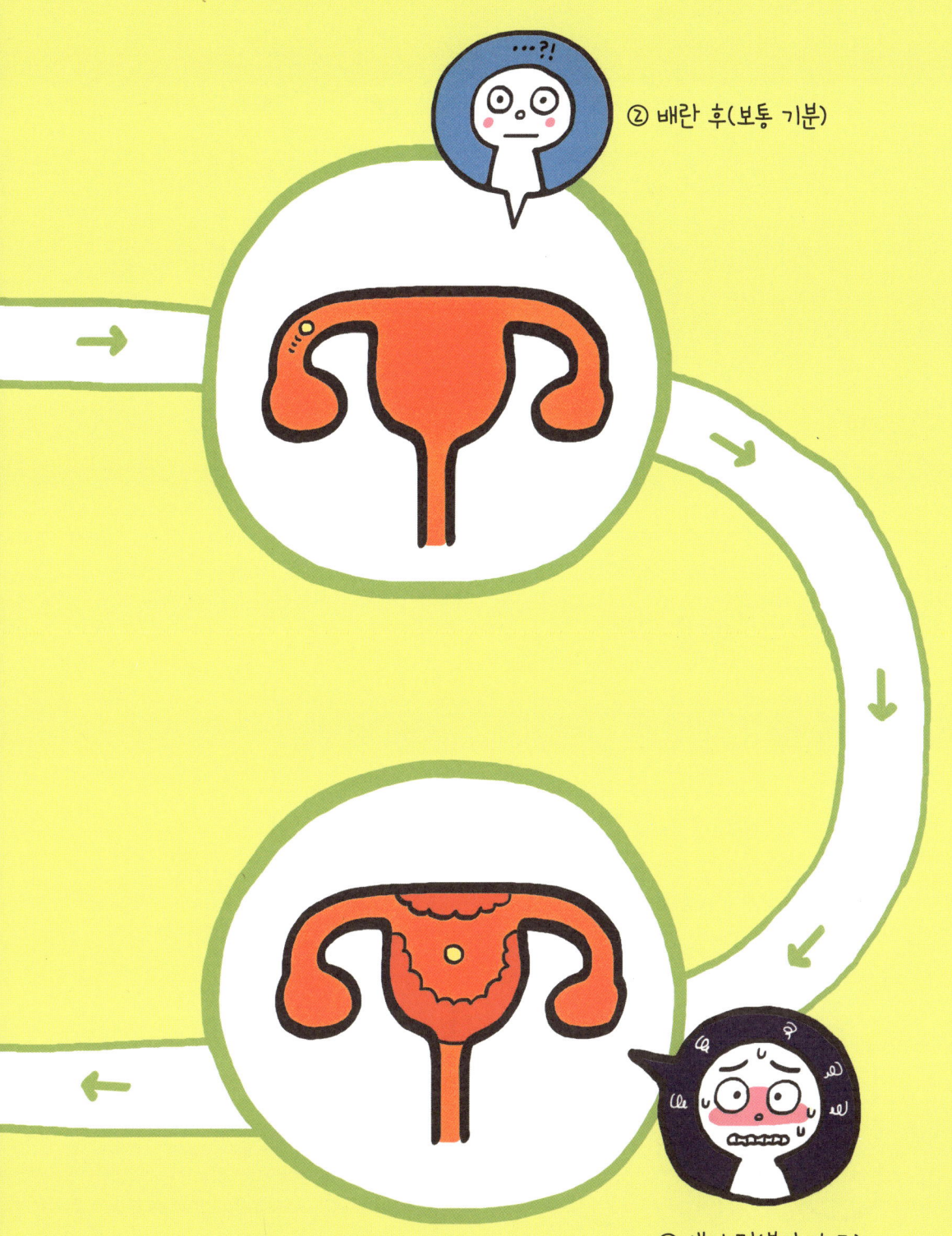

생명 탄생을 준비하는 생리

생리대의 필요성

생리대는 크기와 모양이 다양하므로 자신에게 맞는 생리대를 상황에 따라 선택해서 사용하면 돼요.

생리대 속에는 액체를 빠르게 흡수하는 내용물이 들어 있어서 생리혈이 팬티 밖으로 새어 나오거나 옷에 묻지 않도록 해 줘요.

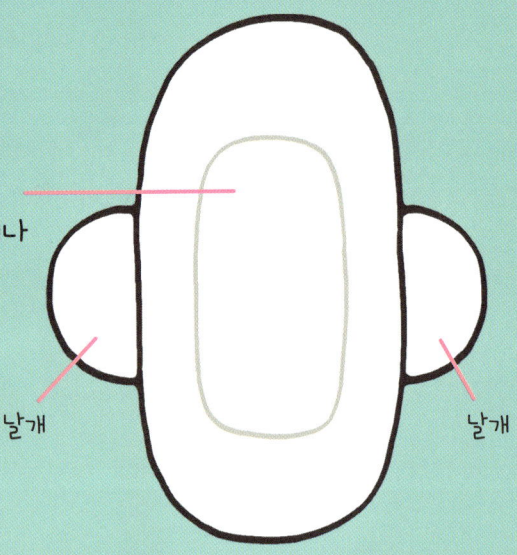

날개   날개

크기에 따른 구분

팬티 라이너

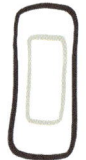

가장 작고 얇은 생리대로, 생리 전날이나 생리 마지막 날처럼 생리혈 양이 적을 때 사용해요.

소형/중형/대형

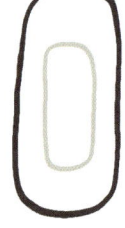

주로 낮 시간 동안 사용하며, 두께가 다양해요.

오버나이트형

가장 크고 두꺼운 생리대로, 엉덩이 부분이 길어서 주로 잠잘 때 사용해요. 기저귀처럼 입는 형태의 생리대도 있어요.

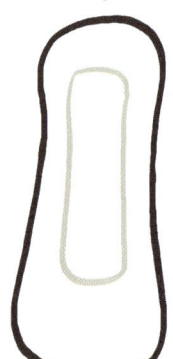

오버나이트형은 누웠을 때 생리혈이 엉덩이 부분으로 새어 나와 옷이나 이불에 묻지 않게 해 줘요.

생리대의 종류

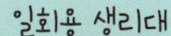
일회용 생리대

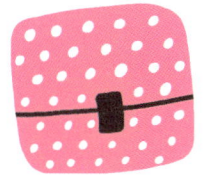

휴대가 간편하고, 돌돌 말아서 휴지통에 버리면 되므로 사용하기 편리해요.

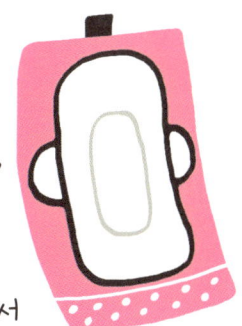
탐폰

질 안쪽에 넣어서 사용하기 때문에 착용감이 불편할 수 있지만, 많이 움직이거나 운동할 때 편리해요.

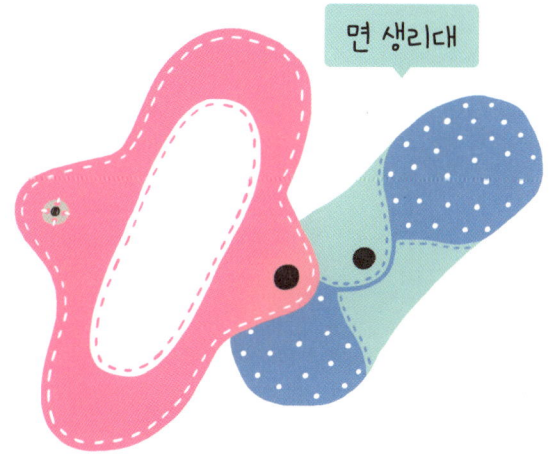
면 생리대

면으로 만들어 몸에 해롭지 않아요. 교체한 생리대는 생리혈이 새지 않도록 비닐 팩에 넣어 집에 가져와서 세척해요.

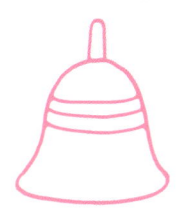
생리컵

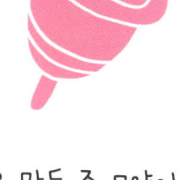

의료용 실리콘으로 만든 종 모양의 생리대로 질 안쪽에 넣어 사용하며, 씻어서 재사용할 수 있어요.

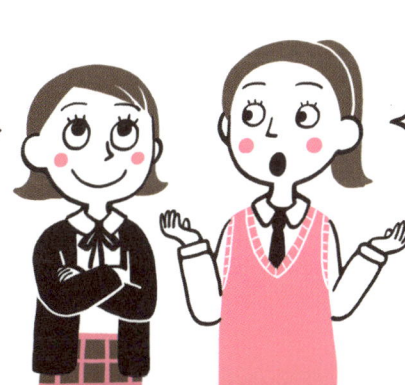

일회용 생리대는 휴대가 간편하고 사용이 편리하지만, 몸에는 이롭지 않고 비경제적이에요.

다회용 생리대는 몸에 해롭지 않고 환경 보호에 유익하며 경제적이지만, 재사용을 위한 세척이 조금 불편해요.

생명 탄생을 준비하는 생리

Q 생리대를 꼭 사용해야 하나요?

생리는 배설물이 아니기 때문에 똥이나 오줌처럼 참을 수 없으며, 속옷에 생리혈이 묻지 않도록 생리대는 꼭 착용해야 해요.

생리 및 생리대에 대한 진실

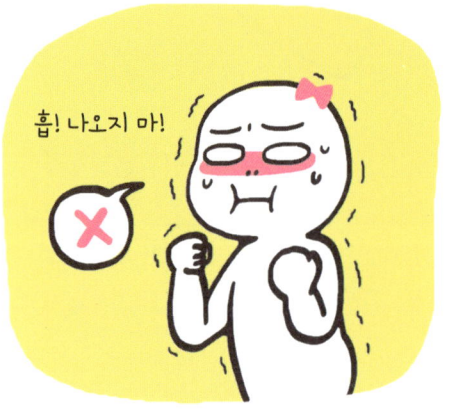

생리혈은 배설물이 아니기 때문에 똥이나 오줌처럼 참을 수 없다.

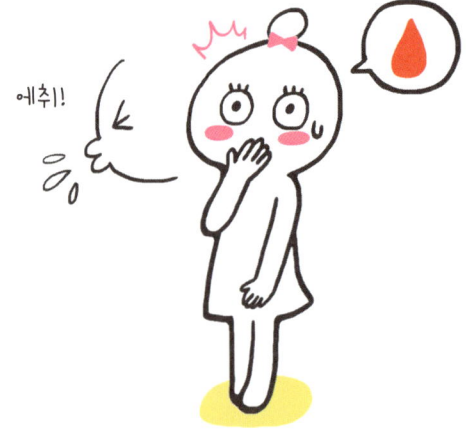

생리혈은 재채기나 웃음처럼 작은 자극에도 새어 나온다.

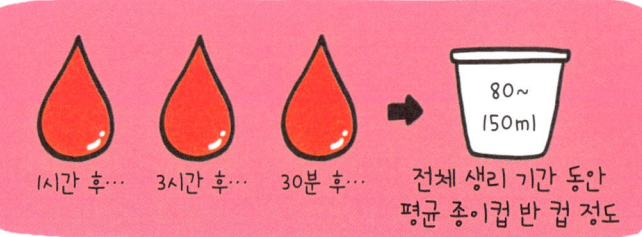

생리혈은 정액처럼 한 번에 쭉 나오는 것이 아니라 생리 기간 동안 불규칙하게 조금씩 흘러나온다.

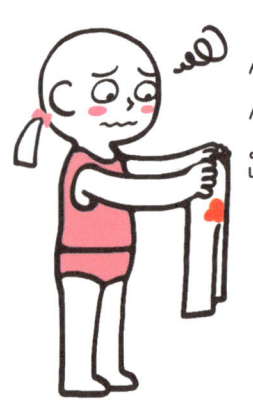

생리대를 착용하는 이유는 생리혈이 옷에 묻으면 잘 지워지지 않고 냄새가 나기 때문이다.

생리혈로 건강 상태를 확인할 수 있다. (규칙적, 선홍색, 검붉은 색)

옛날에도 생리대가 있었나요?

조선 시대에도 생리대 역할을 하는 '월경포'라는 것이 있었는데, 여자의 생리를 숨겨야 하는 부끄러운 것으로 여겨 밤에 남몰래 월경포를 빨아 널었다가 날이 밝기 전에 재빨리 걷곤 했어요.

월경포 만드는 방법

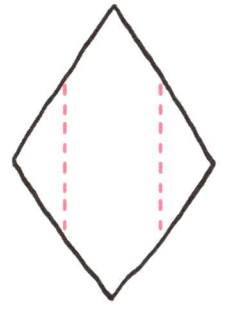 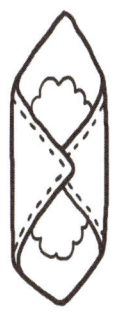 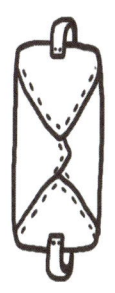

① 깨끗한 면으로 된 천을 셋으로 나누어 접는다.

② 접힌 부분의 안쪽에 순면을 넣고 빠져나오지 않게 꿰맨다.

③ 양쪽 끝에 고리를 단다.

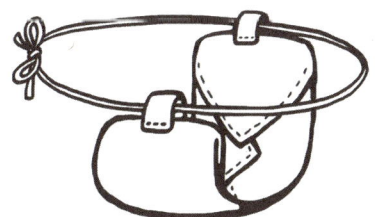

④ 다리 사이에 월경포를 끼우고 끈을 허리에 묶어 고정시킨다.

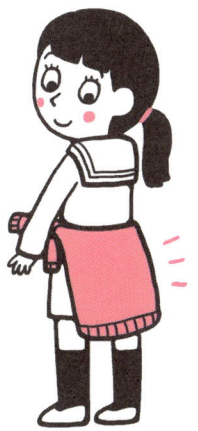 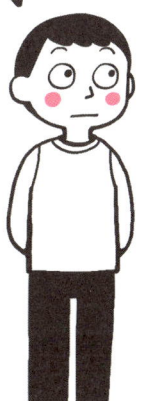

누군가 생리혈이 묻은 모습이 눈에 띄었다면 못 본 척해 주는 것이 에티켓이에요.

옷에 생리혈이 묻어 신경이 쓰인다면 겉옷을 허리에 묶어 가리면 돼요.

제4장
몽정과 자위

음경의 발기

발기의 뜻

남자가 오줌을 누거나 정액을 내보낼 때 음경이 크게 부풀거나 꼿꼿해지는 것을 '발기'라고 해요.

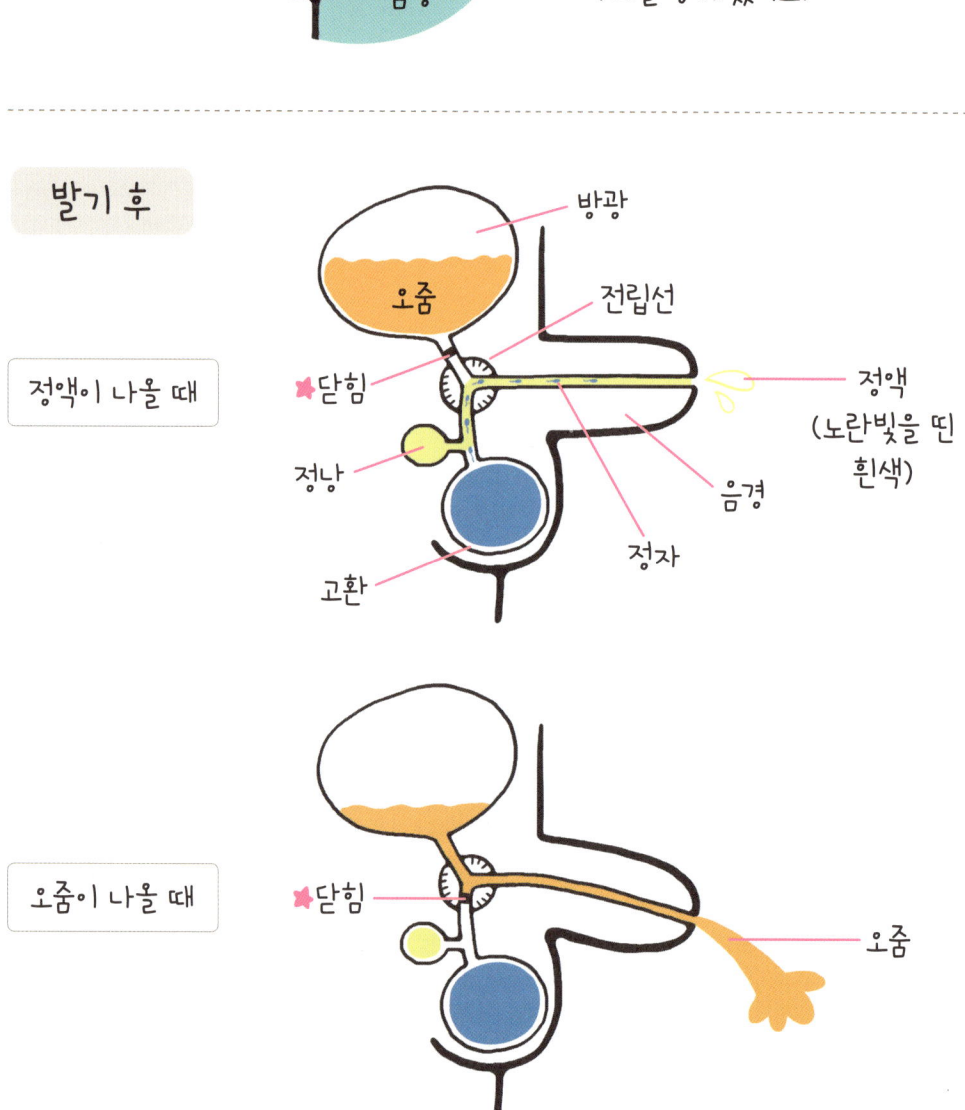

*위 그림들은 원리를 쉽게 표현하고자 단순화시킨 그림으로, 실제 모습과 차이가 있습니다.

사춘기 때의 다양한 발기

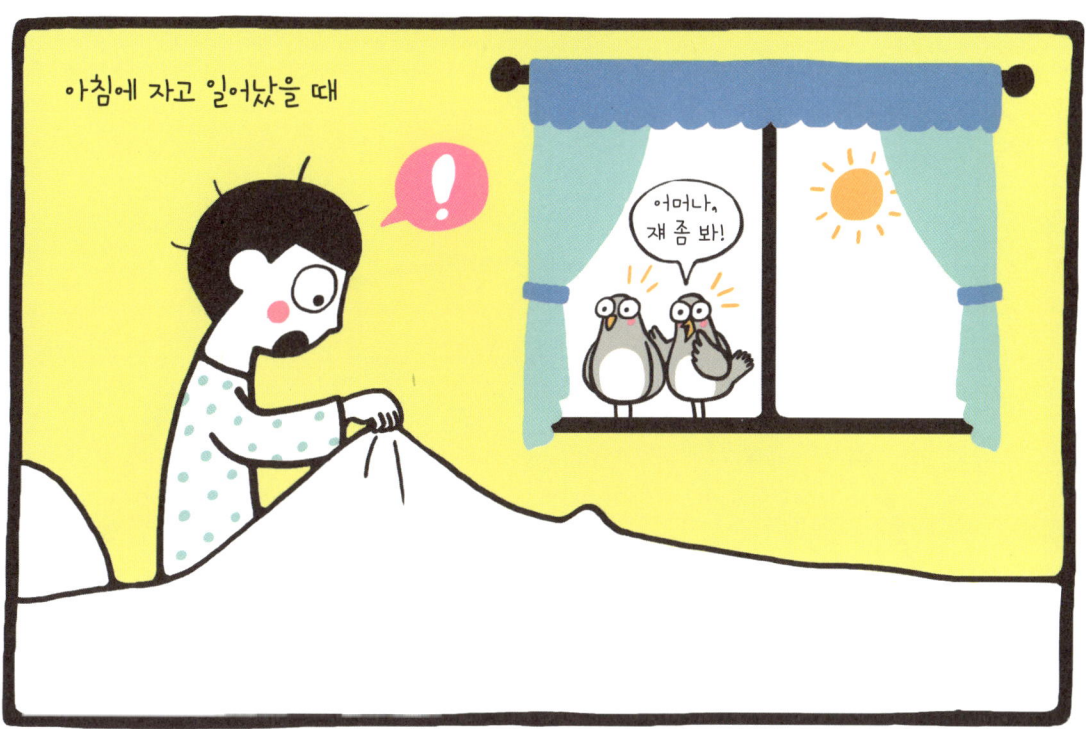

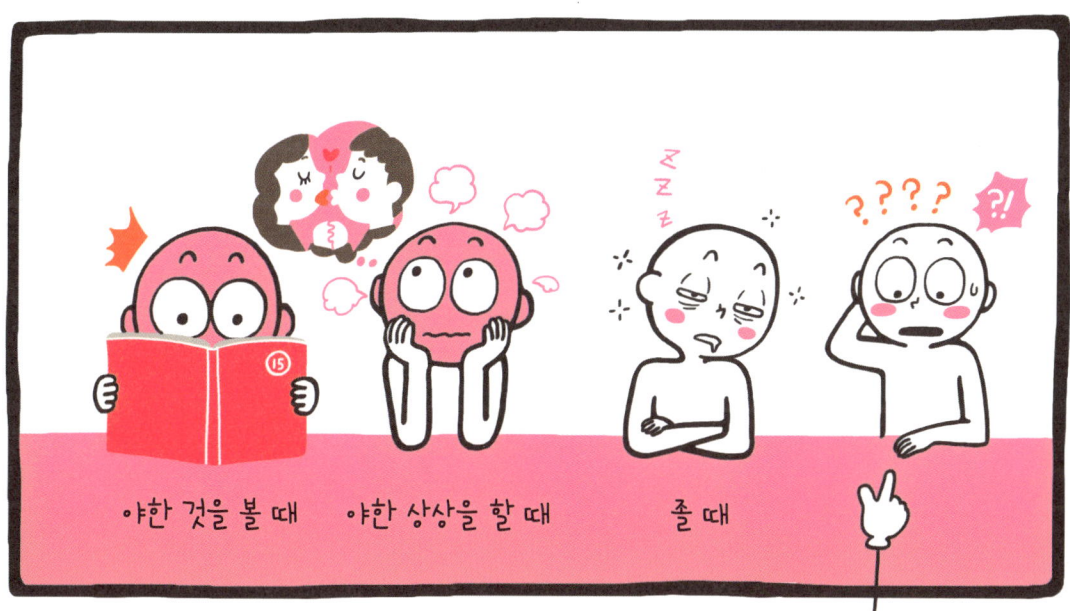

가끔은 아무 생각도 하지 않았는데 버스 안에서, 혹은 수업 중에 의지와 상관없이 갑자기 발기되기도 해요.

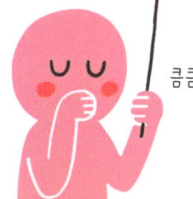

음경의 발기

Q 성관계 때 음경이 발기되는 이유는 무엇인가요?

음경이 발기되어 크고 꼿꼿해져야 정자가 난자에게로 이동하기 쉬워요.

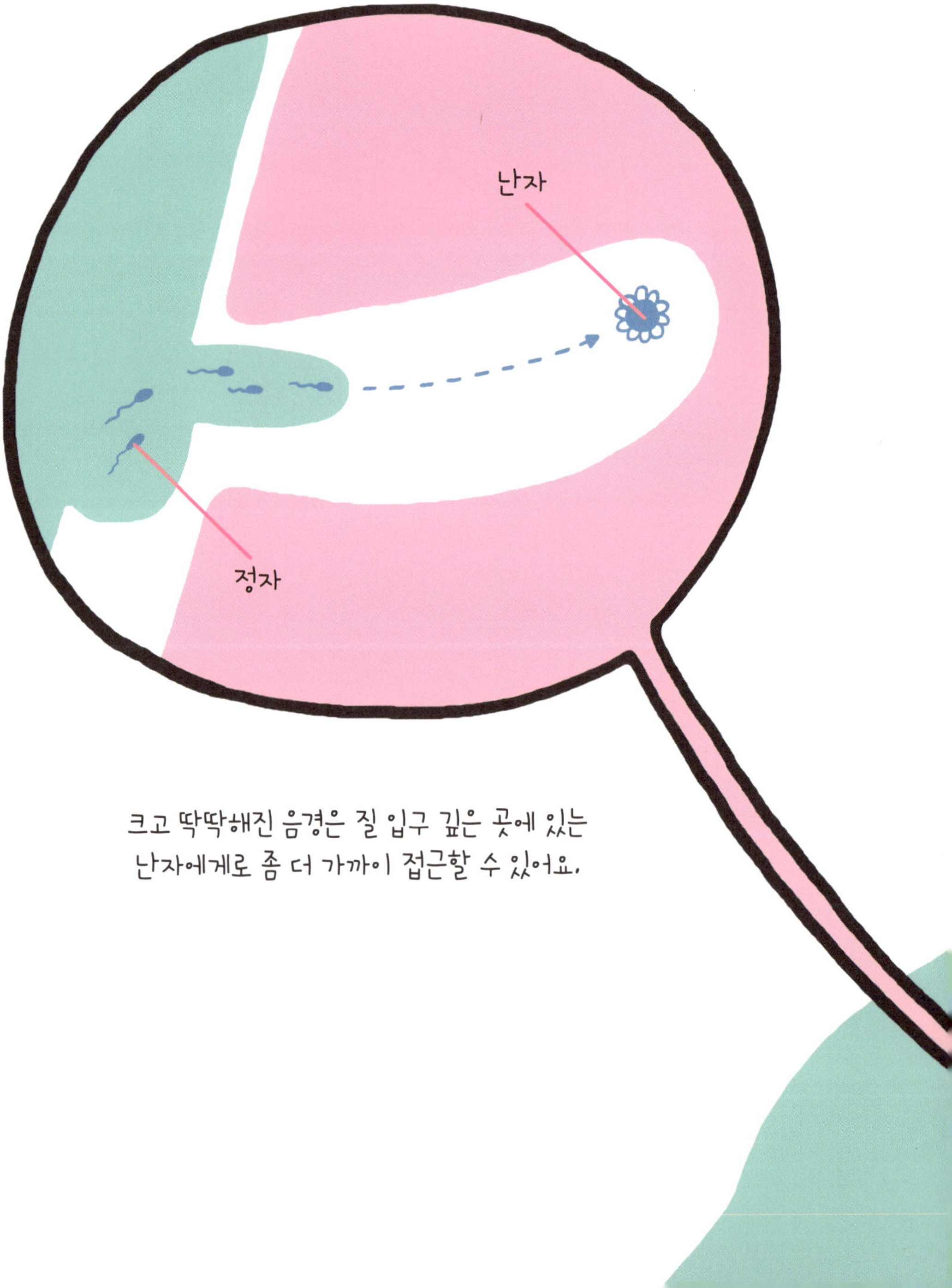

난자

정자

크고 딱딱해진 음경은 질 입구 깊은 곳에 있는
난자에게로 좀 더 가까이 접근할 수 있어요.

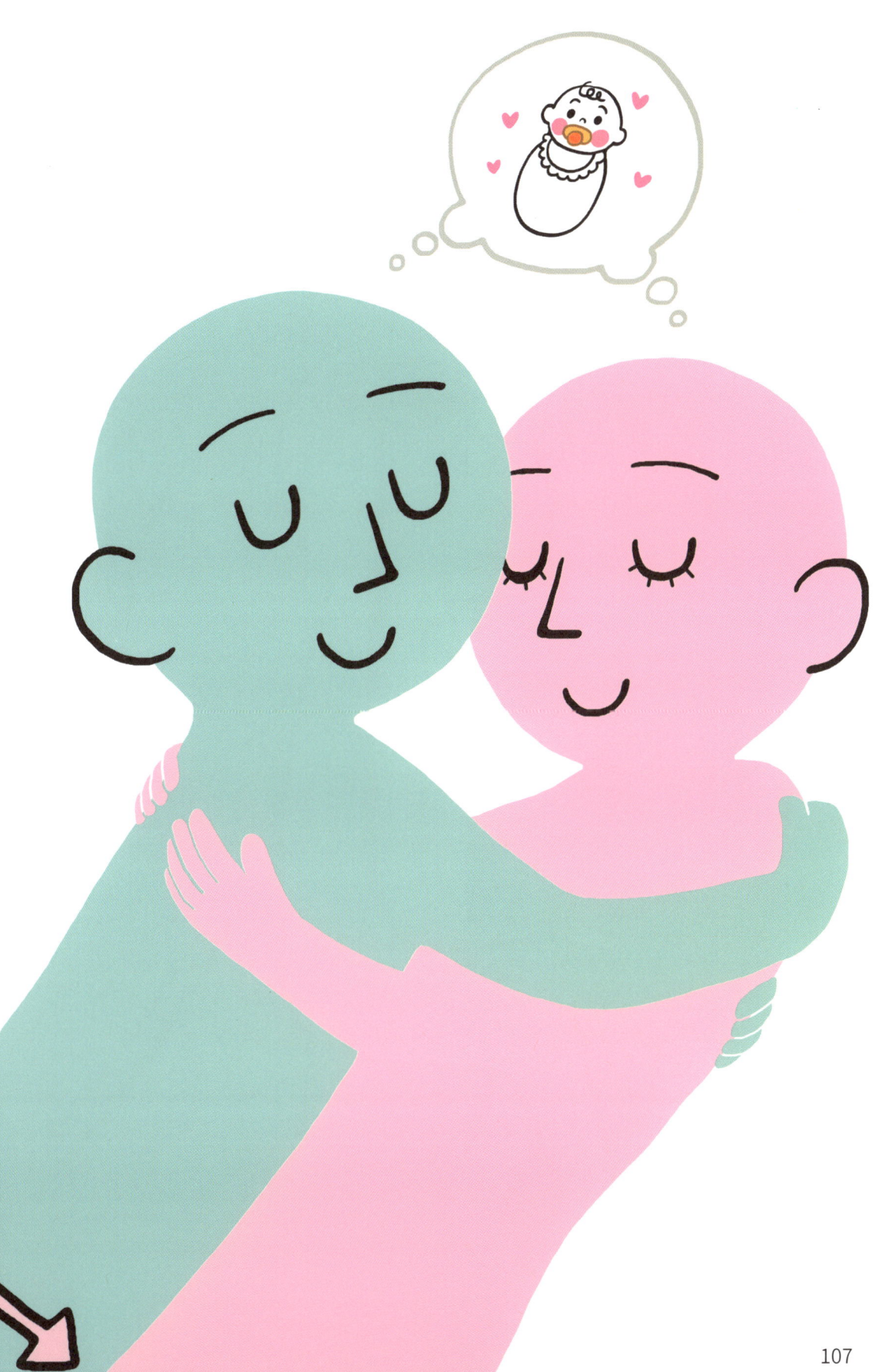

꿈속의 쾌감, 몽정

몽정의 뜻

잠자는 동안 음낭 안에 쌓여 있는 정자를 사정하여 몸 밖으로 내보내는 것을 '몽정'이라고 해요.

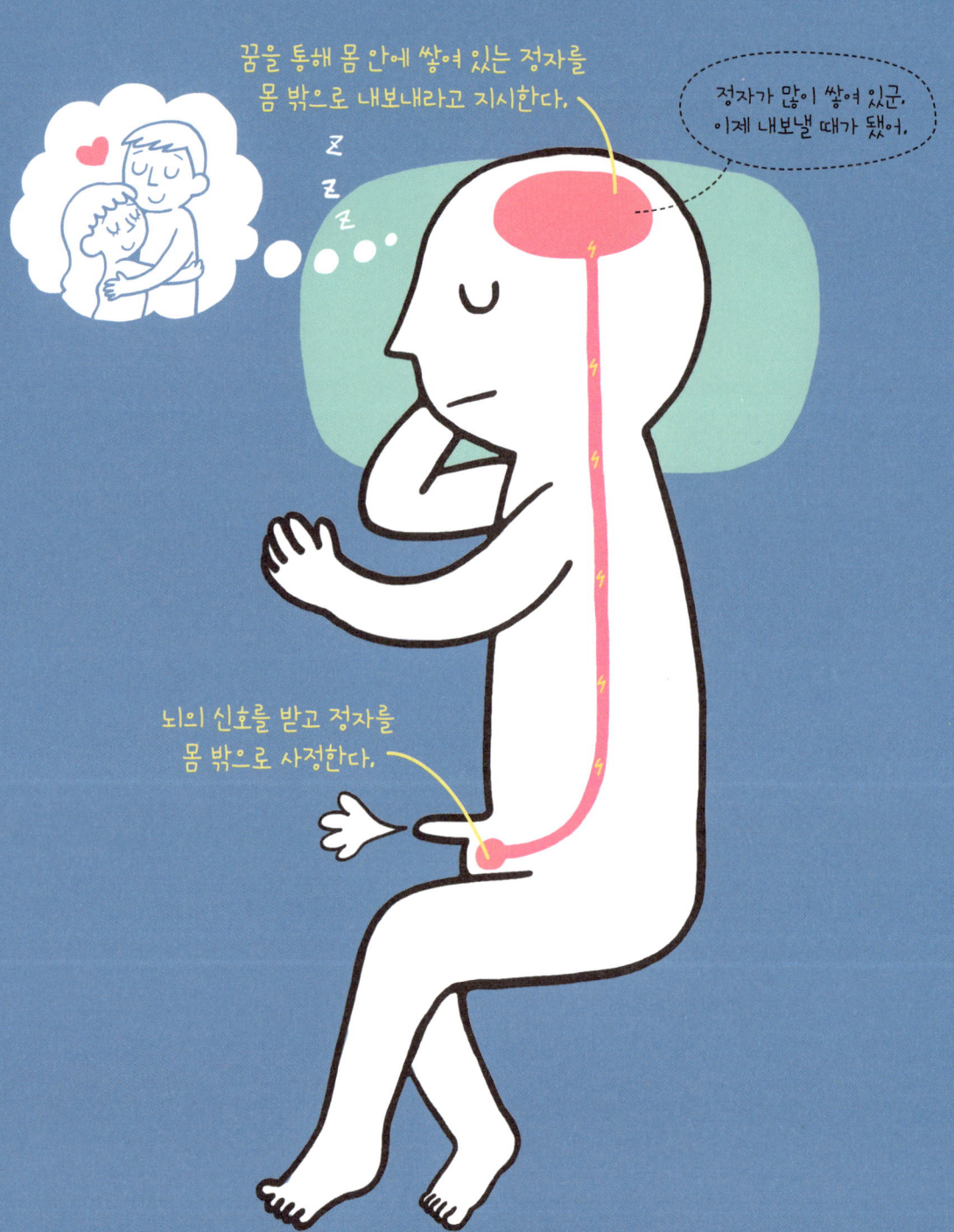

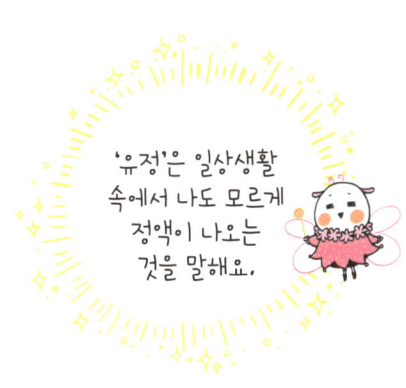

'유정'은 일상생활 속에서 나도 모르게 정액이 나오는 것을 말해요.

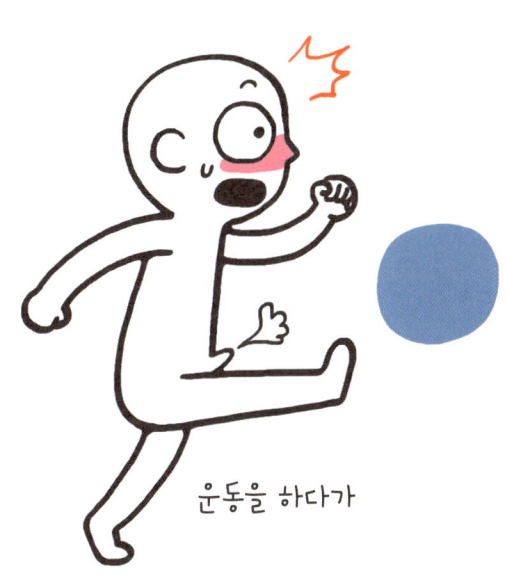

운동을 하다가

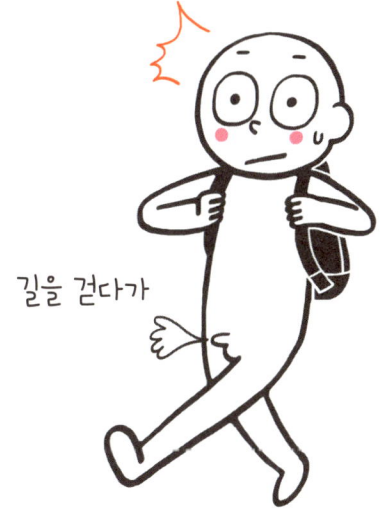

길을 걷다가

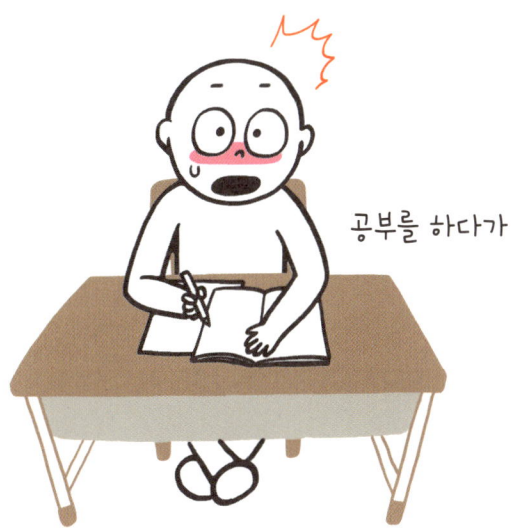

공부를 하다가

예쁜 여자를 보다가

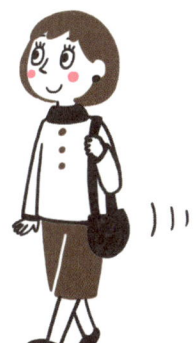
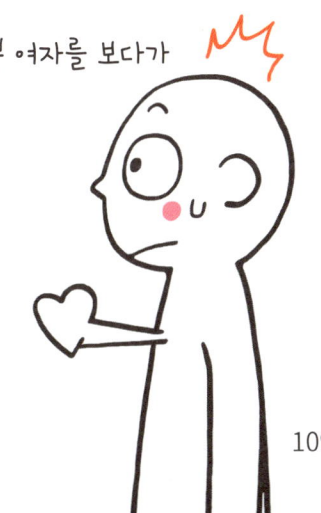

꿈속의 쾌감, 몽정

몽정 때 행동과 몽정 후 행동

몽정을 한다는 것은 잘 성장해 간다는 뜻이니 감출 필요는 없어요. 하지만 지극히 개인적인 일이므로 함부로 떠벌리거나 거듭 화제로 삼는 것은 바람직하지 않아요.

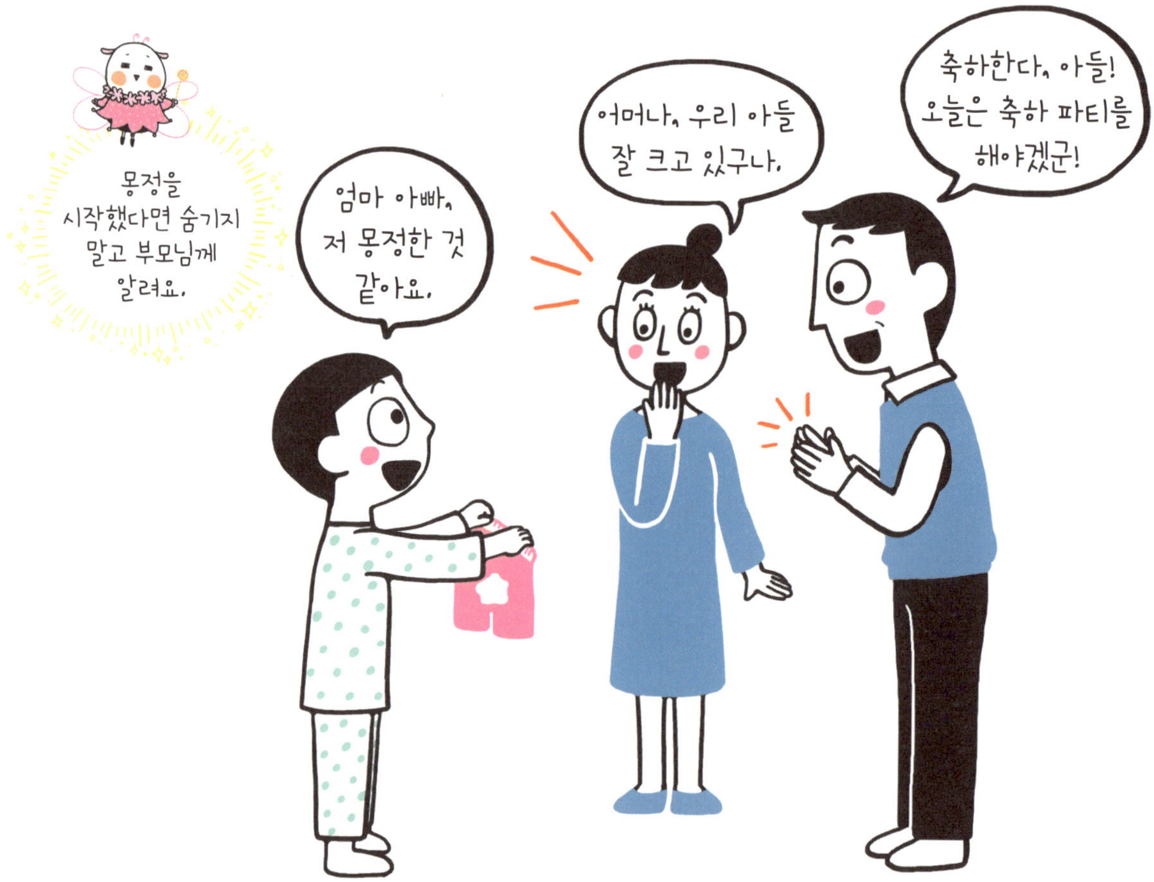

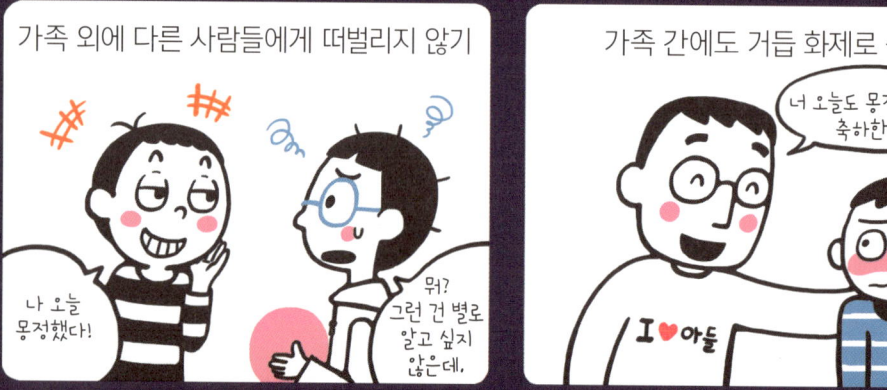

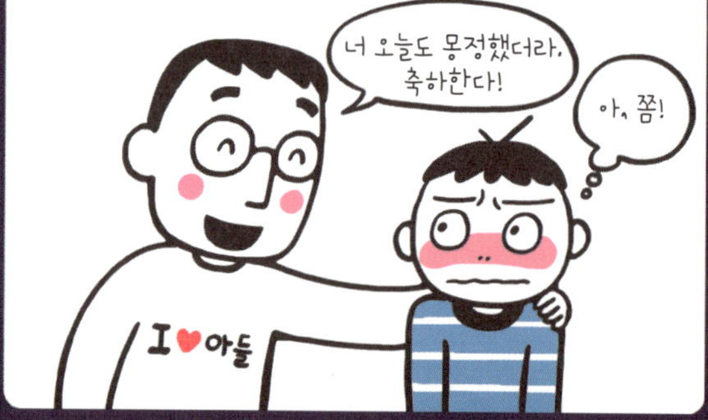

Q&A 몽정 그것이 알고 싶다

아침에 발기하면 몽정한 것?
발기되었다고 모두 몽정이 아니라, 정액이 몸 밖으로 나와야 몽정

팬티에 무언가 묻어 있으면 몽정한 것?
팬티에 묻은 액체가 마른 뒤 딱딱해졌다면 정액, 그렇지 않다면 소변

몽정 때 정액이 많이 나오면 비정상?
정액 양은 개인차가 있으나, 지나치게 많다면 병원 진료로 확인 권장

몽정의 정액에서 이상한 냄새가?
정액은 우윳빛에 비릿한 냄새가 나는 것이 정상
밤꽃 / 표백제

매일 몽정하면 비정상?
월 화 수 목 금 토 일
성장기 때는 일주일에 2~3회가 적당

여자도 몽정을?
여자의 몽정 즉, 성몽 경험은 남자의 몽정 경험에 비해 낮음
투명한 액체로, 난자는 들어 있지 않음!
질구

건강한 자위

자위의 뜻

자신의 성기를 만져서 기분 좋은 느낌이 들게 하는 것을 '자위'라고 해요. 자위는 선택 사항이며, 자위를 할 때는 깨끗한 손으로 조심히 만져야 해요.

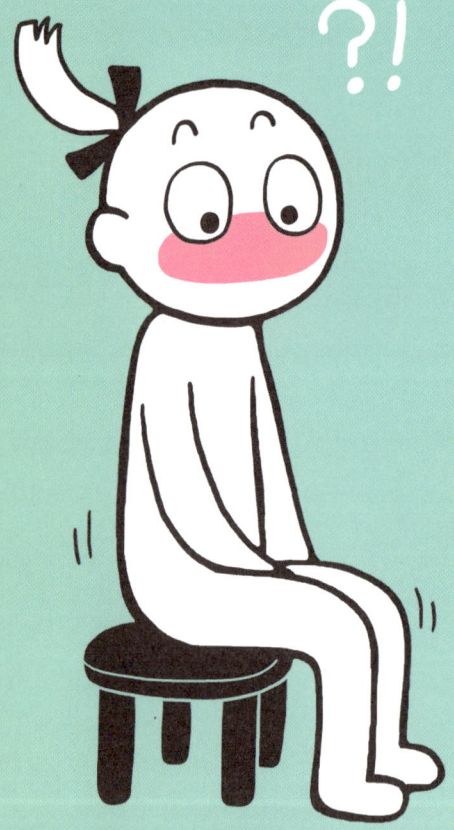

자신의 성기 혹은 성기 주변을 스치거나 만졌을 때 이상한 느낌, 기분 좋은 느낌이 들어요.

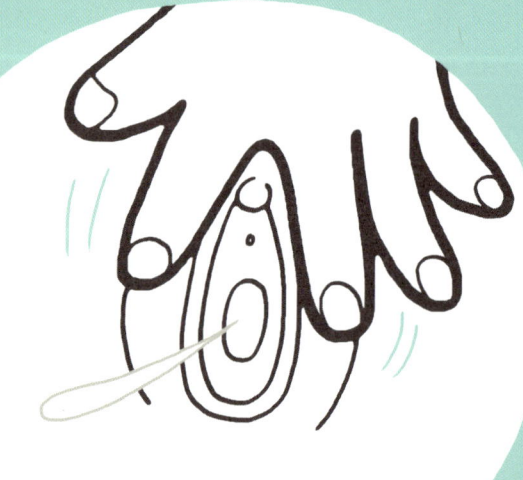

음핵과 소음순 쪽을 가볍게 비비면 차츰 두툼해지면서 질액이 나와요.

단순히 성기를 잠깐 만지는 것은 자위가 아니에요.

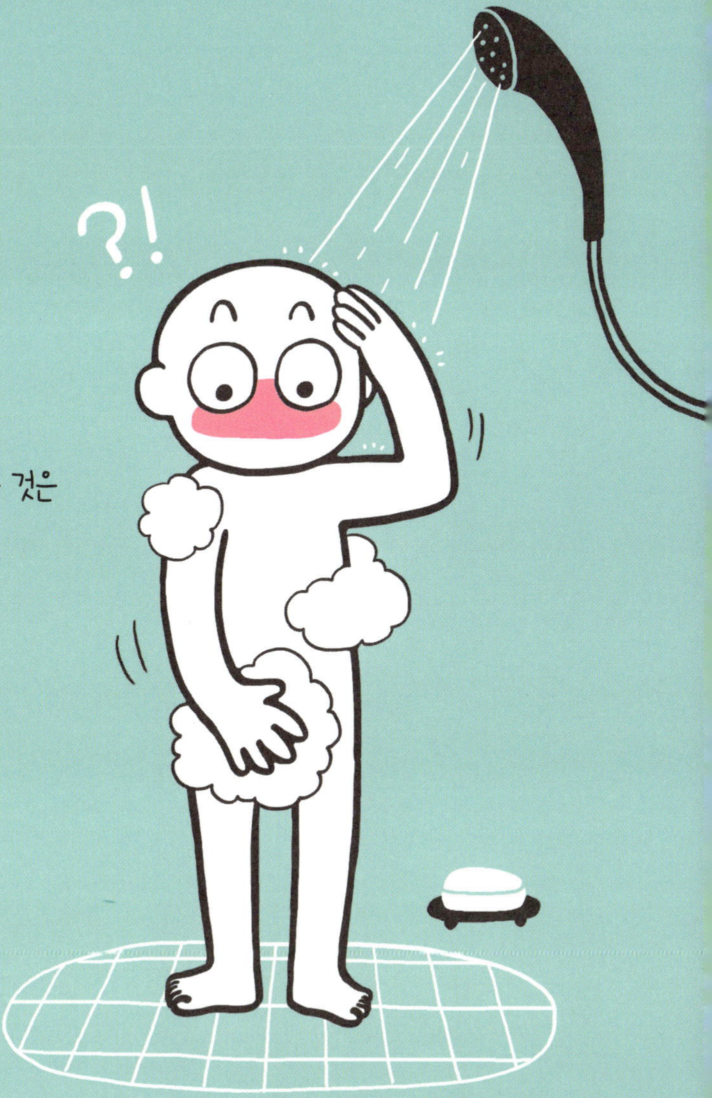

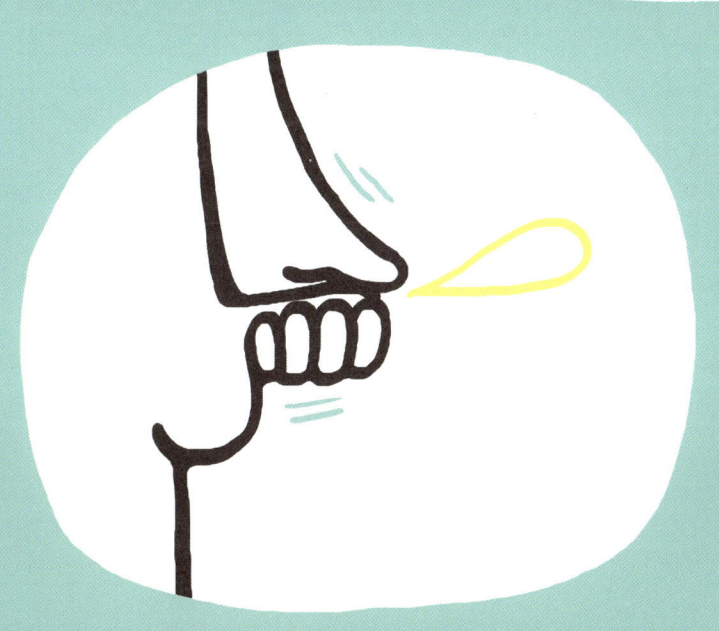

음경을 위아래로 가볍게 비비면 차츰 발기되면서 정액이 나와요.

> 건강한 자위

올바른 자위 방법

자위를 할 때는 건강하고 올바른 방법으로 하고,
자위 전후의 청결 유지와 뒤처리에 신경 써야 해요.

자위를 할 때는 이렇게

- 조명은 너무 어둡지 않게
- 깨끗하고 조용하며 편안한 장소 (자신의 방)
- 방문은 잠그는 것이 예의
- 청결한 손으로 성기나 성기 주변 부드럽게 터치
- 정액이나 질액이 묻지 않도록 팬티는 벗어 두기
- 정액이나 질액을 바닥에 흘리지 않도록 주의
- 묻거나 떨어진 정액이나 질액을 닦을 화장지 준비
- 깔끔한 뒤처리를 위한 수건 준비
- 자위는 개인적인 일이므로 남에게 보여 주지 않는 것이 예의

건강한 자위, 올바른 자위

자위 전에는 물론 자위 후에도
손과 성기를 청결히 해야 하며,
자위의 흔적을 남기지 않는 것이
에티켓이에요.

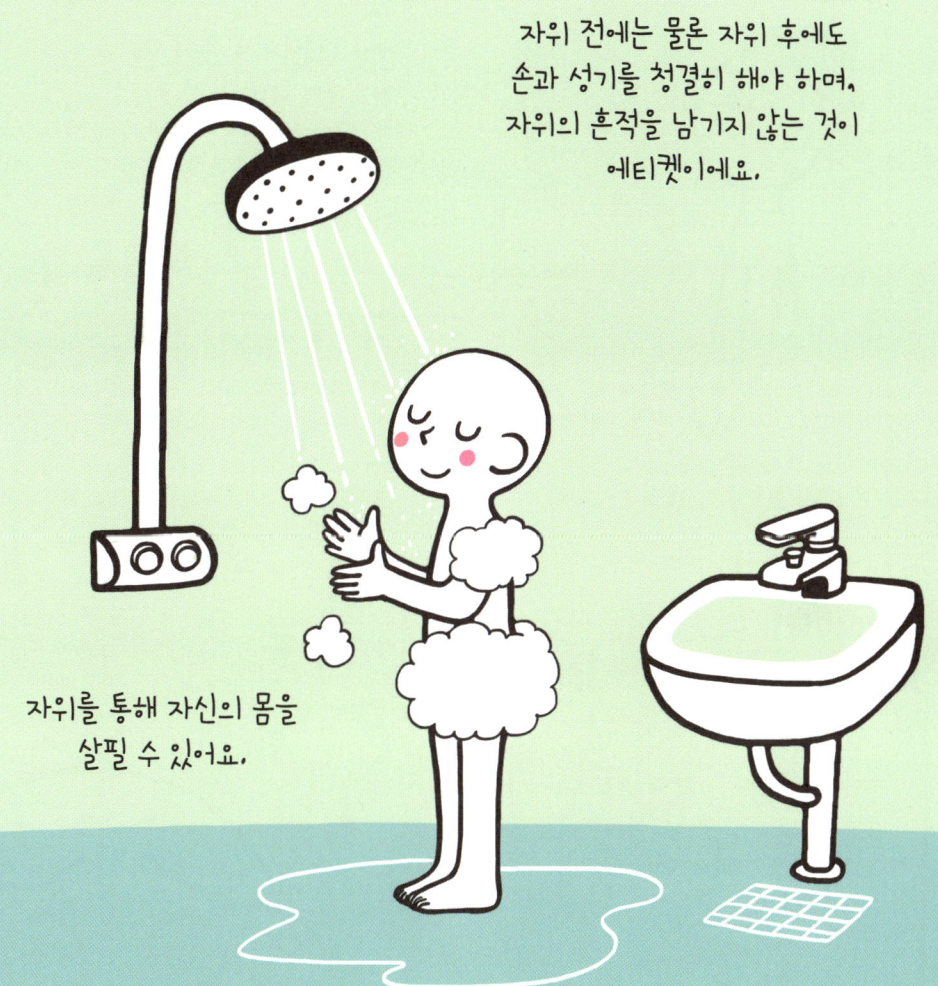

자위를 통해 자신의 몸을
살필 수 있어요.

건강하고 올바르게 즐기는 자위는
나를 행복하게 만들어 줄 수 있어요.

건강한 자위

Q 자위하면 키가 안 크나요?

키 성장은 성장 호르몬에 의해 이루어지는 것으로, 성호르몬의 영향을 받는 자위 행위와는 상관없어요.

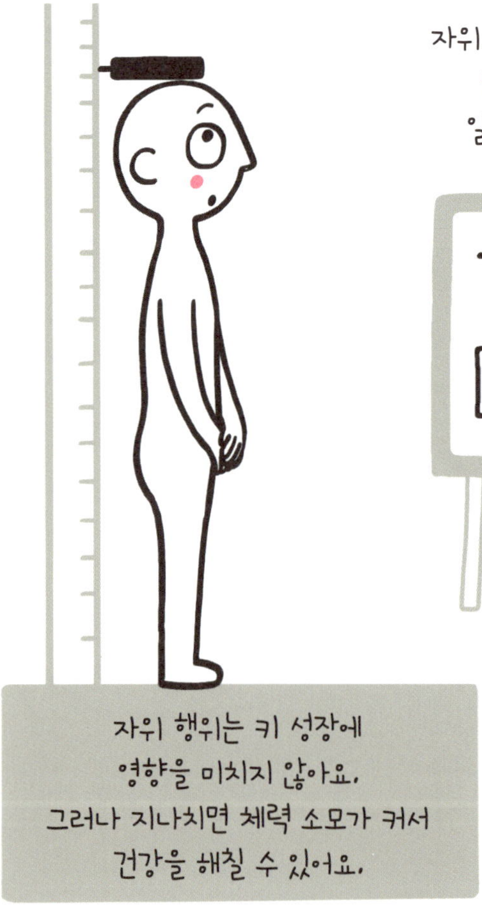

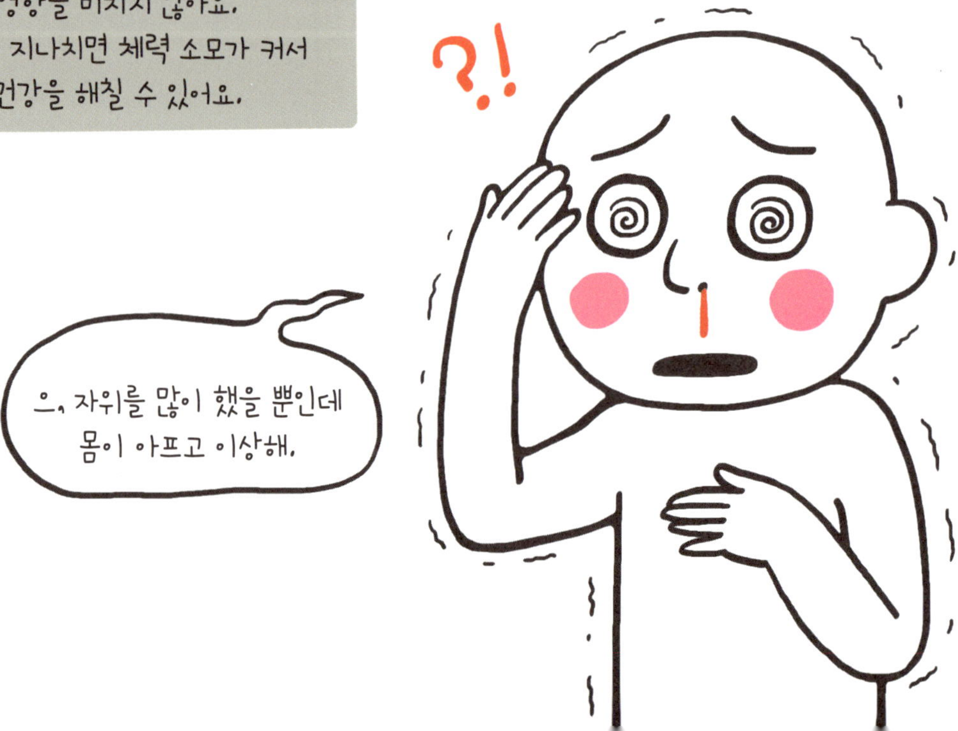

자위의 적정 횟수는 자신의 경험을 통해 판단해야 하는데, 사춘기 때는 일주일에 2~3회 이내가 적당해요.

― 사춘기 때의 자위 횟수 ―

월	화	수	목	금	토	일
	V			V		

자위 행위는 키 성장에 영향을 미치지 않아요. 그러나 지나치면 체력 소모가 커서 건강을 해칠 수 있어요.

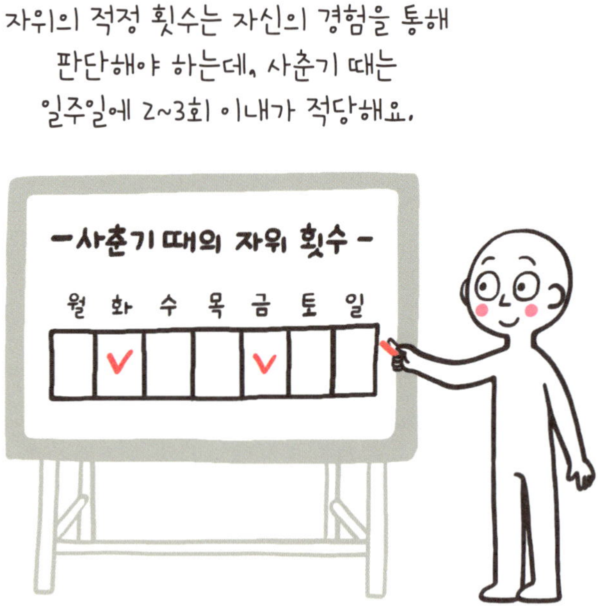

으, 자위를 많이 했을 뿐인데 몸이 아프고 이상해.

Q 자위를 하면 죄책감이 들어요!

성적으로 기분 좋은 느낌을 갖고자 하는 마음은 자연스러운 욕구이므로 자위에 대해 죄책감을 가질 필요는 없어요.

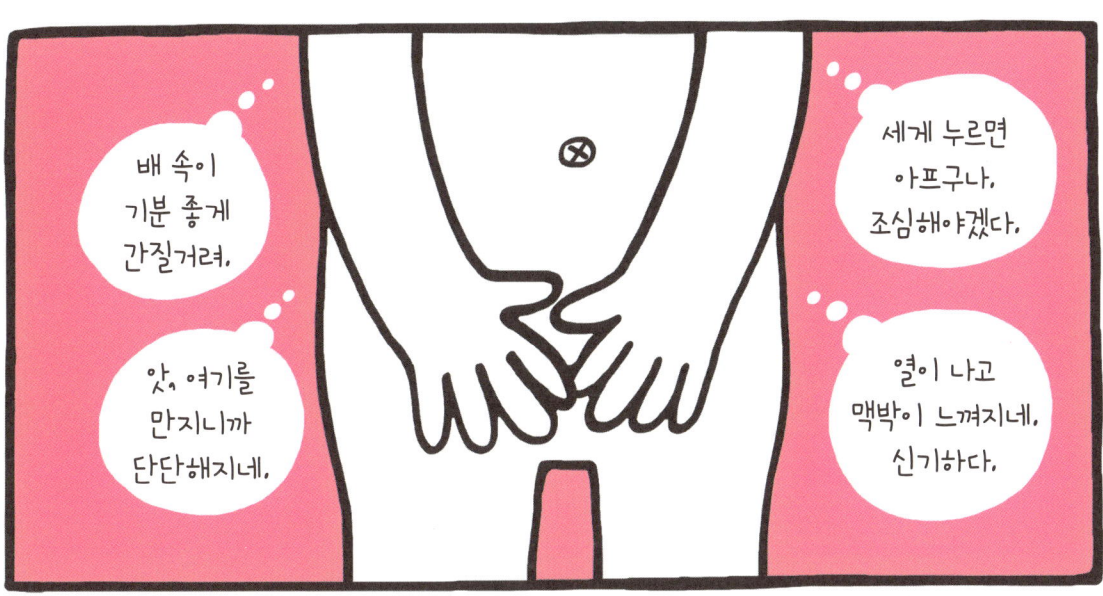

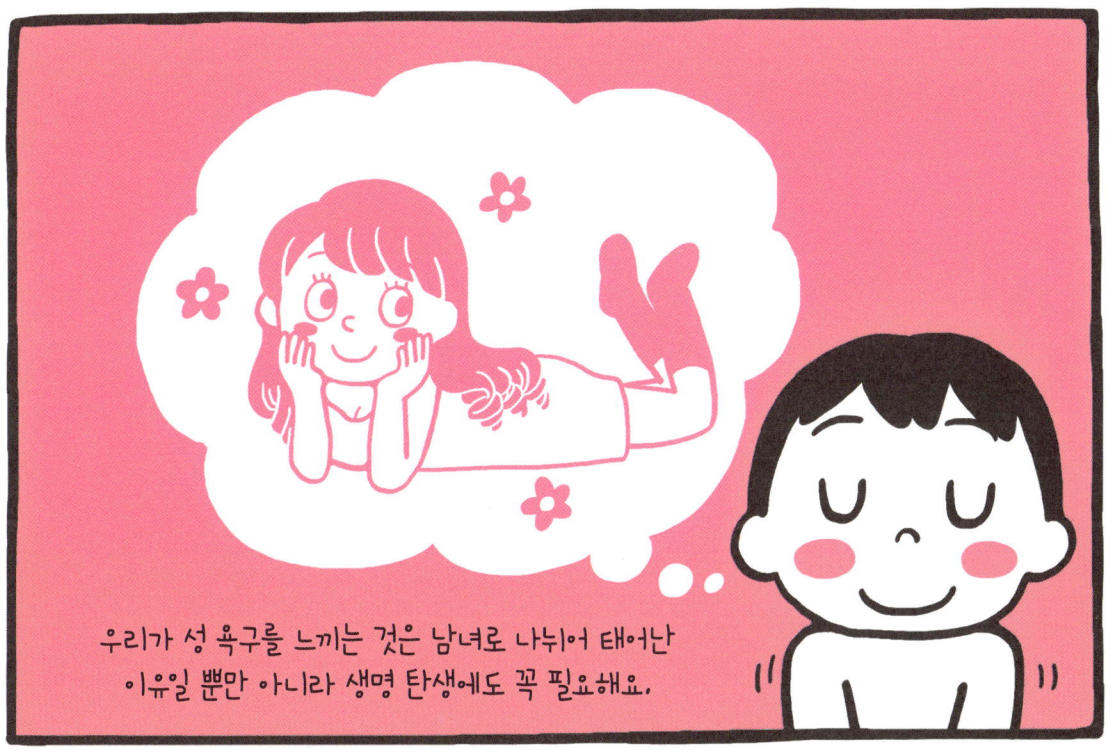

우리가 성 욕구를 느끼는 것은 남녀로 나뉘어 태어난 이유일 뿐만 아니라 생명 탄생에도 꼭 필요해요.

건강한 자위

Q 자위 횟수를 조절할 수 있나요?

자위는 나쁜 행동이 아니에요. 그러나 지나치면 건강을 해칠 수 있으므로 적당한 운동이나 취미 활동에 집중함으로써 횟수를 조절하는 것이 좋아요.

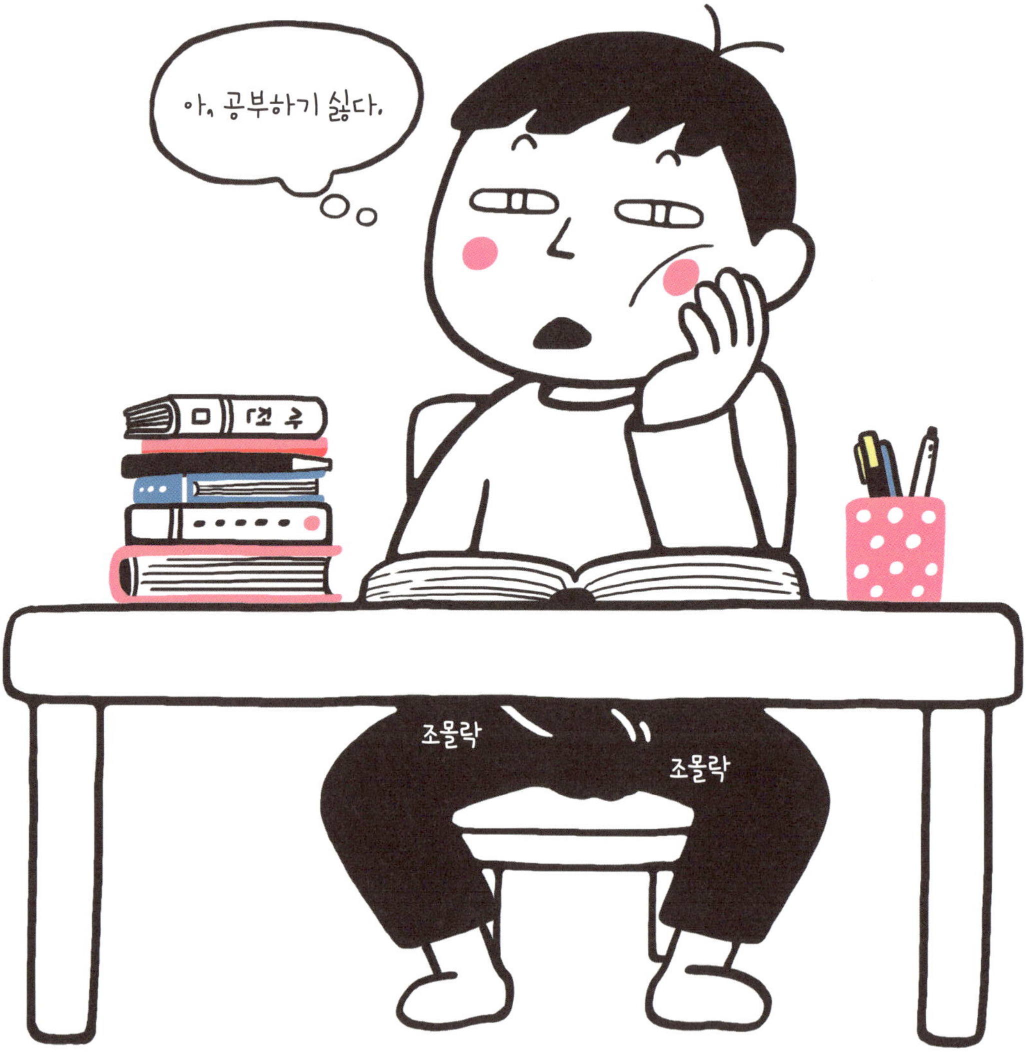

자위를 조절할 수 있는 방법

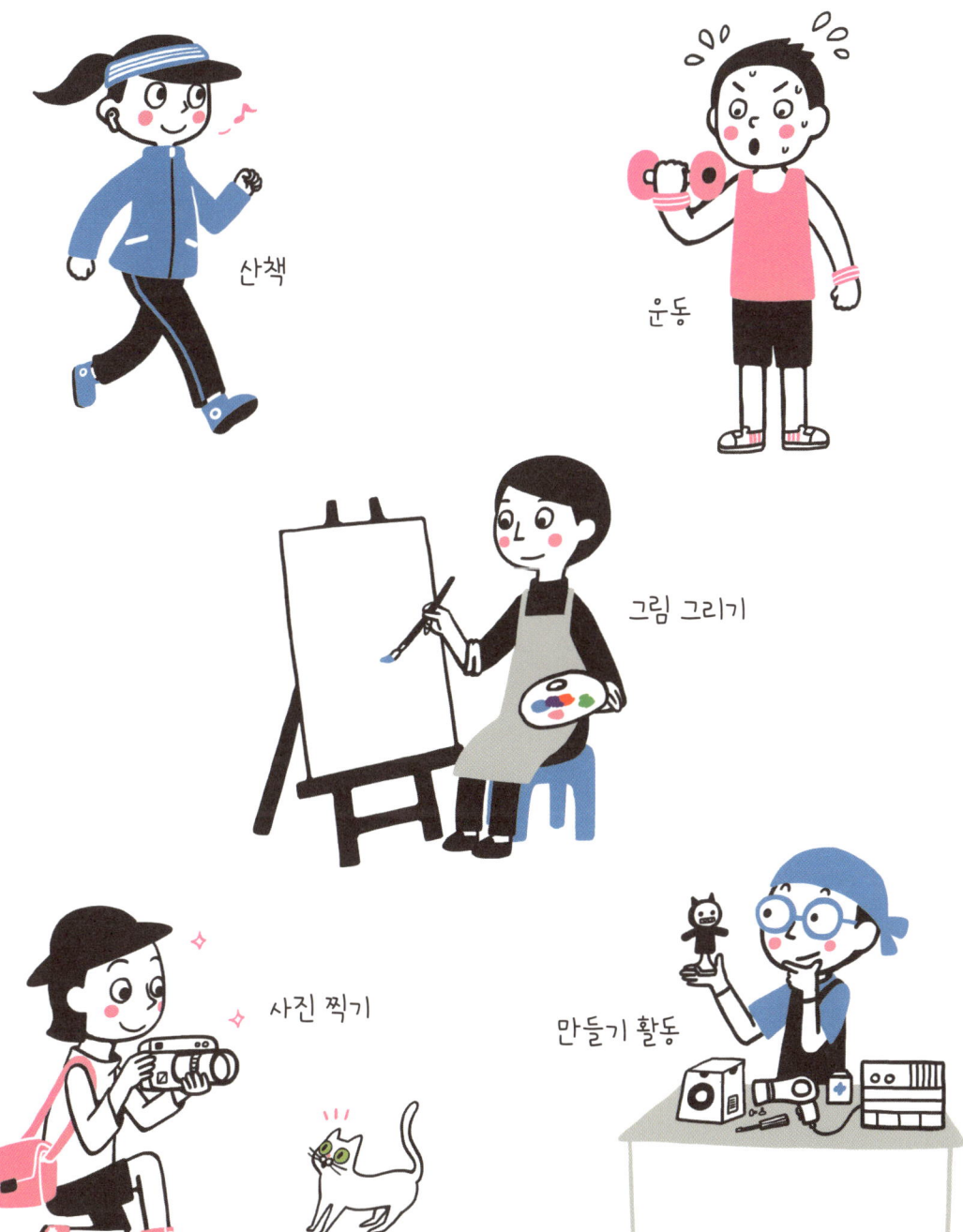

제5장
성관계와 임신

남자와 여자의 성관계

성관계란?

성관계란 남녀가 서로를 깊이 사랑하여 이루어지는 신체적 관계를 말해요. 남녀의 성관계로 아이가 태어나는 것은 엄마와 아빠가 힘을 합쳐 우수한 유전자를 보유한 새로운 생명을 탄생시키는 것과 같아요.

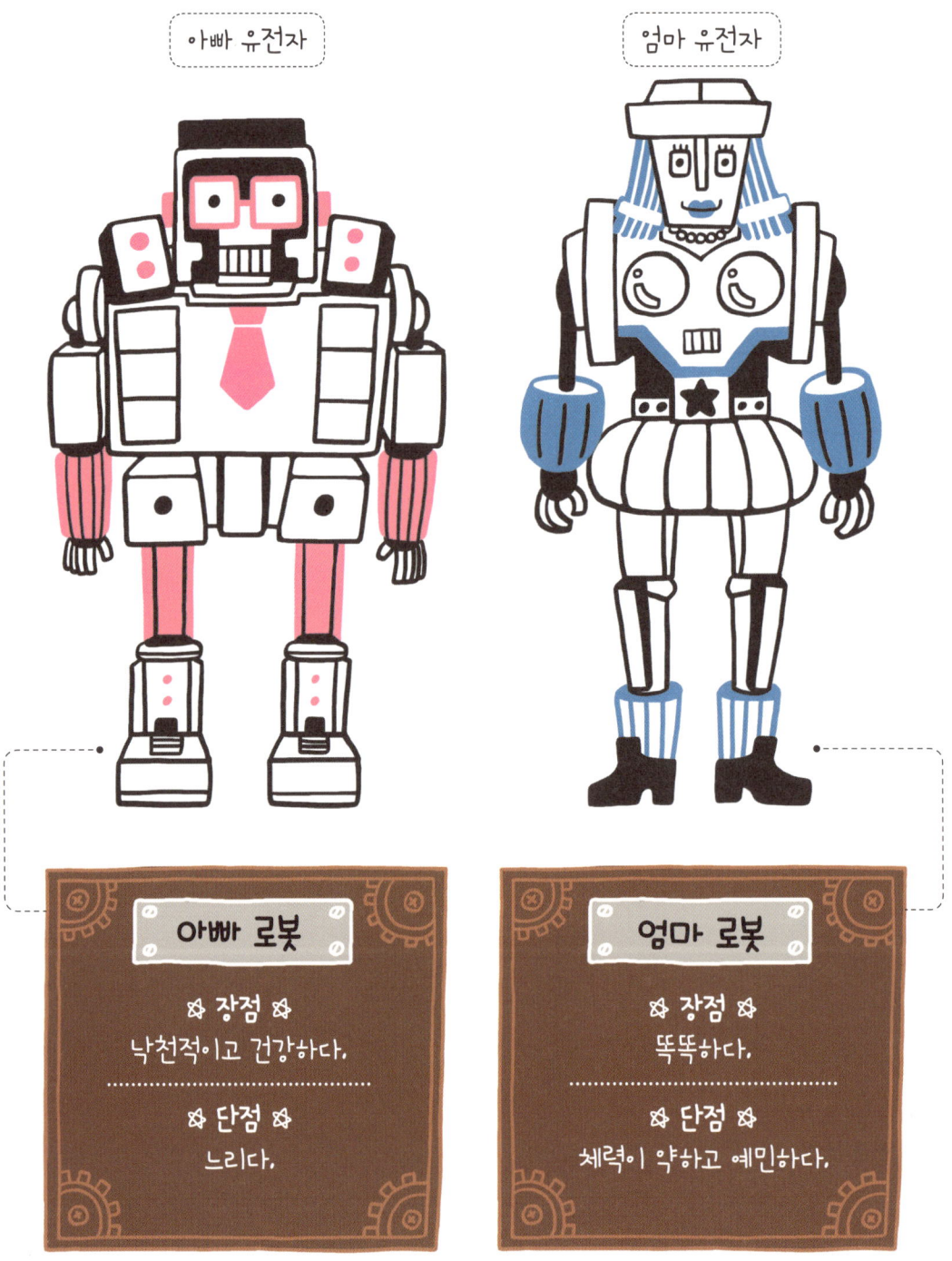

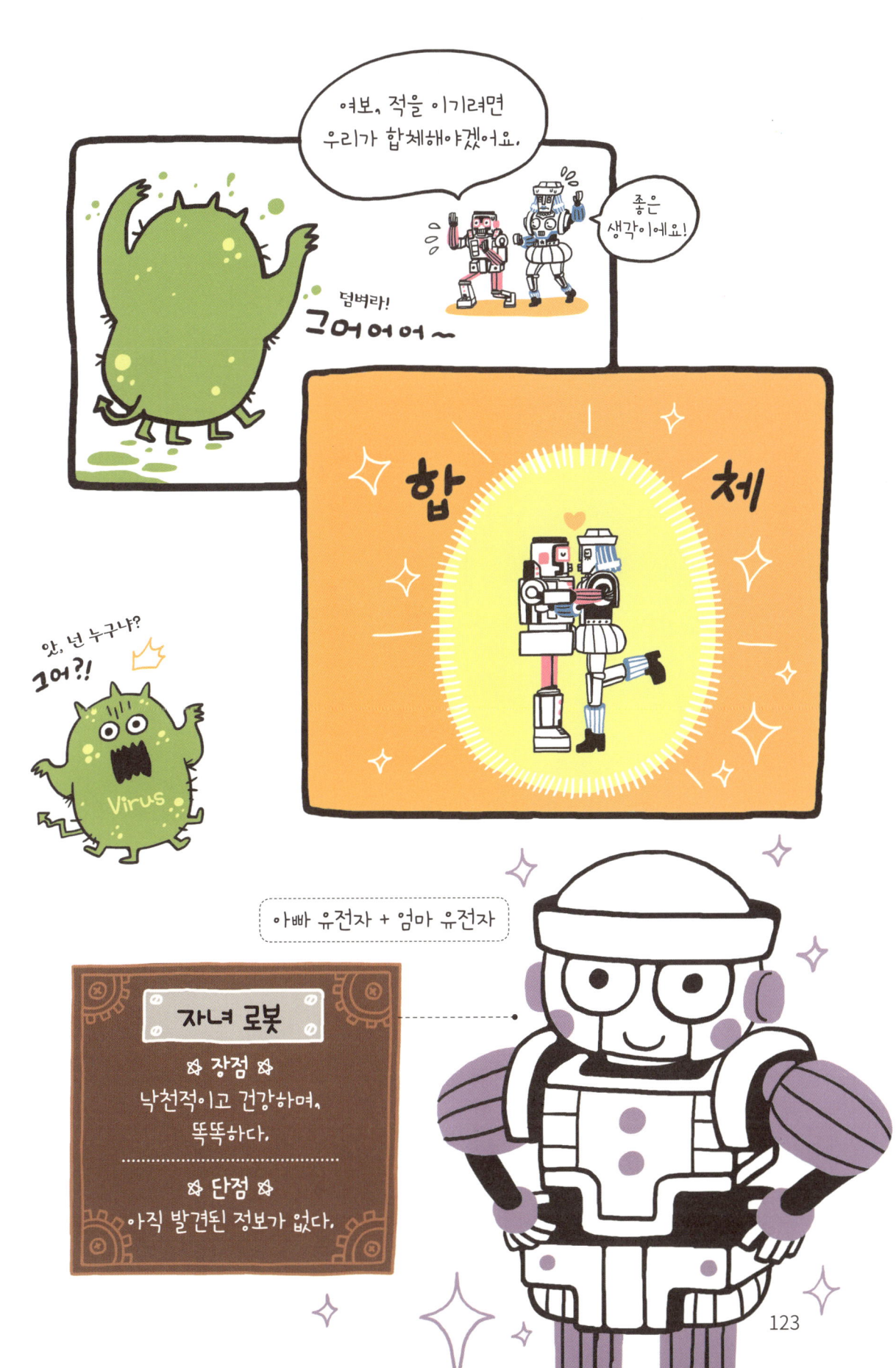

남자와 여자의 성관계

Q 사람은 왜 남자와 여자로 나뉘어 태어날까요?

유전자적 성질이 다를 때 이성에 대한 호감을 더 크게 느끼기 때문이에요. 남자와 여자는 이성을 만나면 나와 같아서, 혹은 나와 달라서 매력과 호감을 느끼게 돼요.

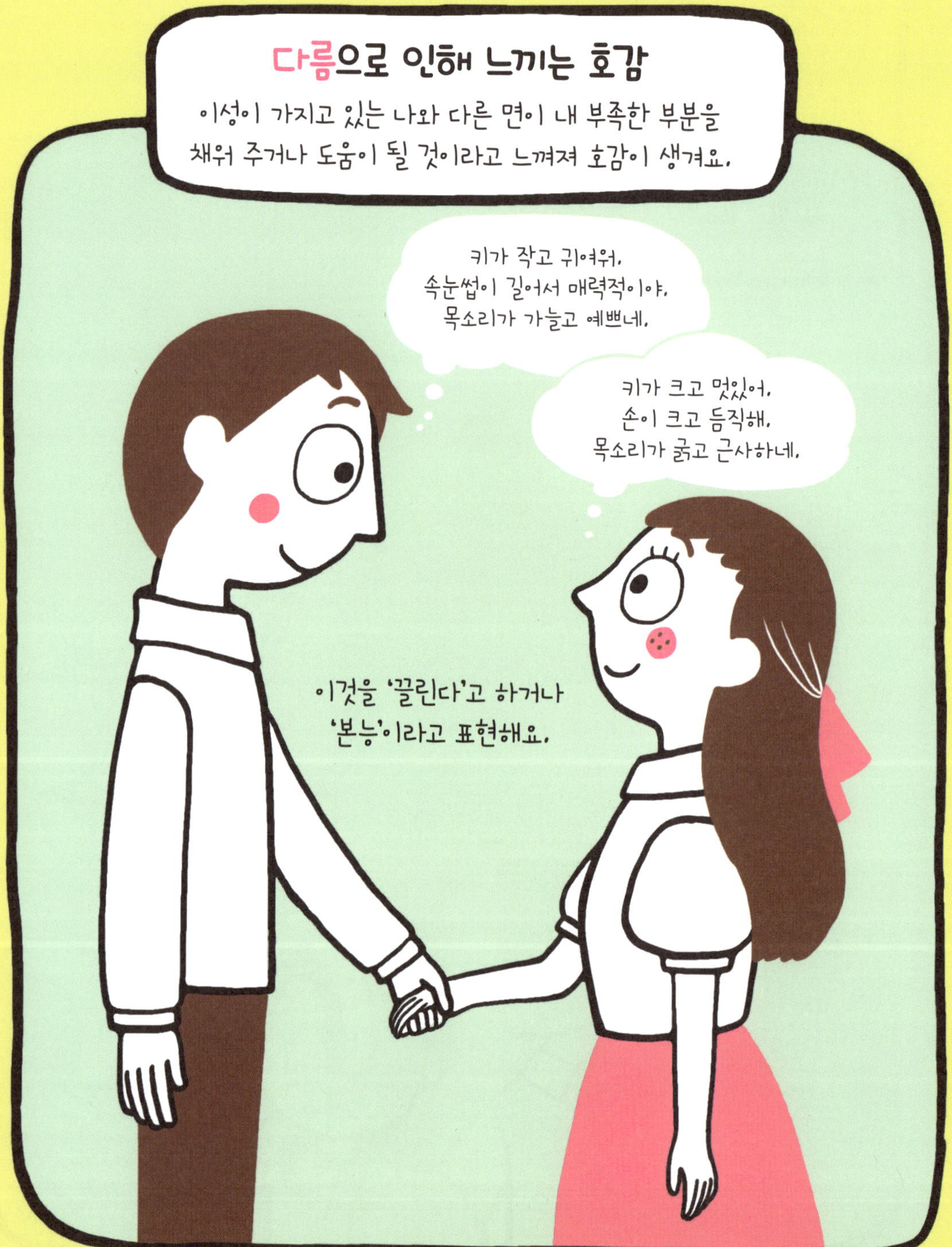

다름으로 인해 느끼는 호감

이성이 가지고 있는 나와 다른 면이 내 부족한 부분을 채워 주거나 도움이 될 것이라고 느껴져 호감이 생겨요.

키가 작고 귀여워.
속눈썹이 길어서 매력적이야.
목소리가 가늘고 예쁘네.

키가 크고 멋있어.
손이 크고 듬직해.
목소리가 굵고 근사하네.

이것을 '끌린다'고 하거나 '본능'이라고 표현해요.

같음으로 인해 느끼는 호감

상대방과 나의 공통점을 발견함으로써 공감을 느끼면서 호감이 생겨요.

짜장면 VS 짬뽕

공포 VS 로맨스

소설책 VS 만화책

산 VS 바다

역시 우리는 잘 맞아!

이것을 '통한다'고 하거나 '잘 맞는다'고 표현해요.

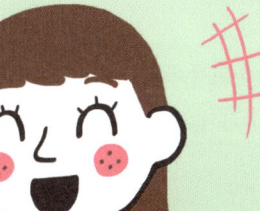

남자와 여자의 성관계

Q 남자와 여자는 왜 성관계를 하나요?

성인 남녀는 자신의 아기를 낳고 싶다는 본능적인 욕구가 생기고, 사랑과 신뢰가 쌓이면 신체적 사랑의 표현인 성관계를 통해 아기를 낳아요.

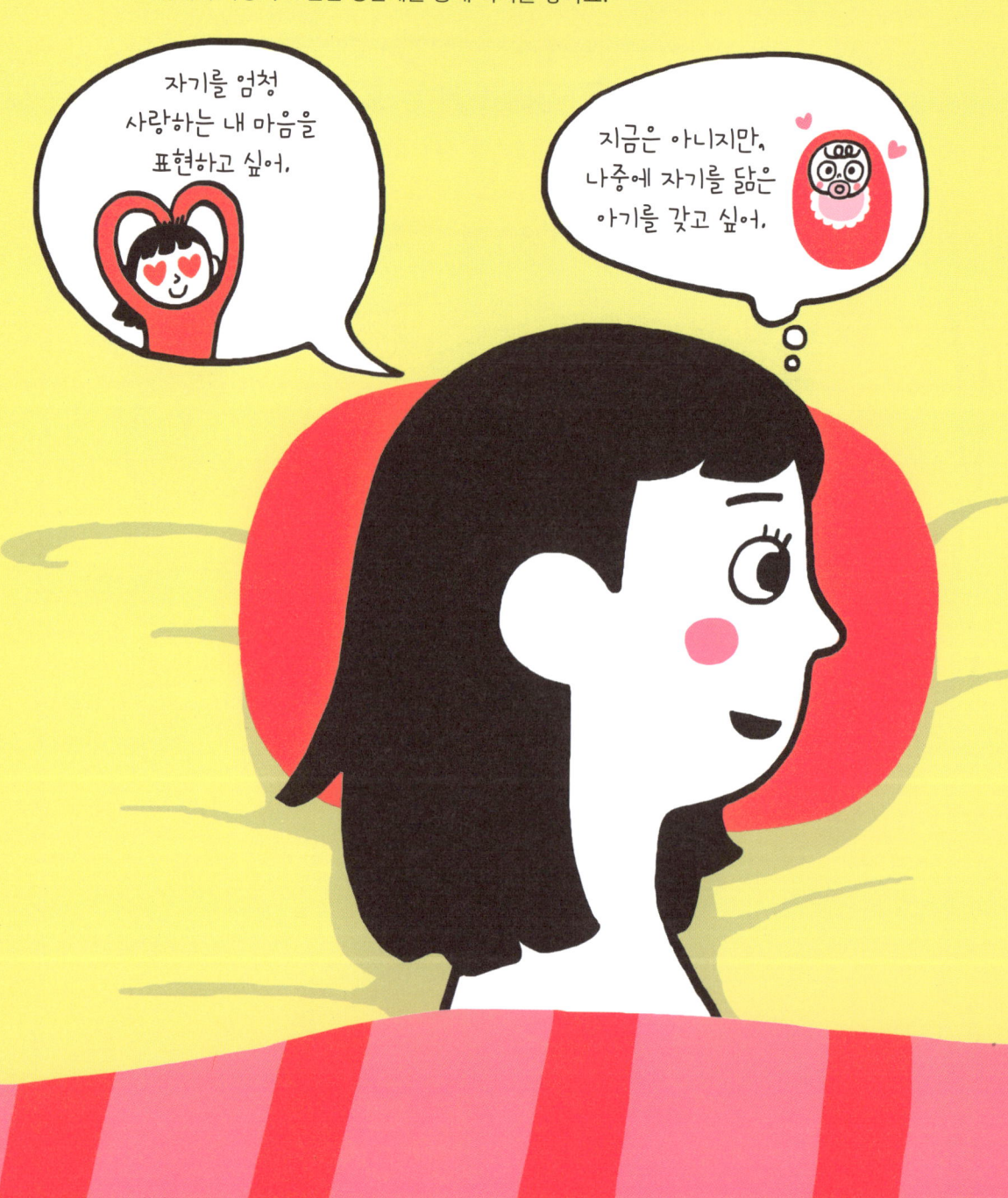

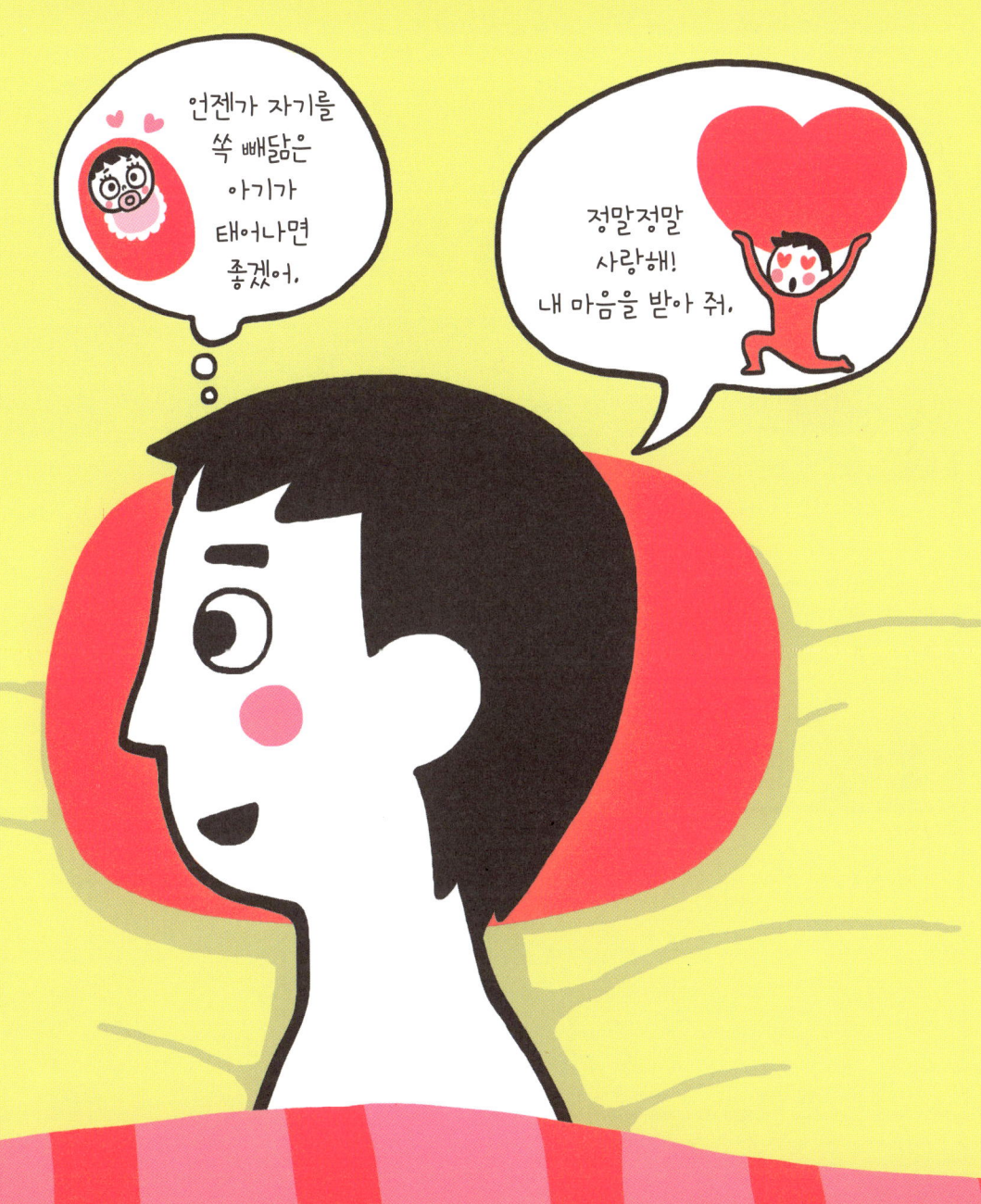

남자와 여자의 성관계

사랑과 성관계

성관계는 두 사람 모두 원할 때 해야 하며, 상대방이 거절하더라도 비난하지 말고 이해해 주어야 해요. 미안하거나 이별이 두려워 성관계를 갖는 일은 결코 없어야 해요.

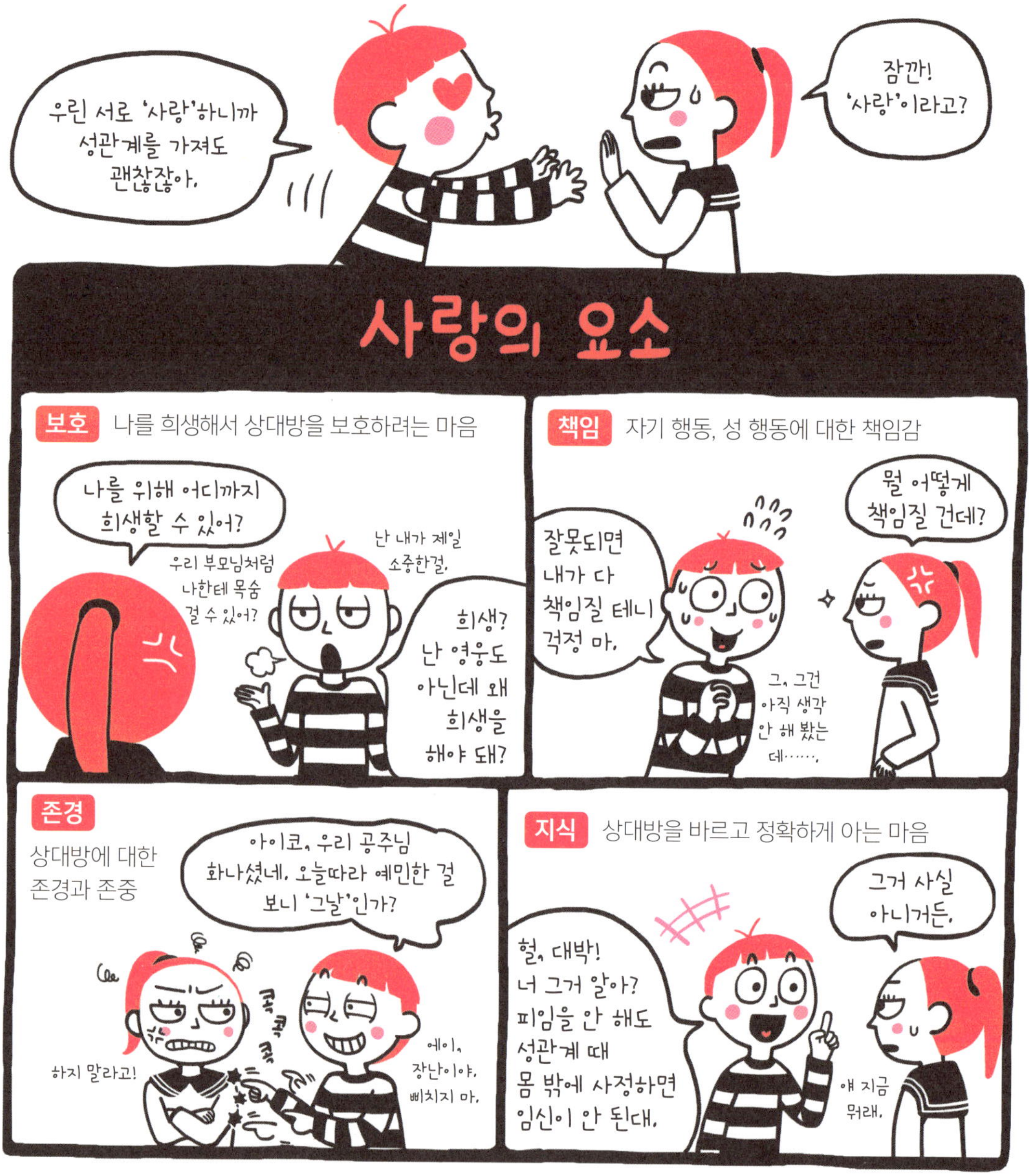

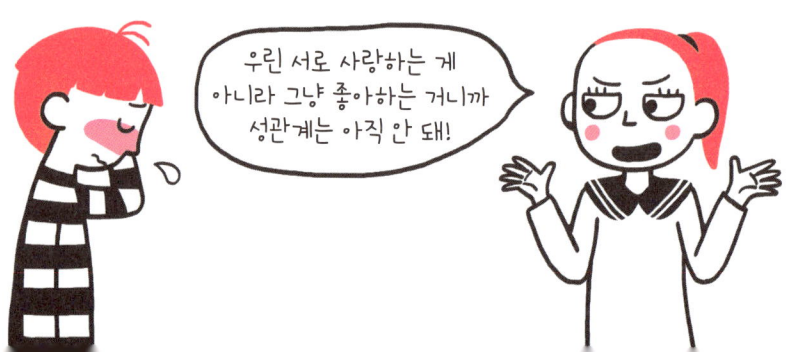

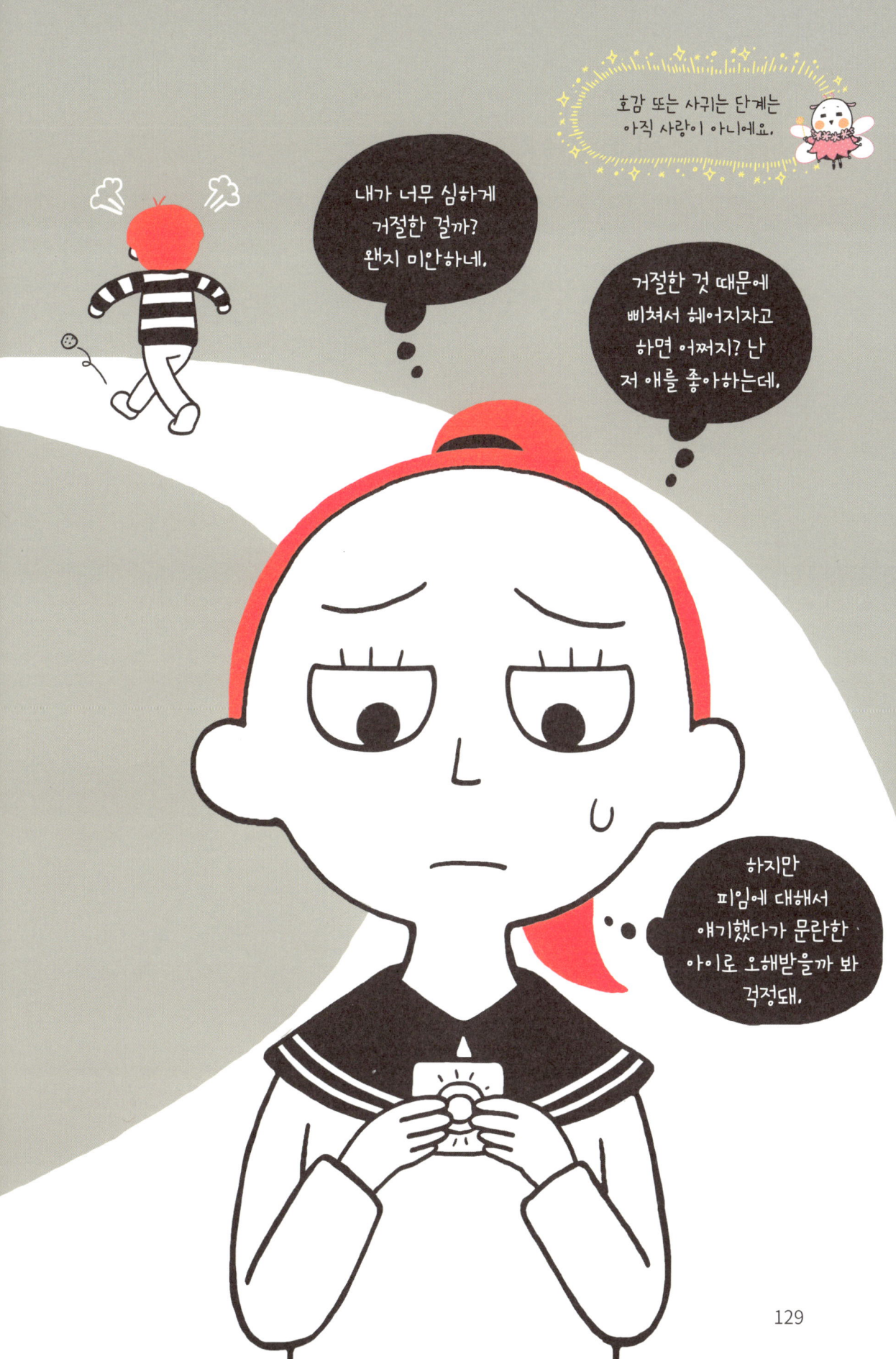

새 생명의 탄생, 임신

정자와 난자의 만남

정자와 난자가 만나 수정이 이루어지면 이 수정란이 자궁 내막에 착상하여 탯줄을 통해 엄마로부터 영양분을 받고 노폐물을 내보내며 성장해요.

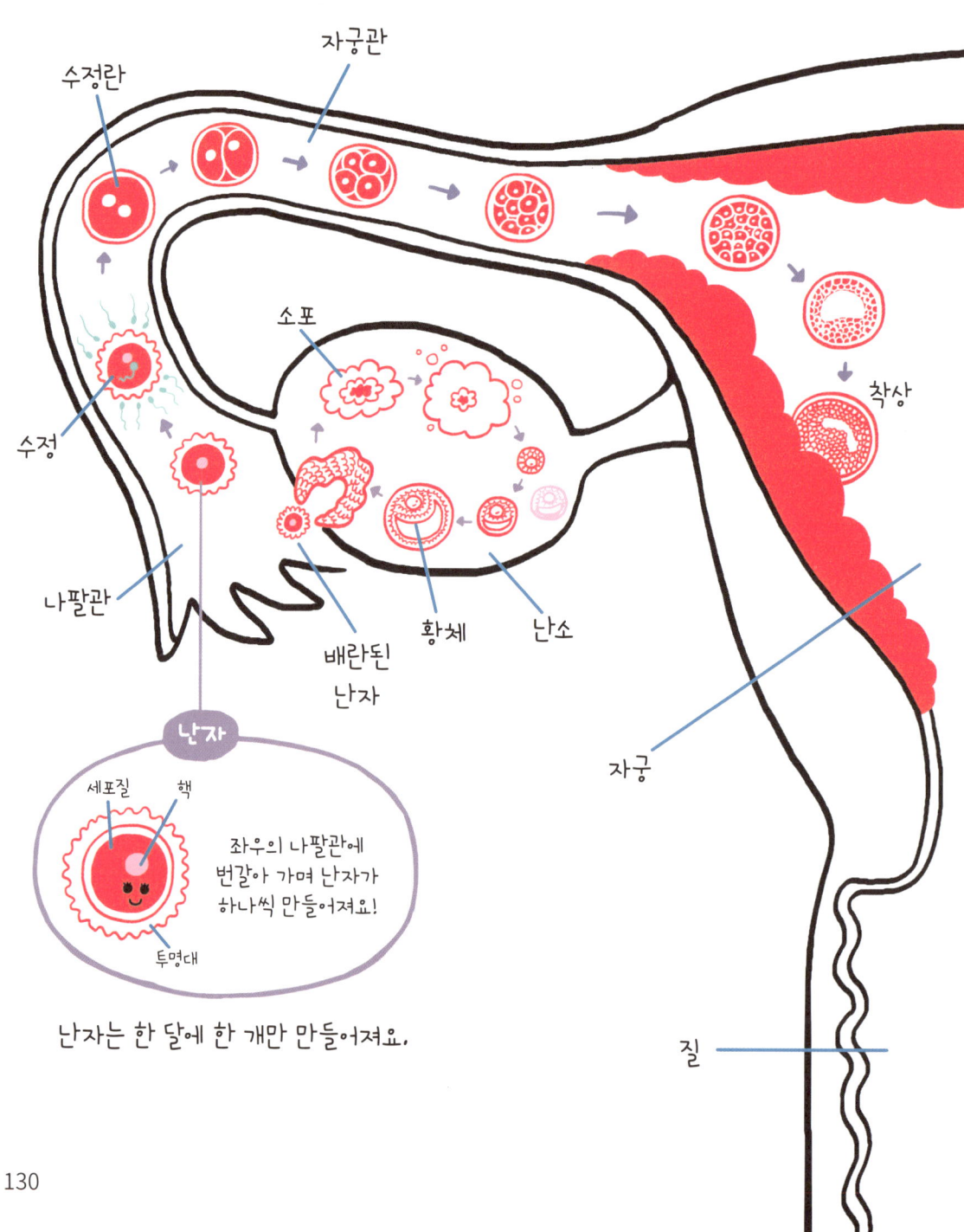

난자는 한 달에 한 개만 만들어져요.

130

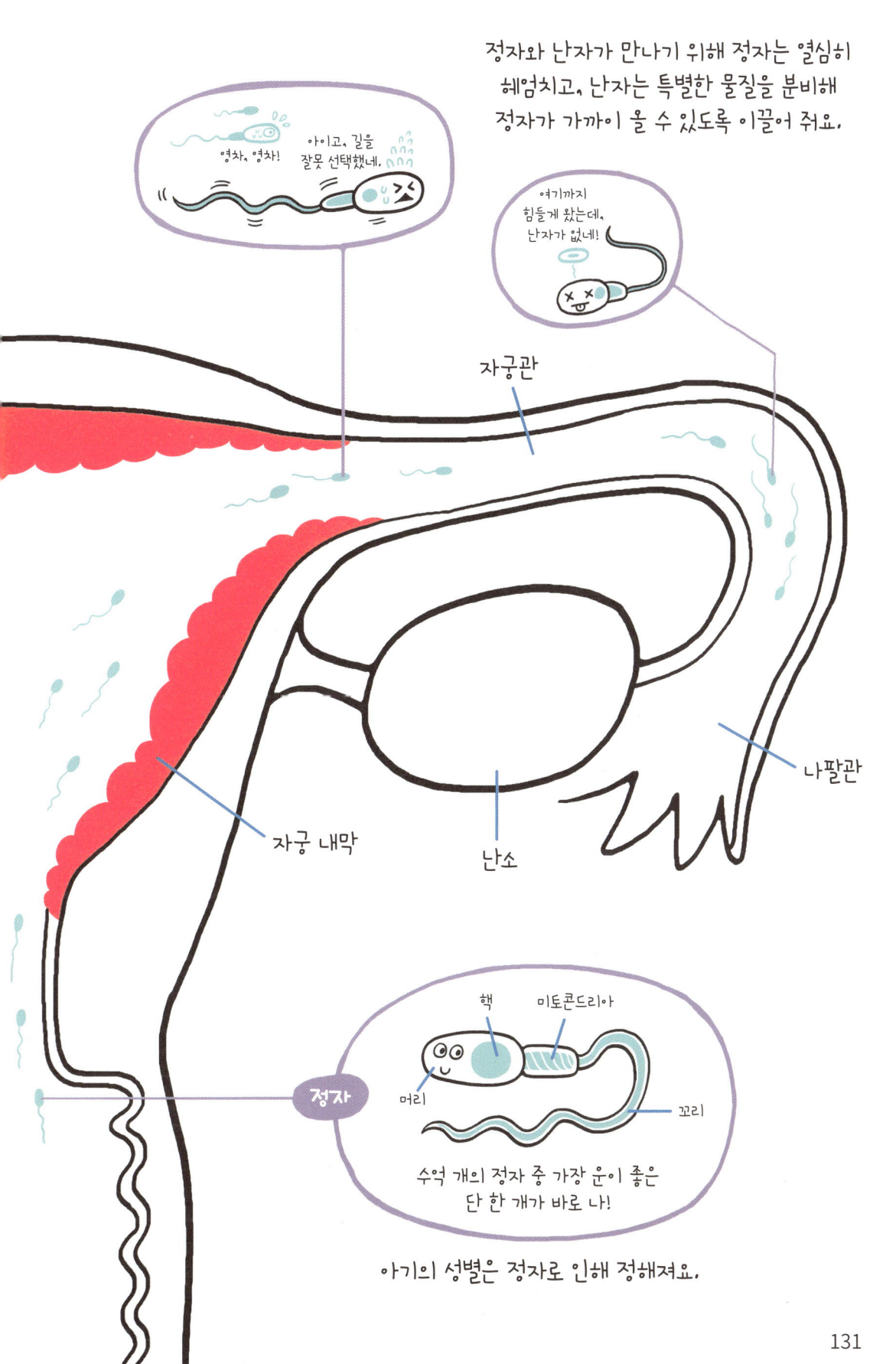

새 생명의 탄생, 임신

Q 임신하면 배가 얼마나 나오나요?

임신했을 때의 배 모양과 크기는 엄마의 키와 몸무게, 아기의 크기에 따라 달라져요.

태아 발달 과정

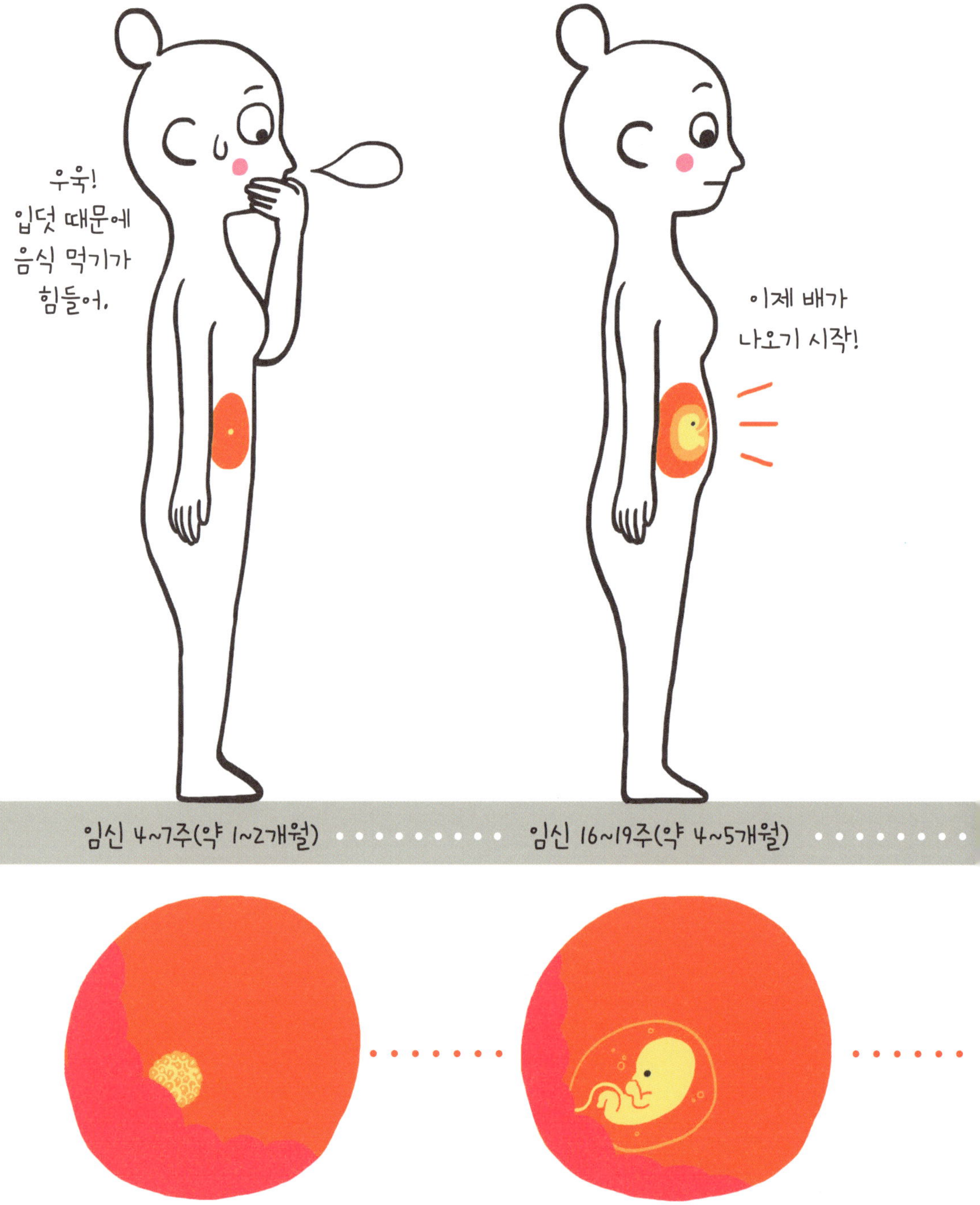

우욱!
입덧 때문에
음식 먹기가
힘들어.

이제 배가
나오기 시작!

임신 4~7주(약 1~2개월) ········· 임신 16~19주(약 4~5개월) ·········

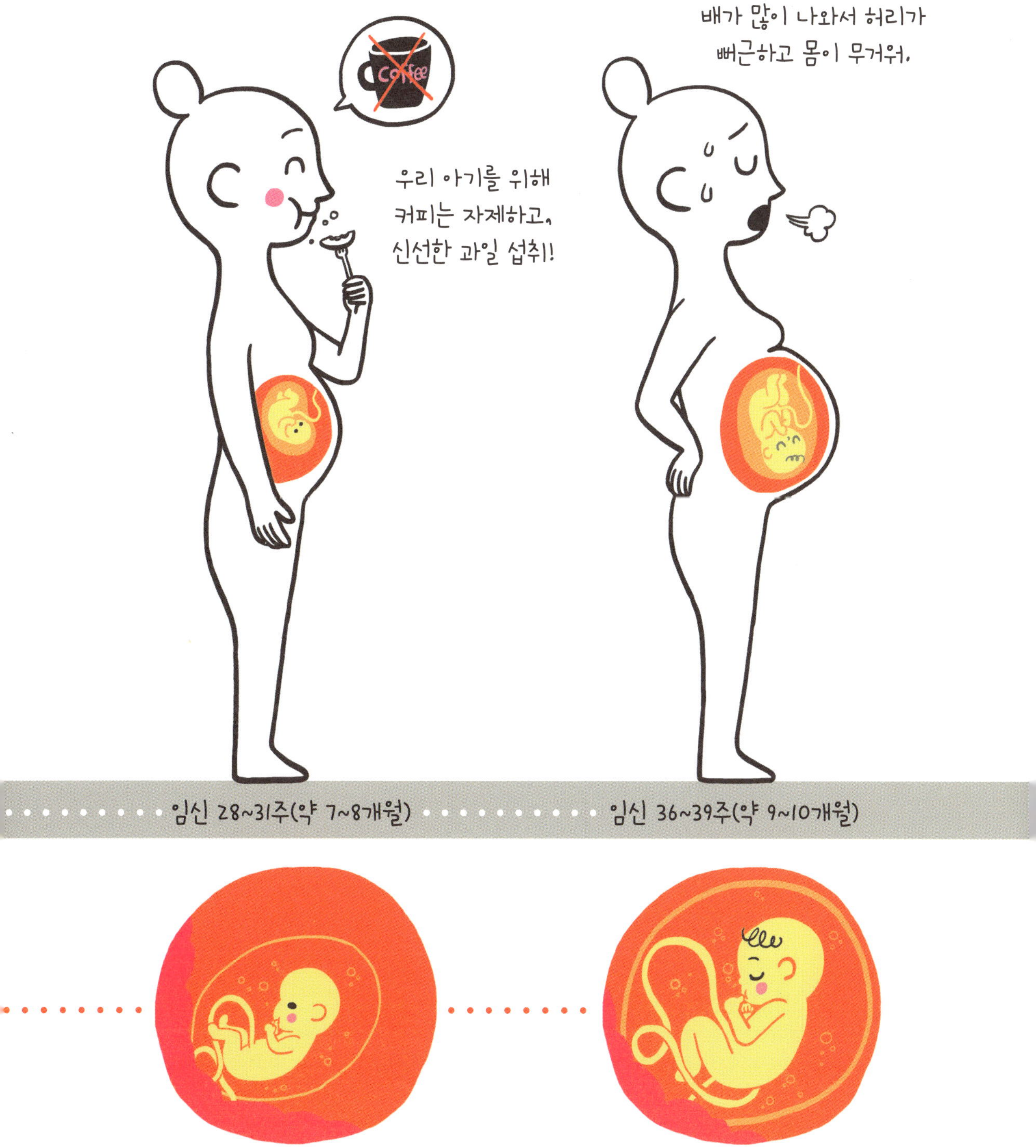

우리 아기를 위해
커피는 자제하고,
신선한 과일 섭취!

배가 많이 나와서 허리가
뻐근하고 몸이 무거워.

임신 28~31주(약 7~8개월)　　　　임신 36~39주(약 9~10개월)

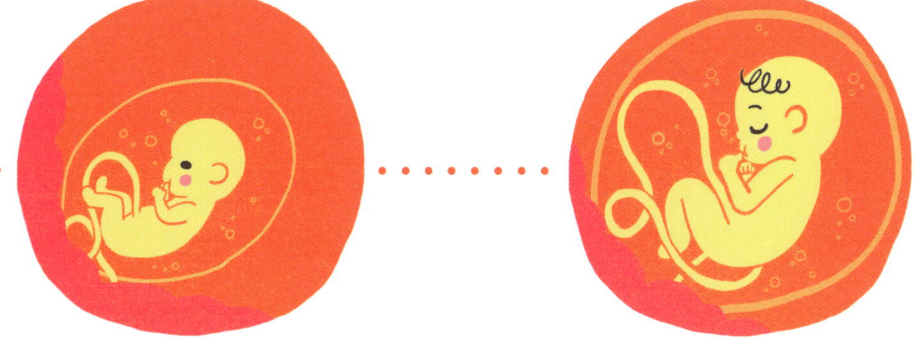

새 생명의 탄생, 임신

Q 쌍둥이는 왜 생기나요?

정자와 난자의 세포 분열 방법에 따라 쌍둥이가 태어나기도 해요. 일란성 쌍둥이는 하나의 수정란이 둘로 분리되어 자라고, 이란성 쌍둥이는 두 개의 정자와 난자가 각각 결합하여 자라요.

일란성 쌍둥이
하나의 난자와
하나의 정자가 결합하여
하나의 수정란을 만들어요.

하나의 수정란이 분열하여
두 개의 배아로 분리돼요.

생김새나 성격이 비슷한
동성(同性)의
두 아기로 자라요.

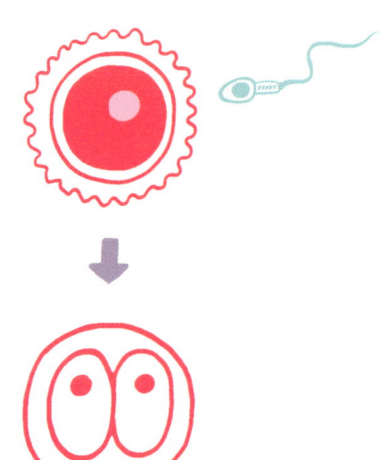

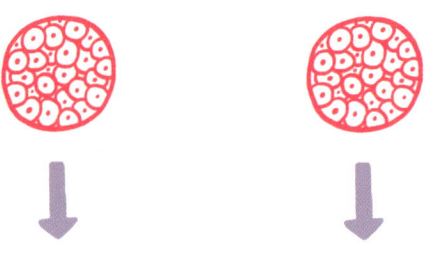

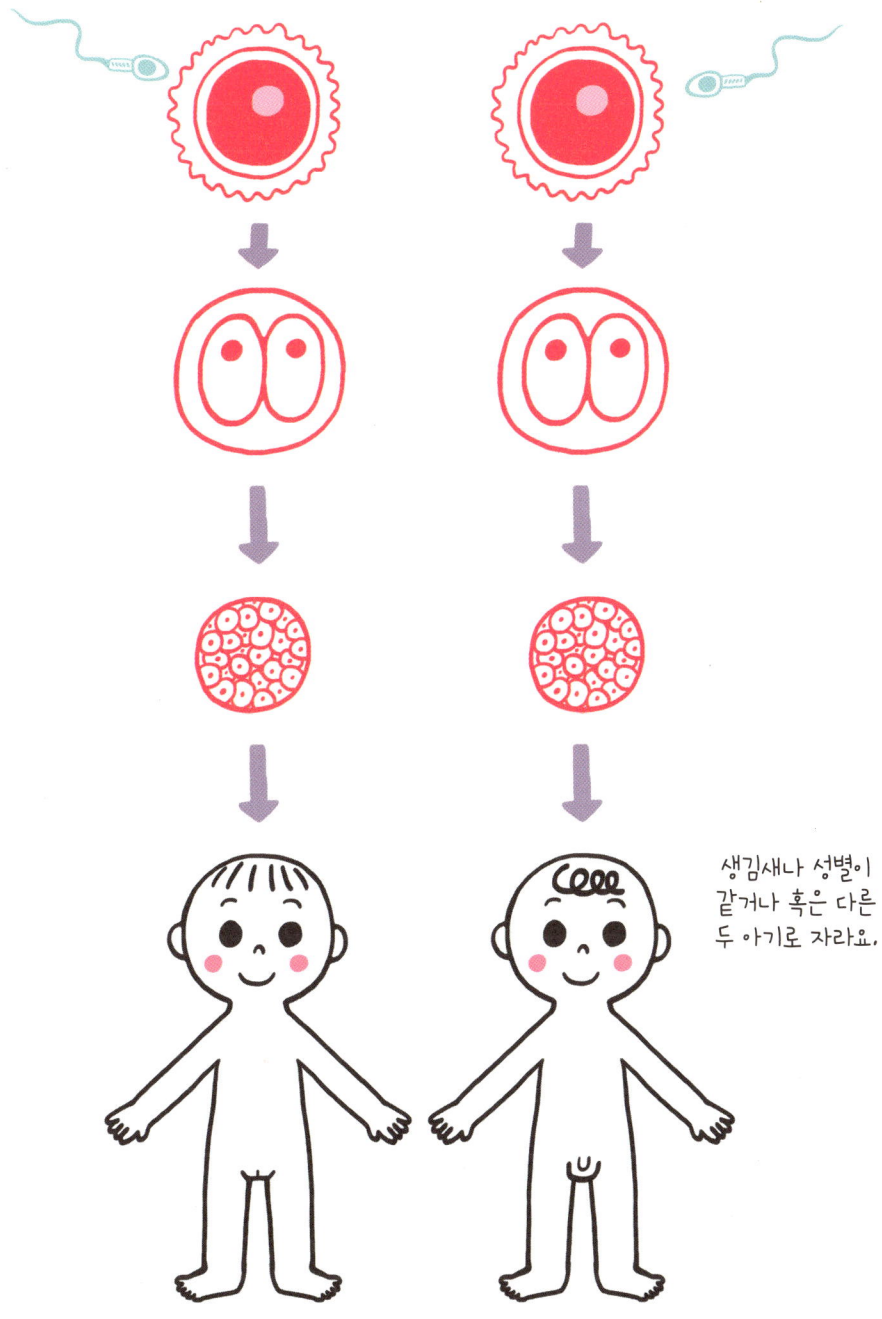

새 생명의 탄생, 임신

Q 아기를 낳는 고통은 얼마나 큰가요?

아기를 낳는 것은 큰 고통이 따르는 힘든 일이지만, 아기를 만나는 기쁨이 너무나 커서 엄마는 출산의 고통을 잊게 돼요.

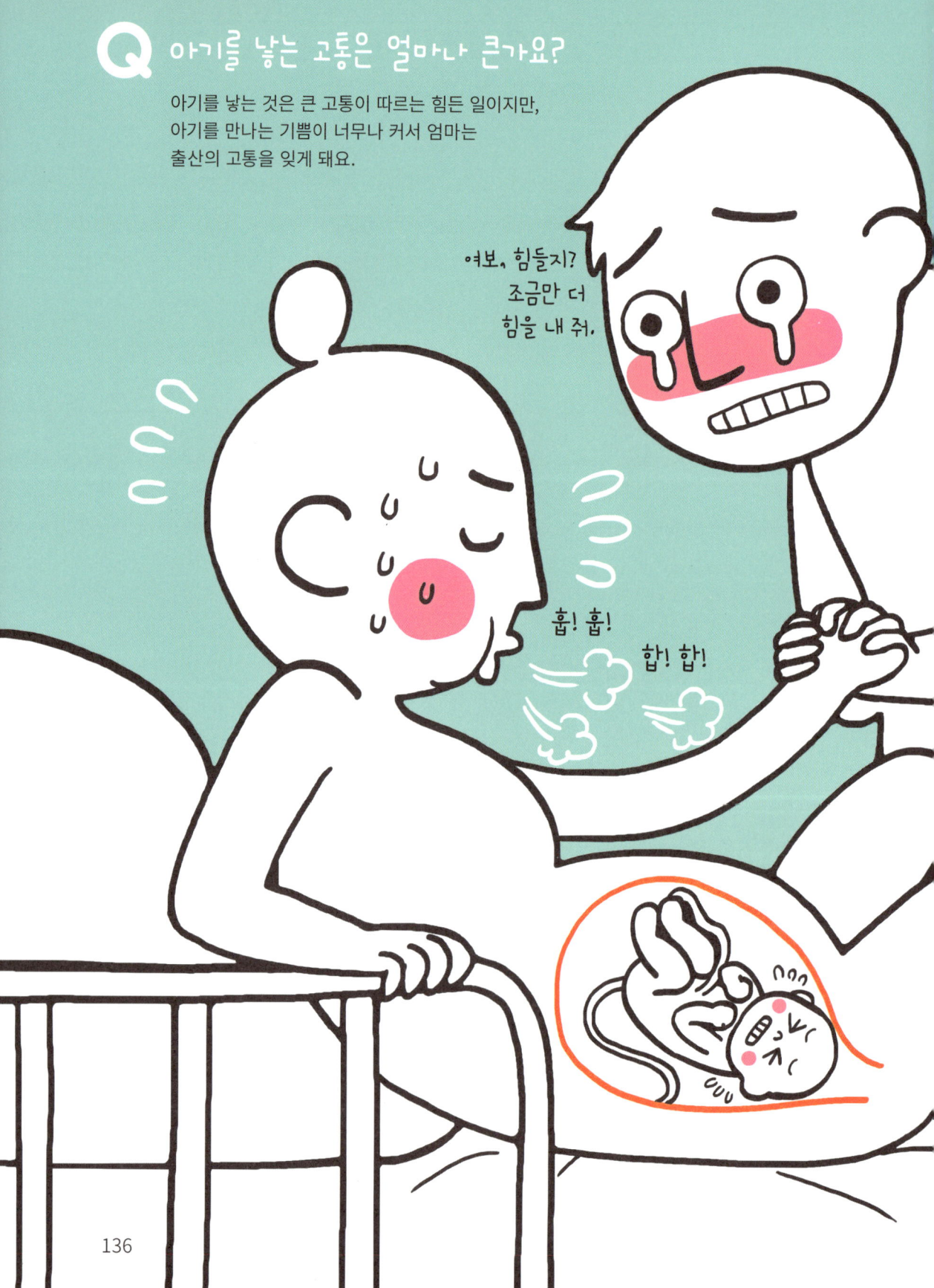

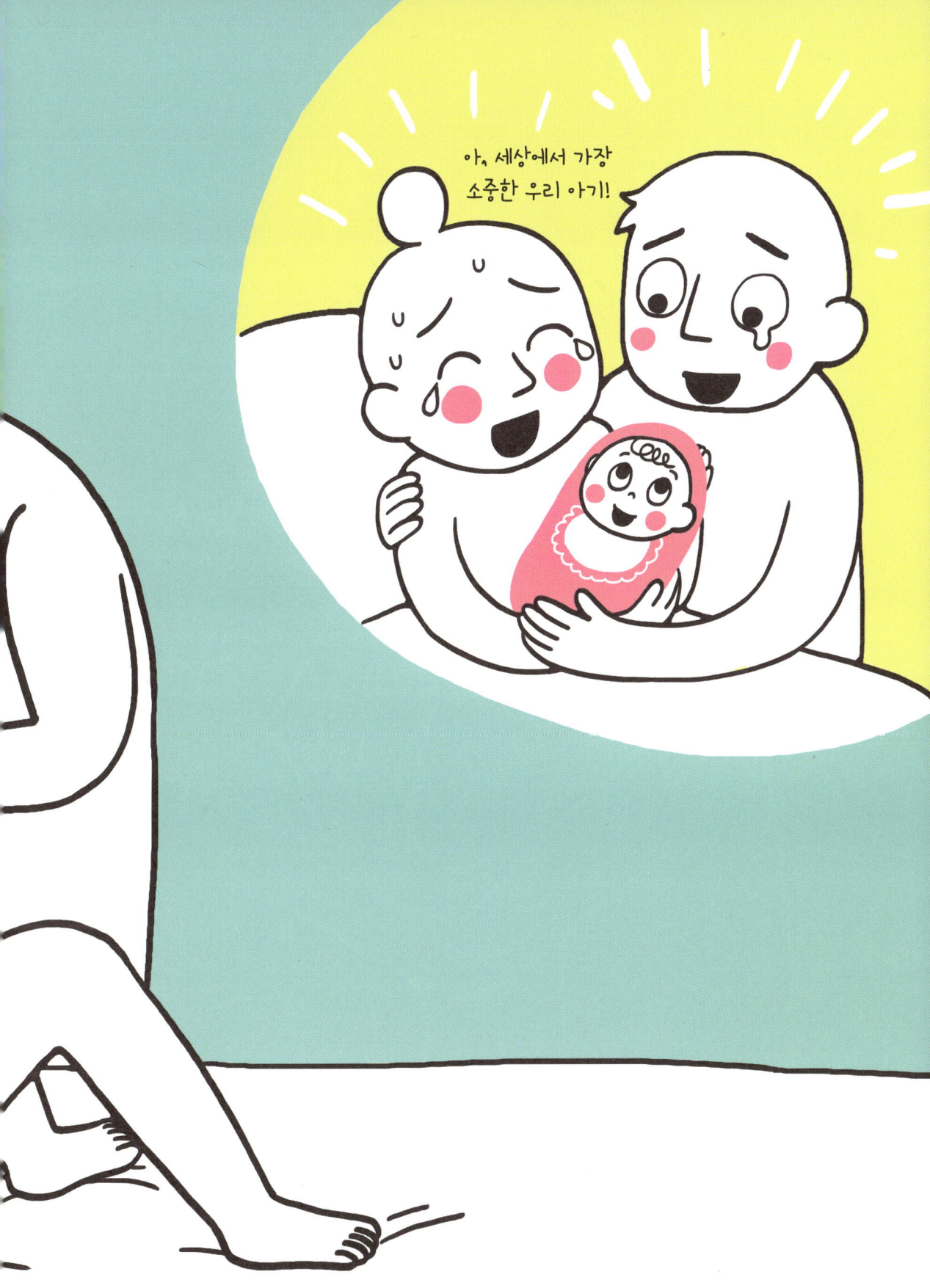

낙태와 피임

아기를 낳아 키울 수 없을 때의 선택, 피임

배 속의 아기가 죽거나 혹은 원하지 않는 임신으로 어쩔 수 없이 아기를 포기해야 하는 경우 낙태라는 어려운 선택을 하게 돼요.

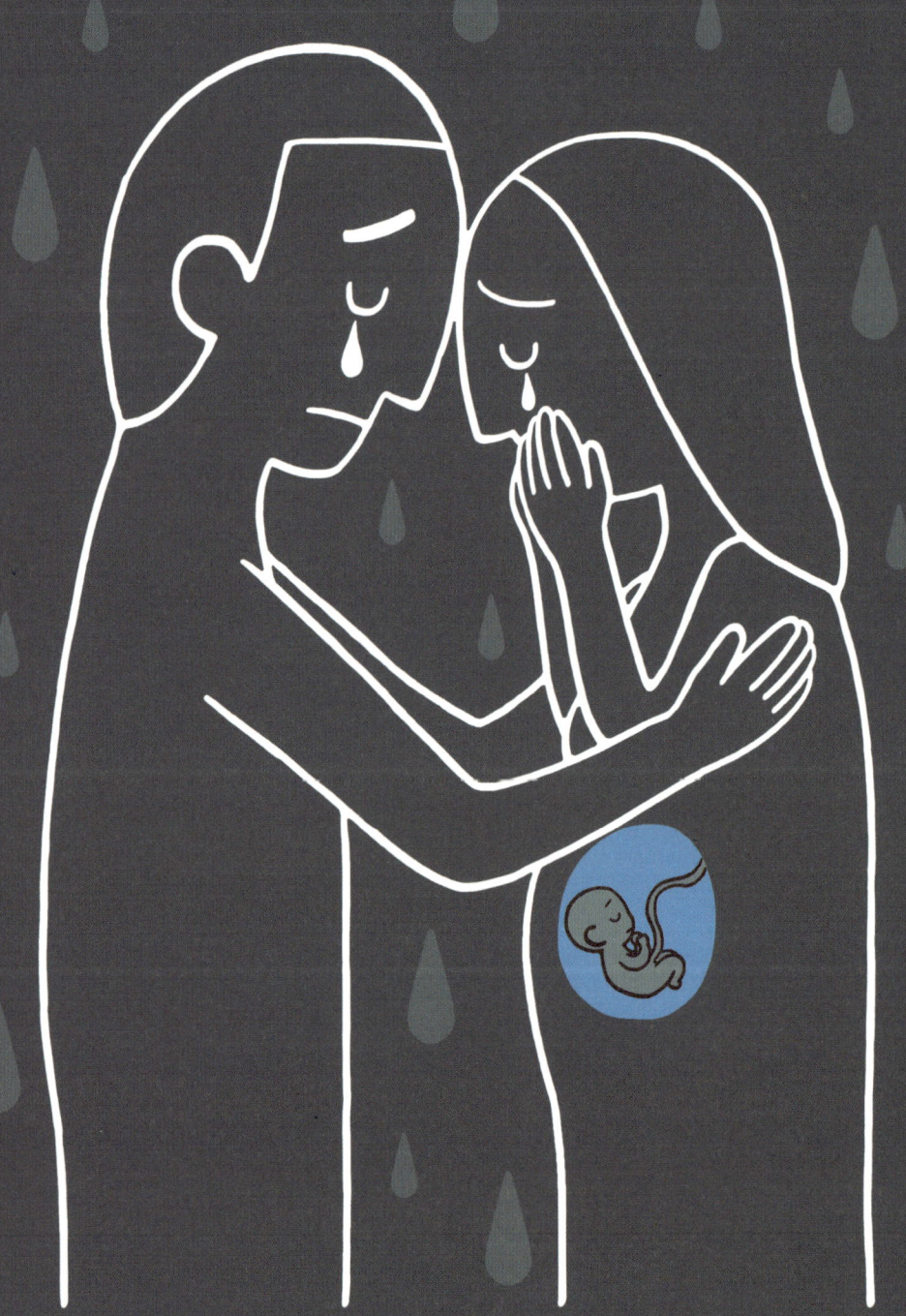

피임을 해야 하는 경우

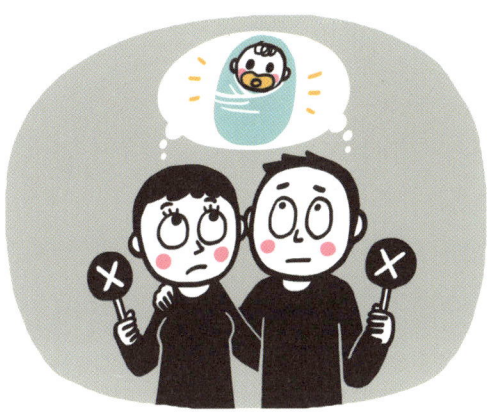

아직 출산 계획은 없지만, 성관계를 하고 싶을 때

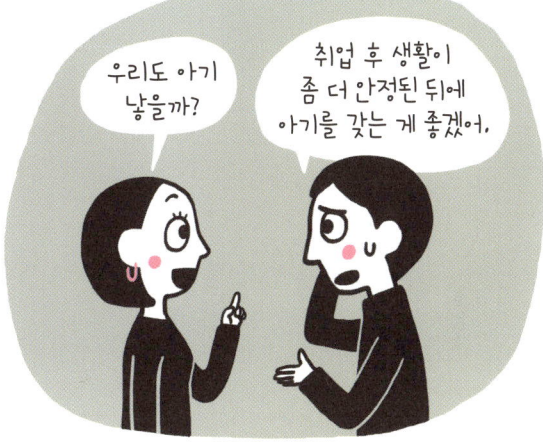

아기를 낳아 키울 준비가 안 되어 있을 때

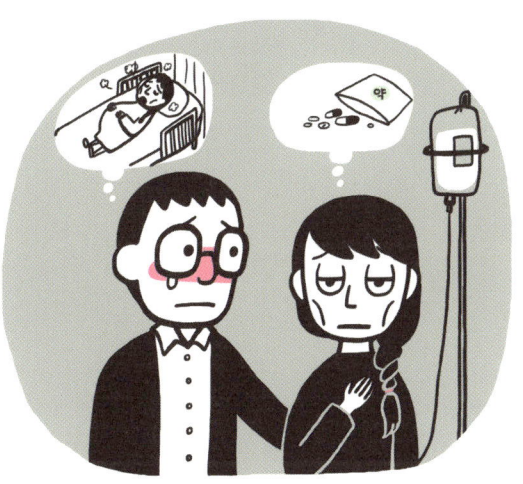

건강에 문제가 있어 치료 중일 때

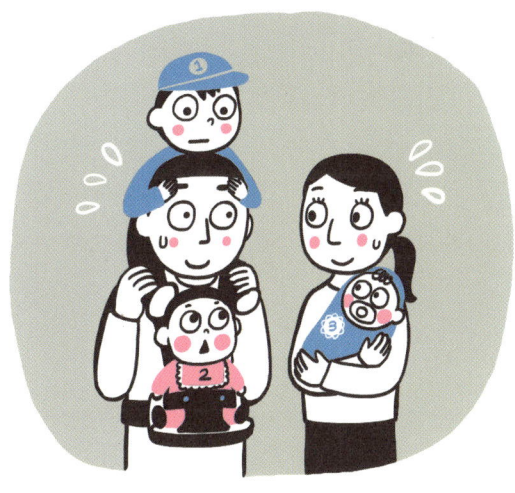

아이가 이미 많아서 더 이상 키우기 어려울 때

낙태와 피임

피임 방법

피임 방법은 남녀에 따라 달라요. 대표적인 남자의 피임 방법은 콘돔이고 여자의 피임 방법은 경구용 피임약이에요.

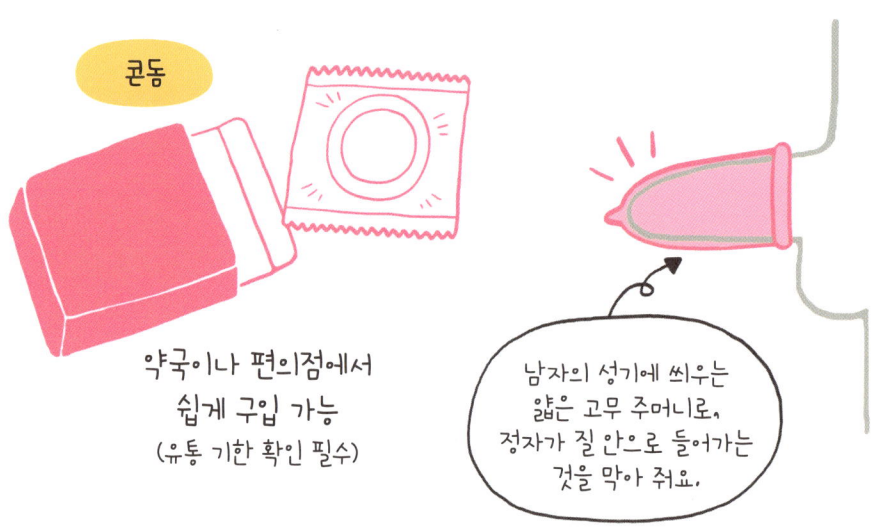

콘돔

약국이나 편의점에서 쉽게 구입 가능
(유통 기한 확인 필수)

남자의 성기에 씌우는 얇은 고무 주머니로, 정자가 질 안으로 들어가는 것을 막아 줘요.

경구용 피임약

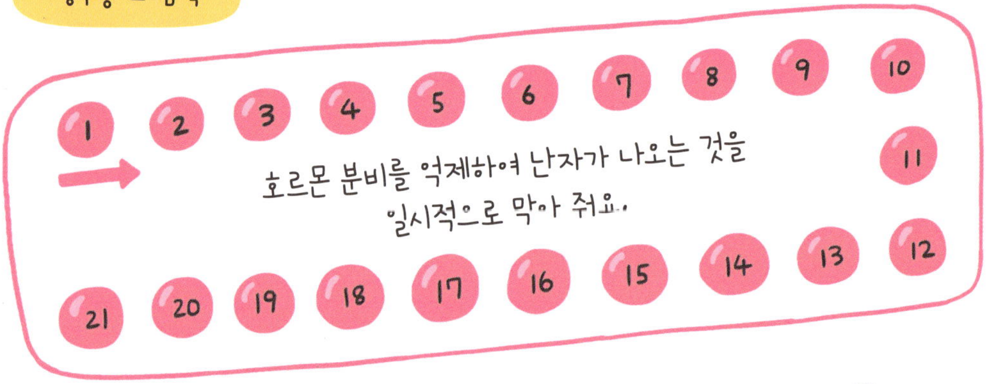

호르몬 분비를 억제하여 난자가 나오는 것을 일시적으로 막아 줘요.

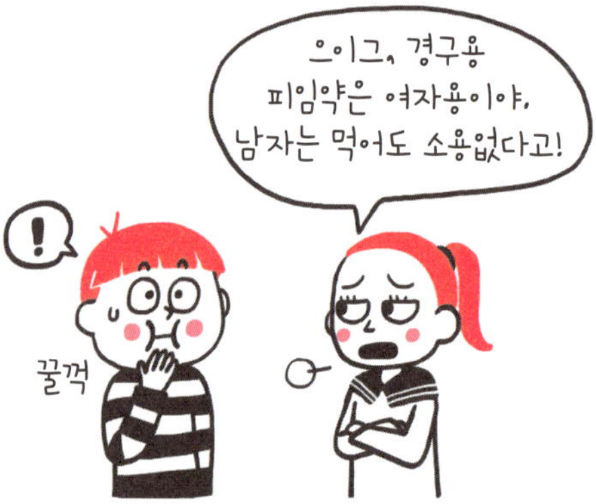

으그, 경구용 피임약은 여자용이야, 남자는 먹어도 소용없다고!

꿀꺽

〈피임약 복용 규칙〉
① 하루에 한 알만 먹는다.
② 매일 같은 시각에 먹는다.
③ 21일 동안 먹는다.

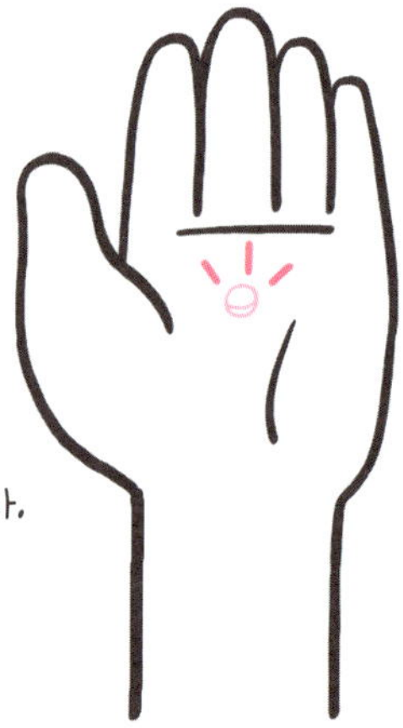

배란 주기 이용

	월요일	화요일	수요일	목요일	금요일	토요일	일요일
	1 🩸	2 🩸	3 🩸	4 🩸	5	6	7
	8	9	10	11	12	13	14
	15 ⭕	16	17	18	19	20	21
	22	23	24	25	26	27	28
	29 💧	30 💧	31 💧				

- 생리 기간 (확률은 낮지만 임신이 될 수도 있음)
- 임신 가능 기간
- 배란일
- 생리 예정일

*배란 주기를 이용하는 피임법은 실패 확률이 높아 신중하게 선택해야 하며, 생리가 불규칙한 여성이라면 이 방법은 피하는 것이 좋아요.

수술

<정관 수술>
남자의 정관(정자가 다니는 긴 관)을 묶어 정자가 밖으로 나오지 못하게 해요.

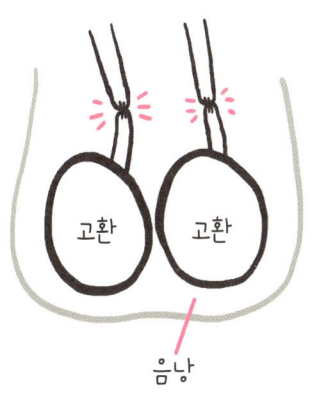

<난관 수술>
여자의 난관(난자를 자궁으로 전달하는 관)을 묶어 정자와 난자가 만나지 못하게 해요.

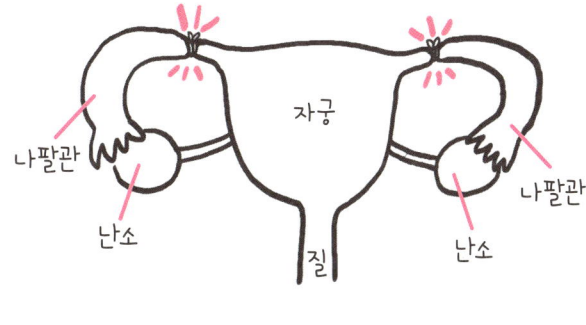

제6장
음란물

음란물의 의미

음란물의 중독성

음란물도 담배처럼 중독성이 있어서 호기심에 접했다가 한번 빠져들면 헤어나기 어려워요.

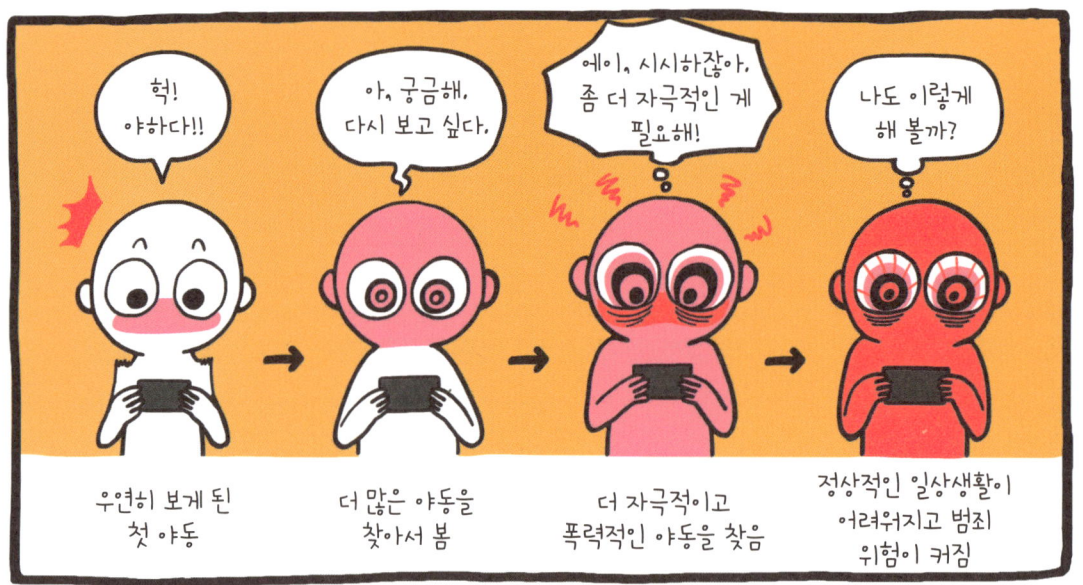

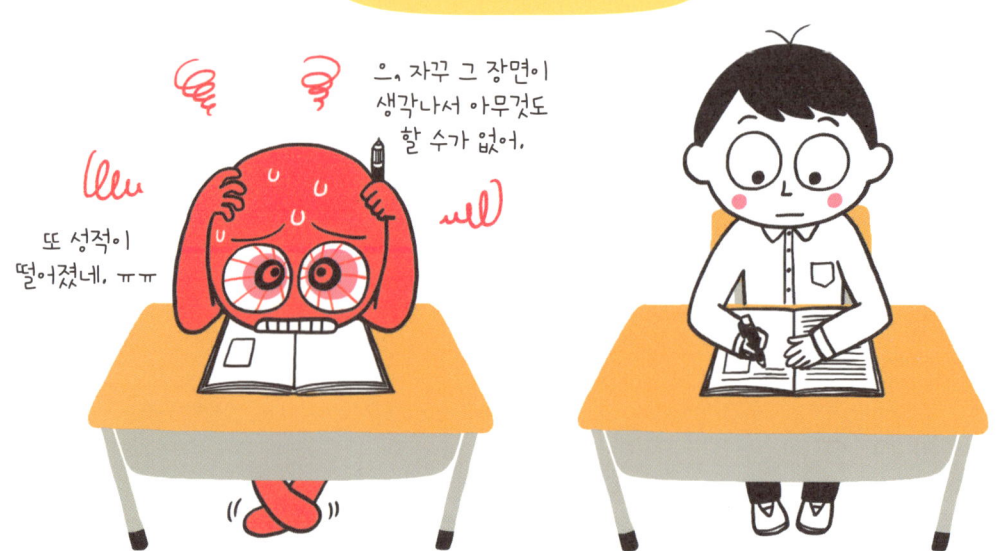

① 공부에 집중하는 데 방해돼요.

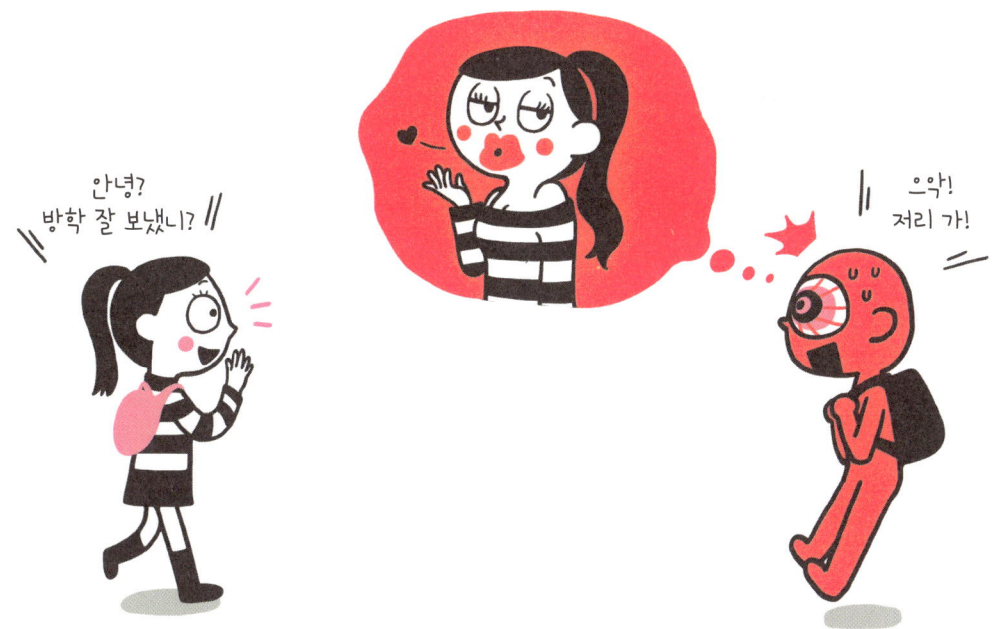

② 이성을 만날 때 시선이 왜곡돼요.

③ 부모님도 음란물의 행위를 통해 자신을 낳았다는 생각에
마음이 불편해져요.

음란물의 의미

음란물에 대한 오해

음란물은 사랑의 표현 없이 동물의 교미처럼 단지 행위만을 과장되게 표현하기 때문에 현실과는 달라요.

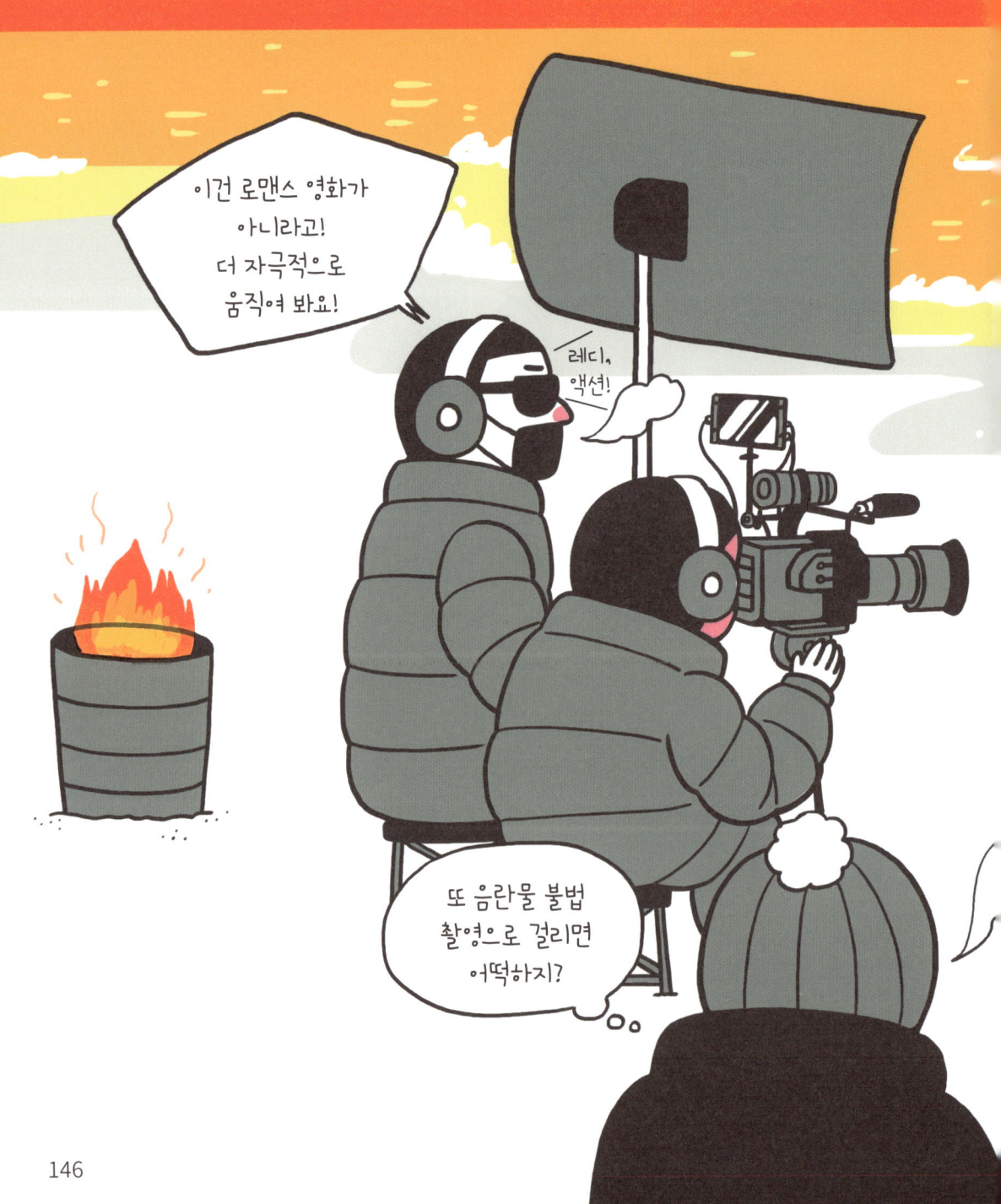

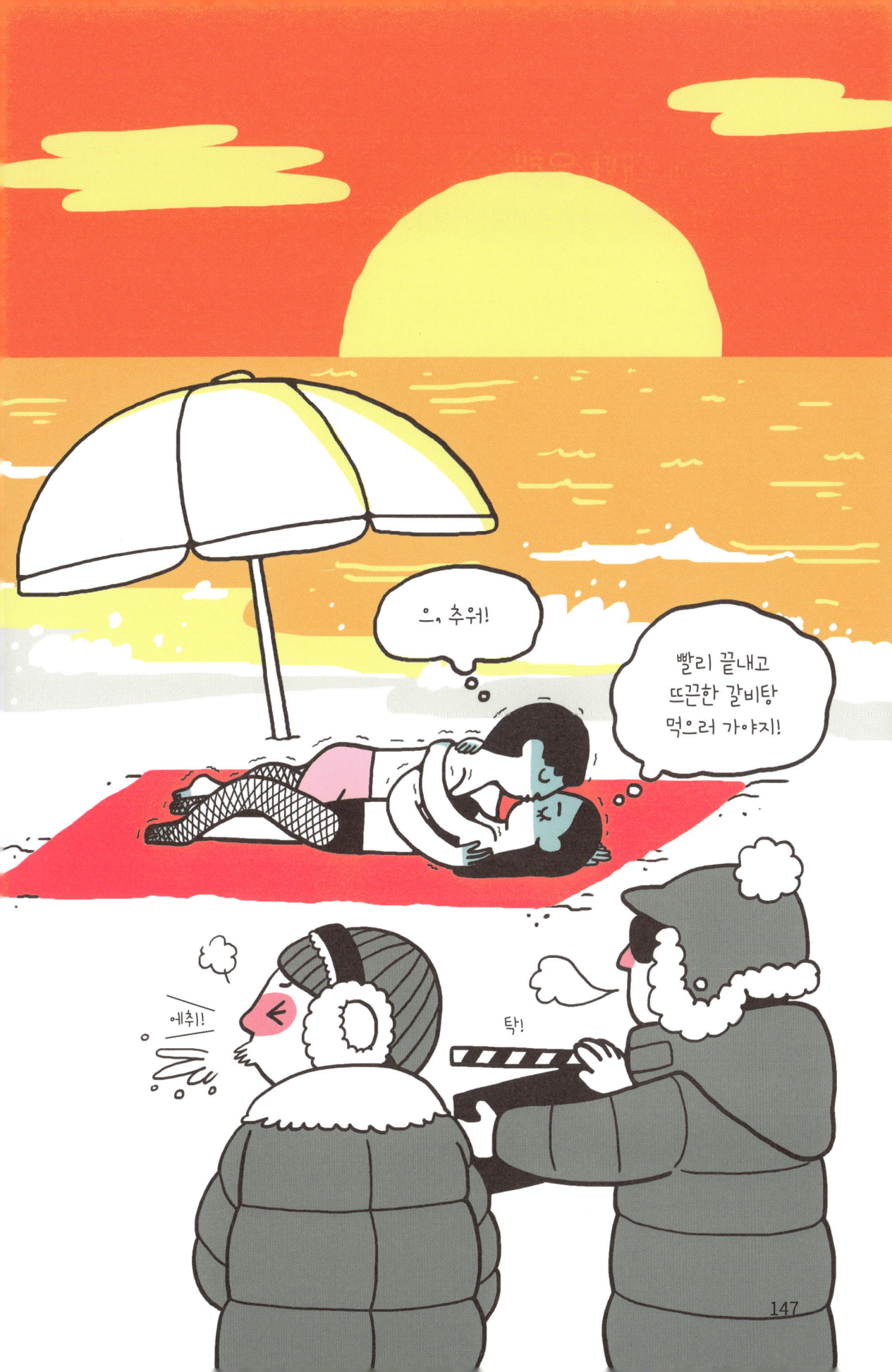

음란물의 의미

성행위와 성관계의 차이

성행위는 단순히 남녀 성기 결합을, 성관계는 사랑하는 남녀가 육체적인 관계를 맺는 것을 의미하는 말로 사용돼요.

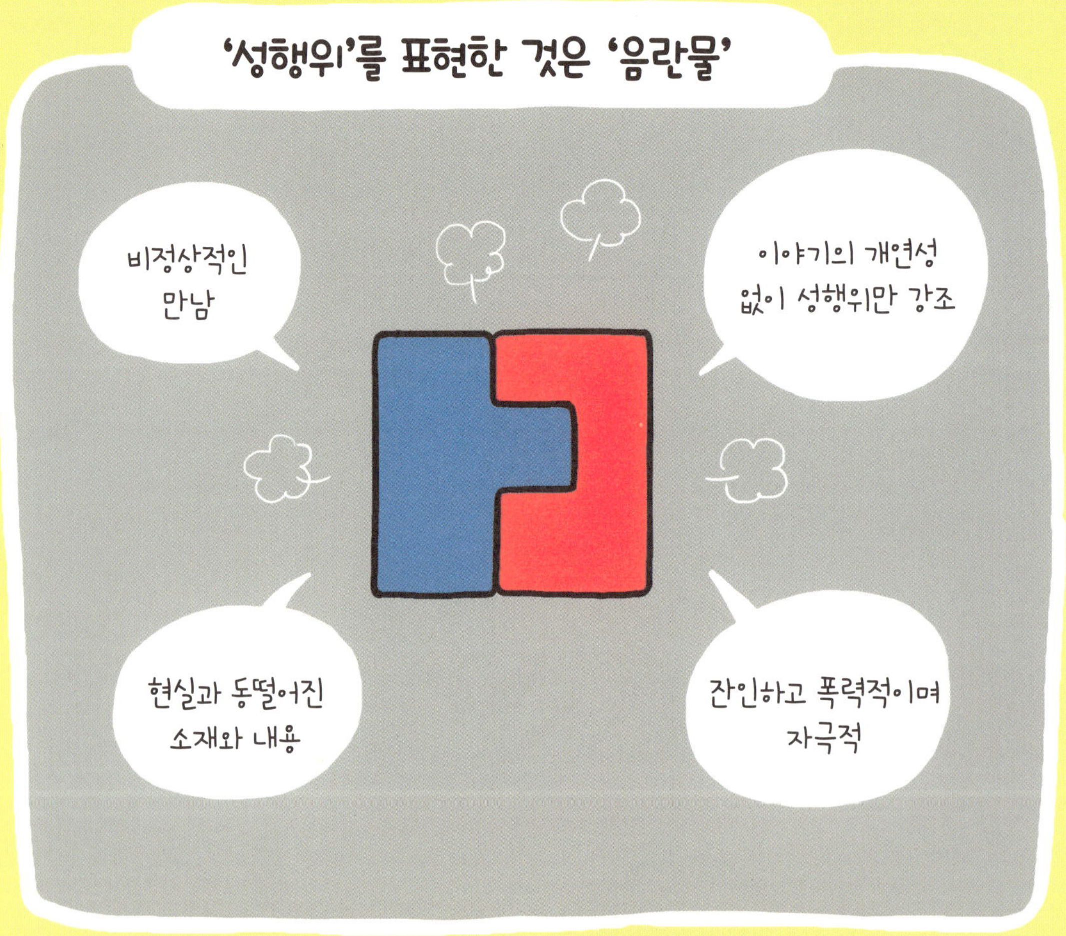

'성행위'를 표현한 것은 '음란물'

- 비정상적인 만남
- 이야기의 개연성 없이 성행위만 강조
- 현실과 동떨어진 소재와 내용
- 잔인하고 폭력적이며 자극적

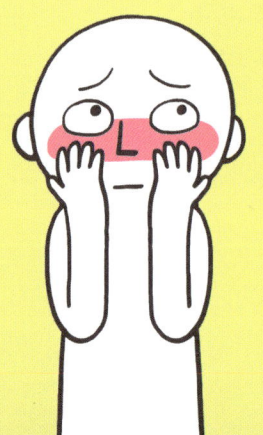

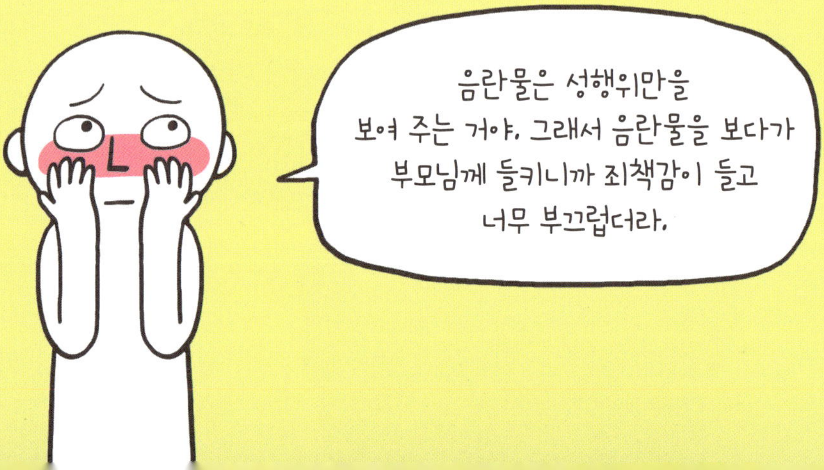

음란물은 성행위만을 보여 주는 거야. 그래서 음란물을 보다가 부모님께 들키니까 죄책감이 들고 너무 부끄럽더라.

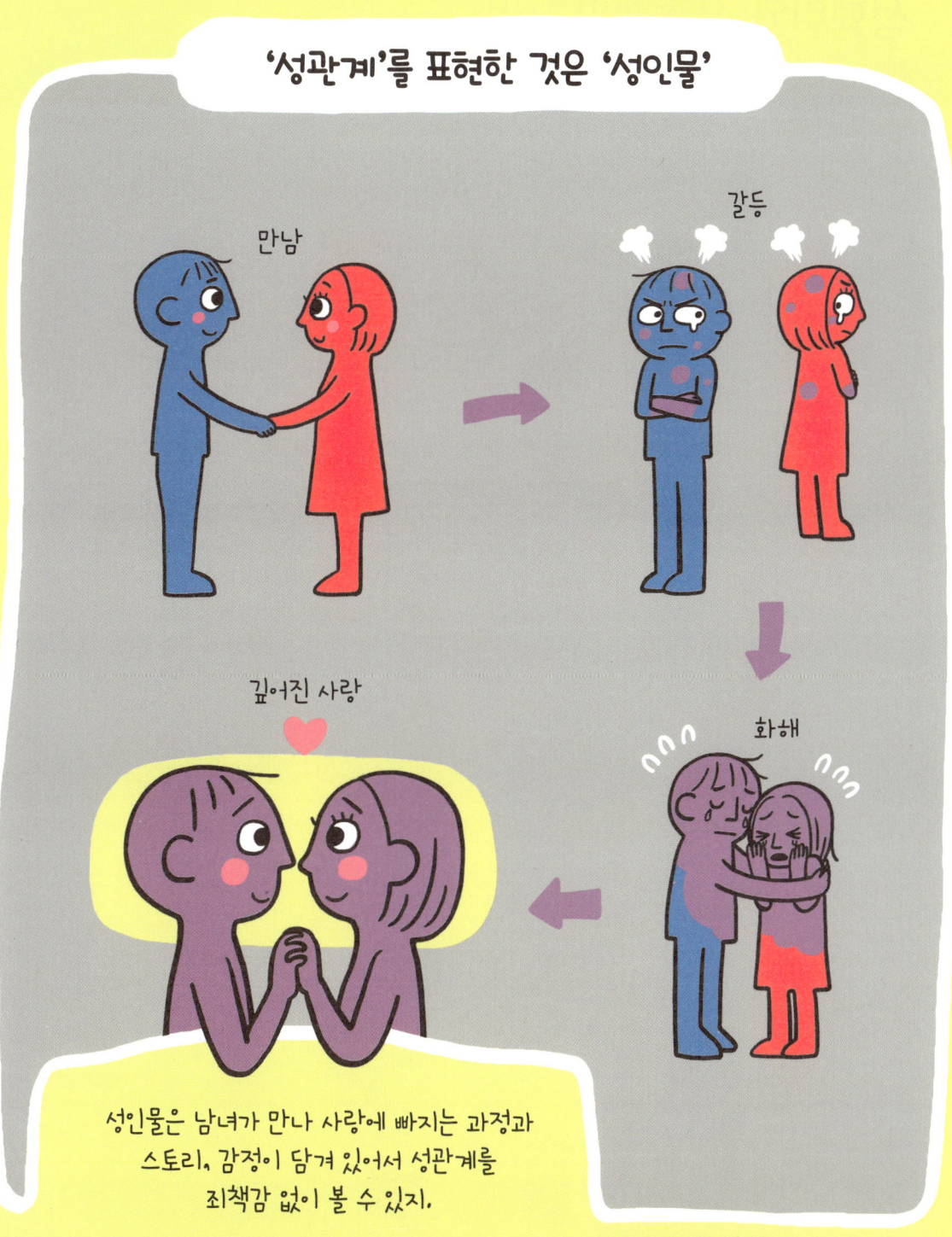

음란물의 의미

Q 어른들은 왜 음란물을 보나요?

부모 세대는 청소년기에 성교육을 받을 기회가 없었기 때문에 음란물을 통해 성을 배우다가 그것이 습관이 되어 어른이 된 후에도 음란물을 끊지 못하는 경우가 많아요.

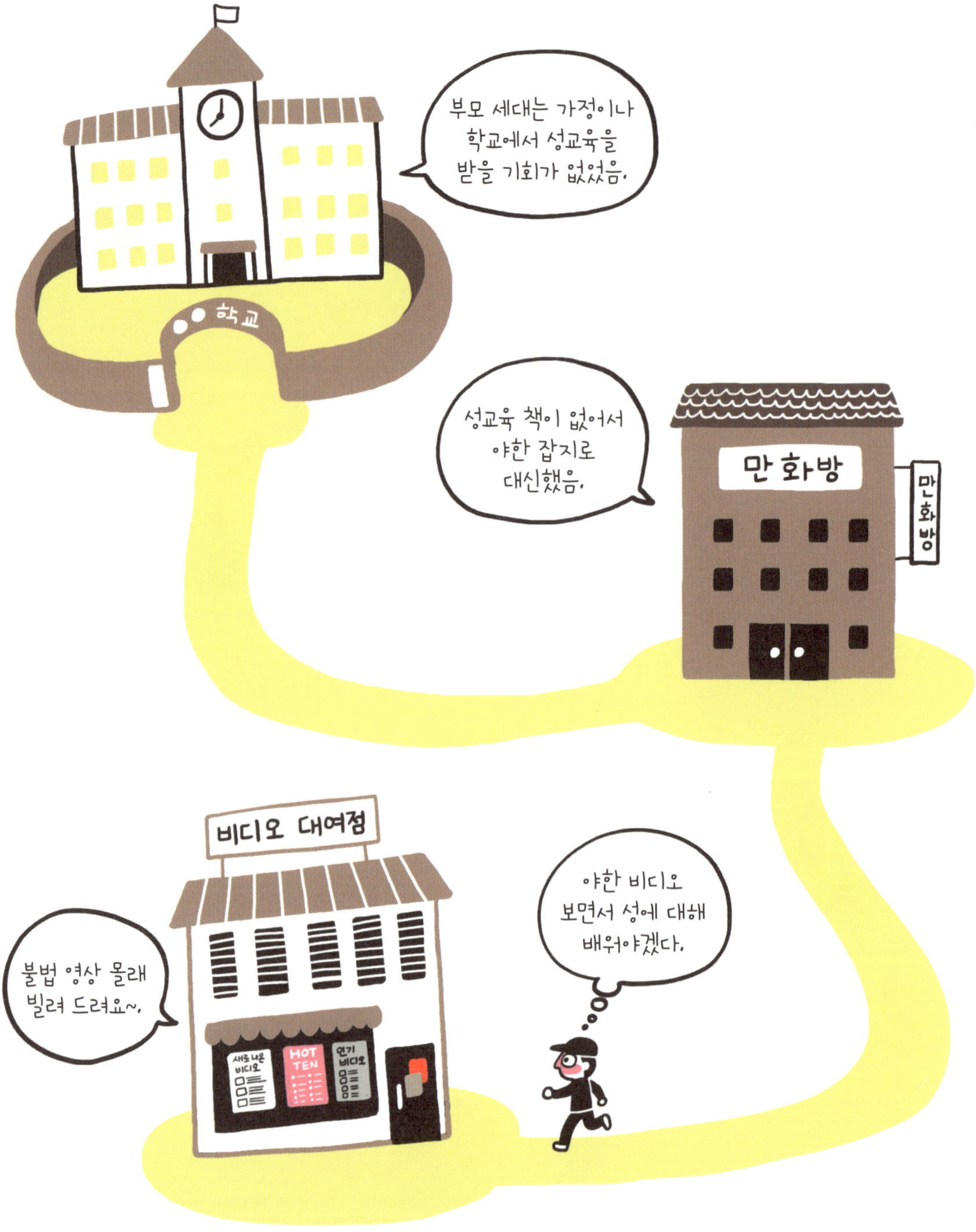

부모 세대는 가정이나 학교에서 성교육을 받을 기회가 없었음.

성교육 책이 없어서 야한 잡지로 대신했음.

불법 영상 몰래 빌려 드려요~.

야한 비디오 보면서 성에 대해 배워야겠다.

음란물이 계속 만들어지는 이유는 음란물을 보는 사람이 있기 때문이에요.

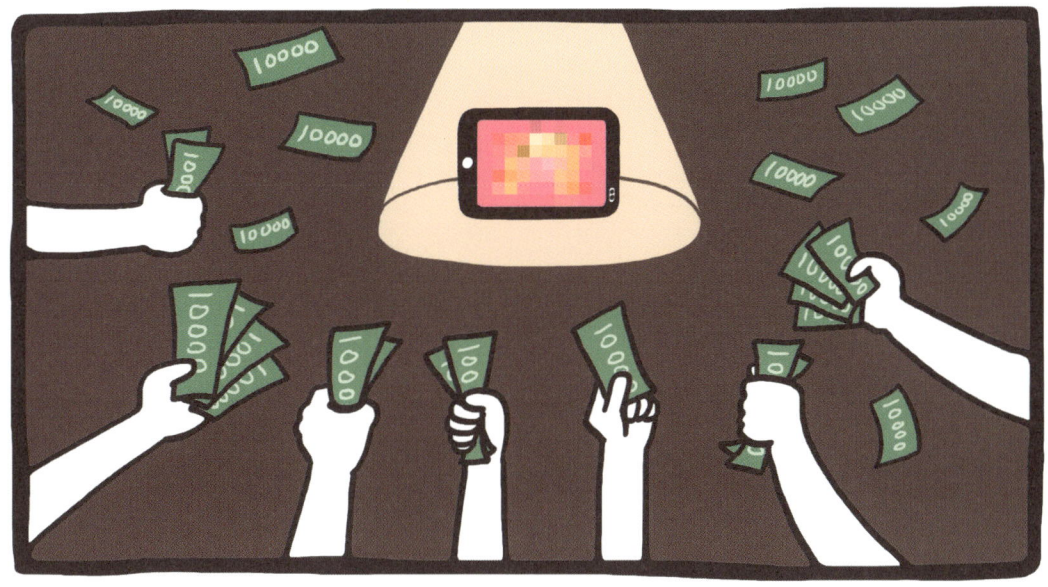

음란물을 찾는 사람이 줄어들고, 음란물을 거부하는 사회 분위기가 형성된다면 음란물은 점차 줄어들 거예요.

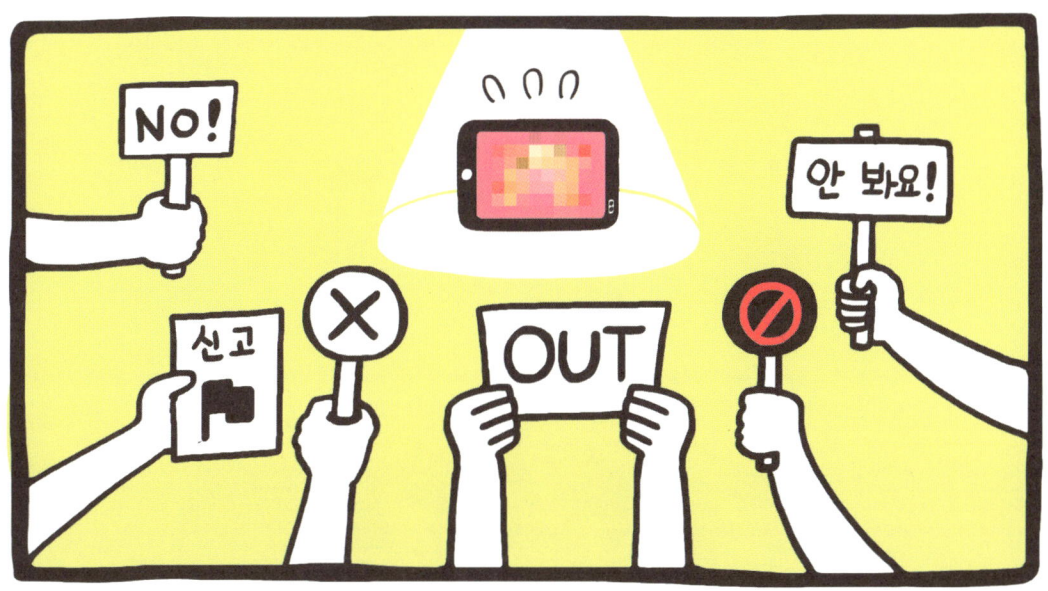

음란물의 의미

Q 음란물을 멀리할 방법이 있을까요?

스마트폰은 필요한 지식과 정보를 쉽게 찾아 주고 재미있는 기능도 많지만, 음란물을 손쉽게 볼 수 있는 도구가 되기도 해요.

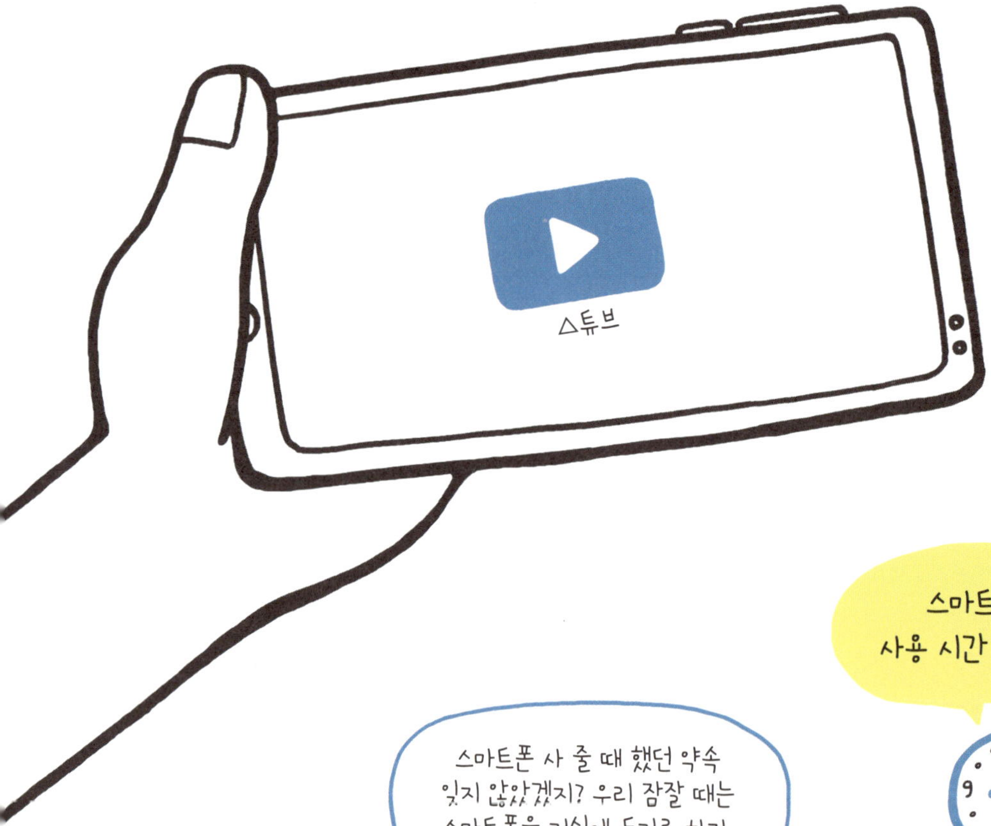

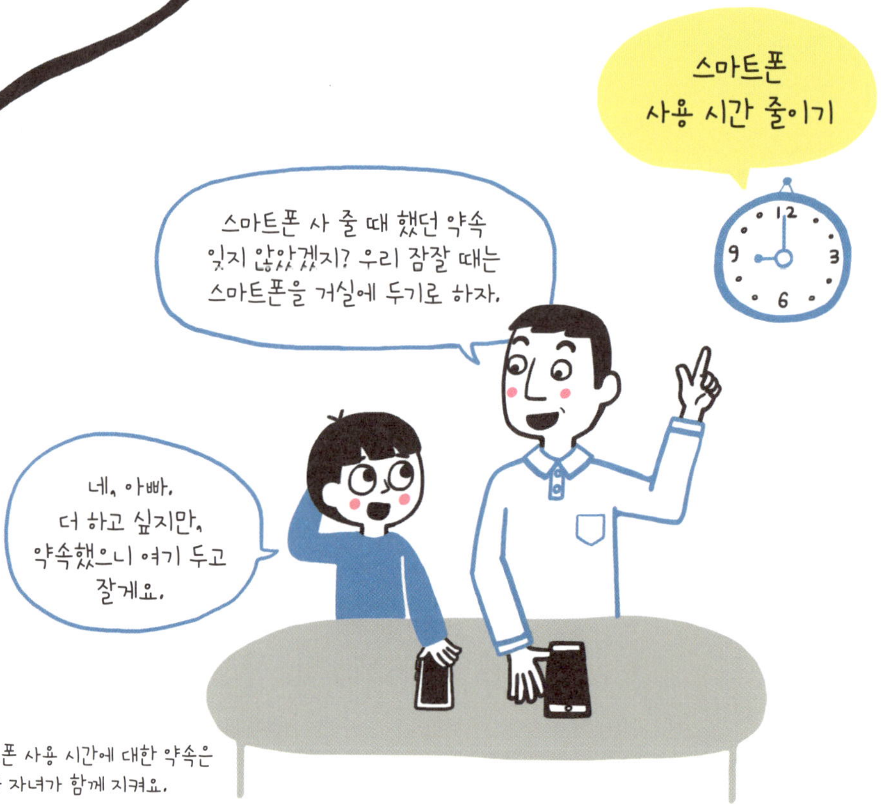

△튜브

스마트폰 사용 시간 줄이기

스마트폰 사 줄 때 했던 약속 잊지 않았겠지? 우리 잠잘 때는 스마트폰을 거실에 두기로 하자.

네, 아빠. 더 하고 싶지만, 약속했으니 여기 두고 잘게요.

*스마트폰 사용 시간에 대한 약속은 부모와 자녀가 함께 지켜요.

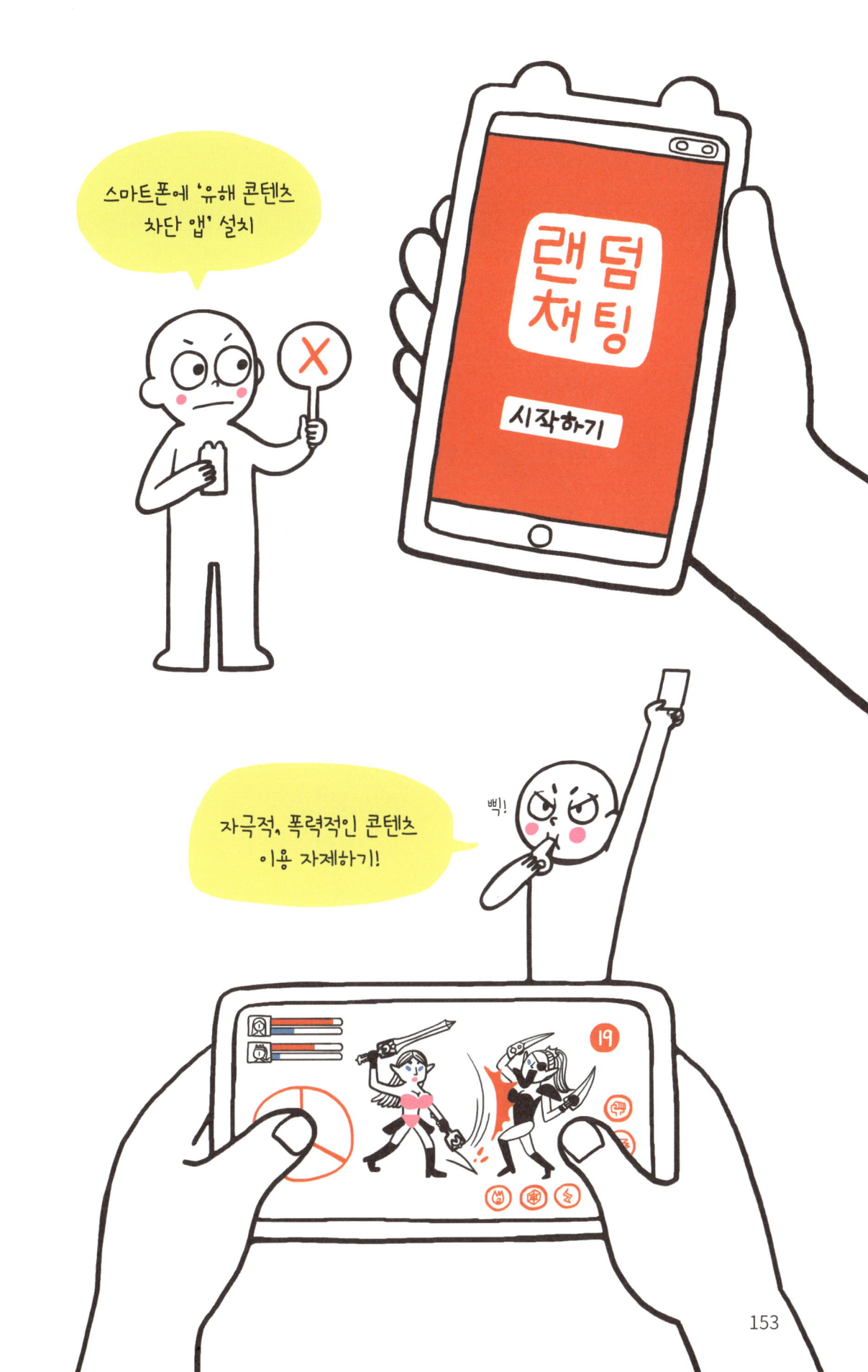

성인물의 의미

성인물이란?

성인물이란 성인용으로 만든 잡지류나 영상물 따위를 통틀어 이르는 말로, 음란물과는 달라요. 사랑과 성관계를 배울 수 있는 시청각 교육 자료가 되기도 하지요.

- 쿵작작! 쿵작작!
- 오른발을 움직여서 왼쪽으로 90도 회전!
- 세 박자에 맞추어 빙글빙글 원 그리기!
- 바로 지금이야! 회전!
- 저와 함께 왈츠를 추시겠습니까?
- 드디어 춤 신청을······.

성관계란 마치 왈츠와 같아서 춤추는 방법도 알아야 하고, 서로 간의 약속도 필요해요. 하지만 성관계는 왈츠처럼 배워서 익힐 수 없기 때문에 청소년들은 영화나 드라마를 통해 남녀가 어떻게 만나고 사랑하며, 왜 성관계를 하고 싶은지 이해할 수 있어요.

★★★★★ 12~15 MOVIE

라붐, 주노, 건축학개론, 러브 레터, 플립, 나의 소녀시대, 라라랜드, 마이걸, 클래식, 러브 스토리, 어바웃 타임, 500일의 썸머, 콜 미 바이 유어 네임, 너의 결혼식, 베리 굿 걸, 레이드 버드, 김종욱 찾기, 늑대소년……,

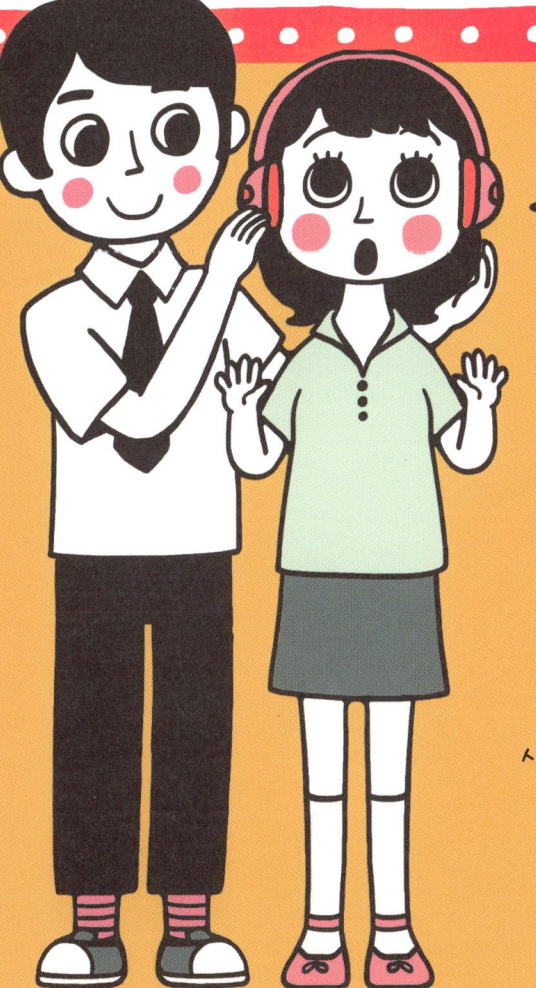

신중하게 선택한다면 성인물은 청소년들에게 사랑과 성관계를 배울 수 있는 훌륭한 시청각 교육 자료가 될 수 있어요.

제7장
성폭력

일상 속 성폭력

성폭력 상황 알기

기분 나쁠 정도로 가볍게 신체를 접촉하거나
스치는 상황이 여러 번 반복되면 성폭력에 해당돼요.

신체 또는 가슴을 허락 없이 스치거나 만진다.

허락 없이 사진을 찍는다.

엉덩이를 실수인 듯 툭 친다.

화장실에서 성기를 몰래 훔쳐본다.

치마를 올리거나 바지를 내린다.

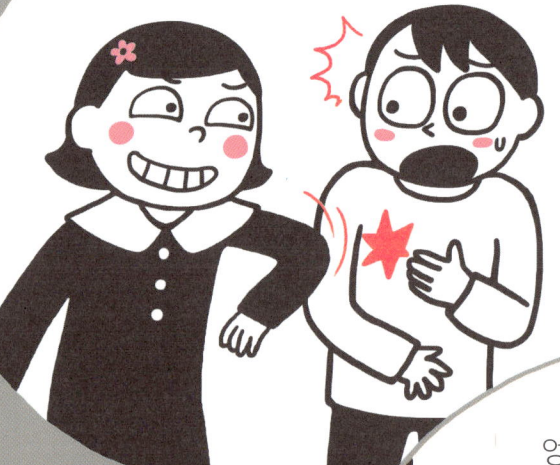
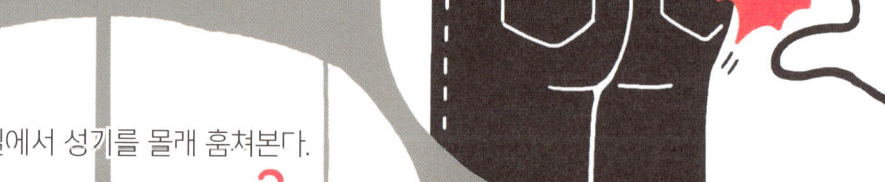
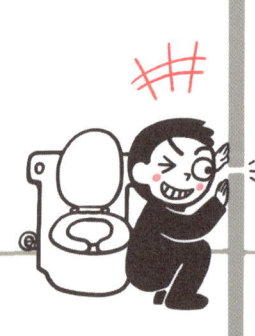
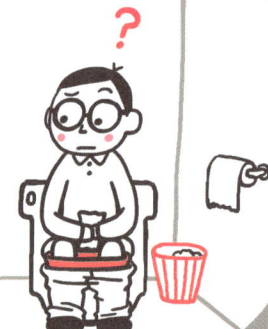
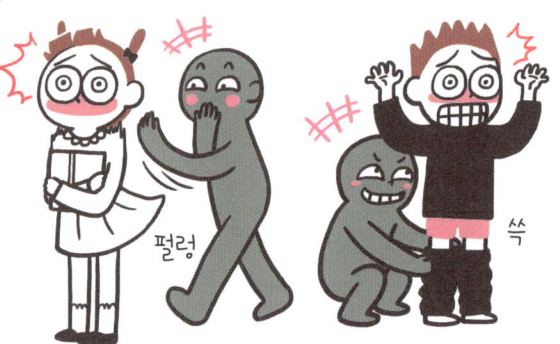

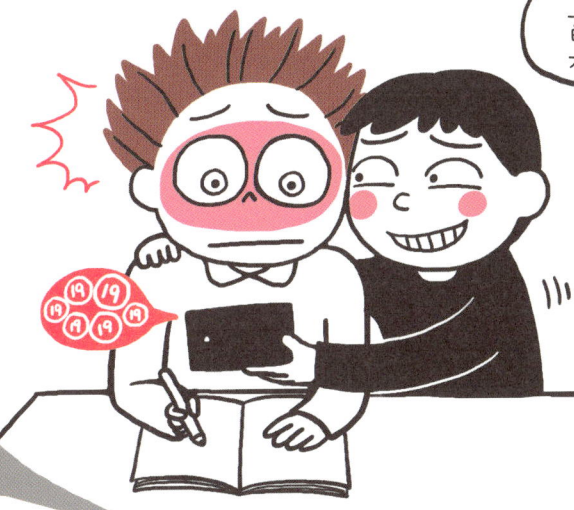

상대방의 의사와 상관없이 야한 그림이나 사진, 동영상을 보여 주거나 혹은 동영상을 보는 자신의 모습을 보게 한다.

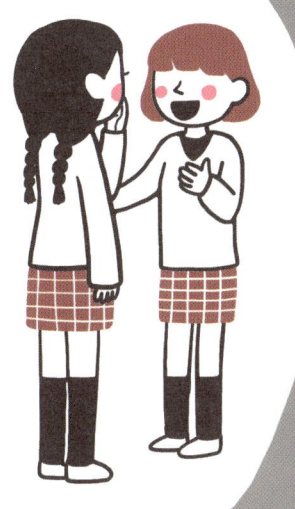

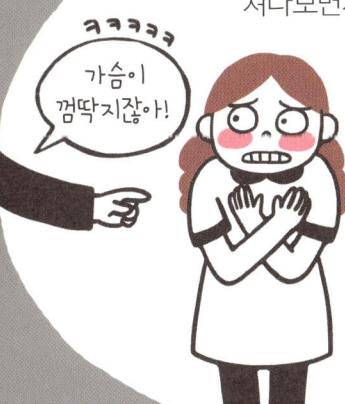

가슴이나 성기 쪽을 쳐다보면서 웃는다.

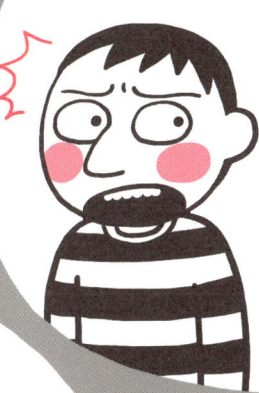

특정한 신체 부위나 성기에 대해 놀린다.

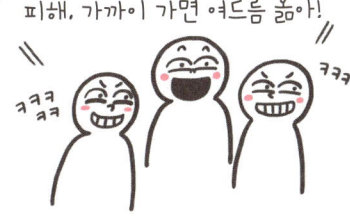

무리에서 외모를 거론하며 따돌린다.

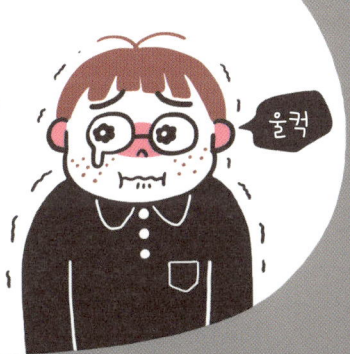

일상 속 성폭력

명확하지 않은 성폭력 I

친밀감의 표현인지 성폭력인지는 상대방의 감정 표현을 보면 명확히 판단할 수 있어요.

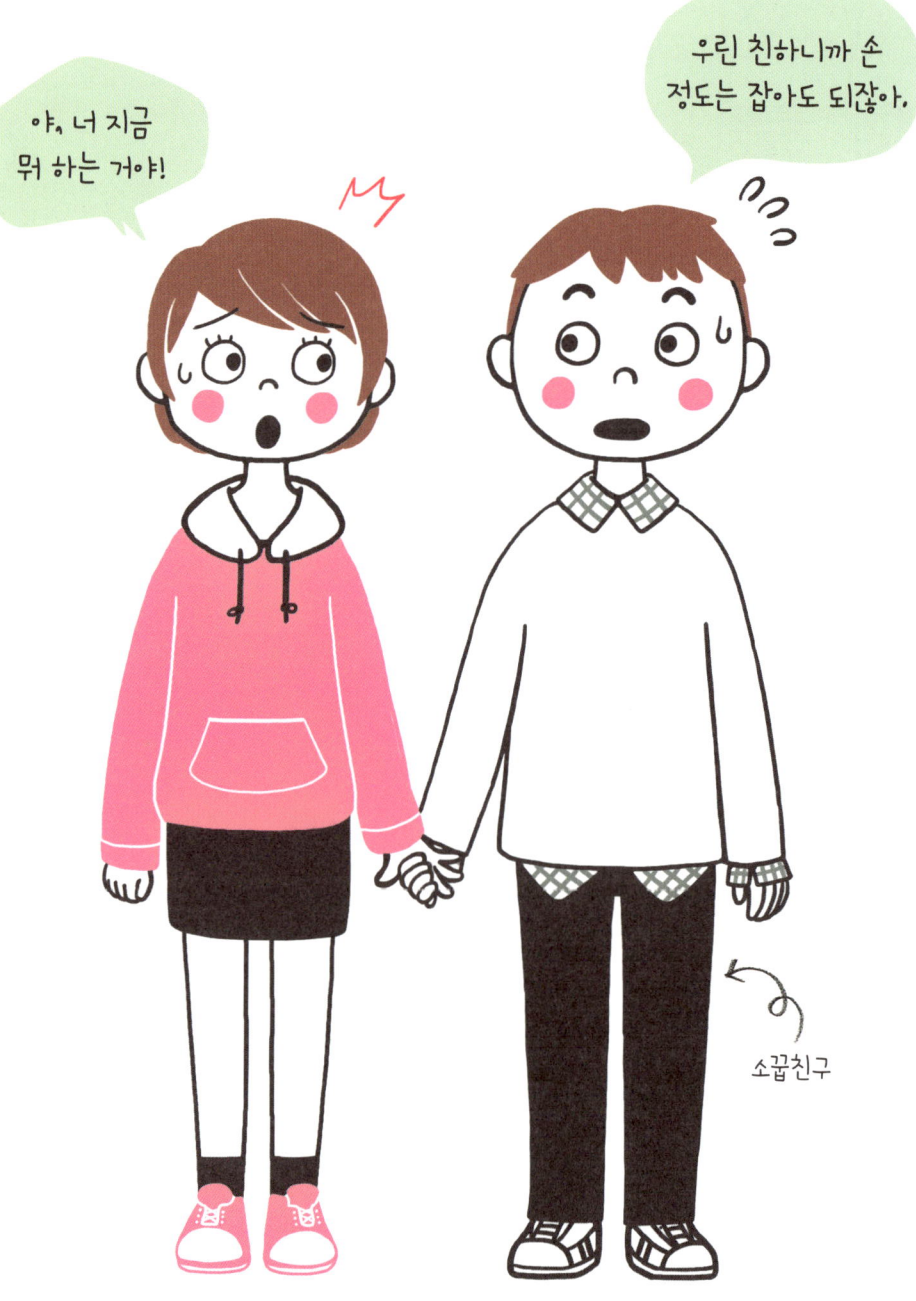

오랜 친구 사이라도 상대방의 허락 없이
손을 잡으면 성폭력이 될 수 있어요.

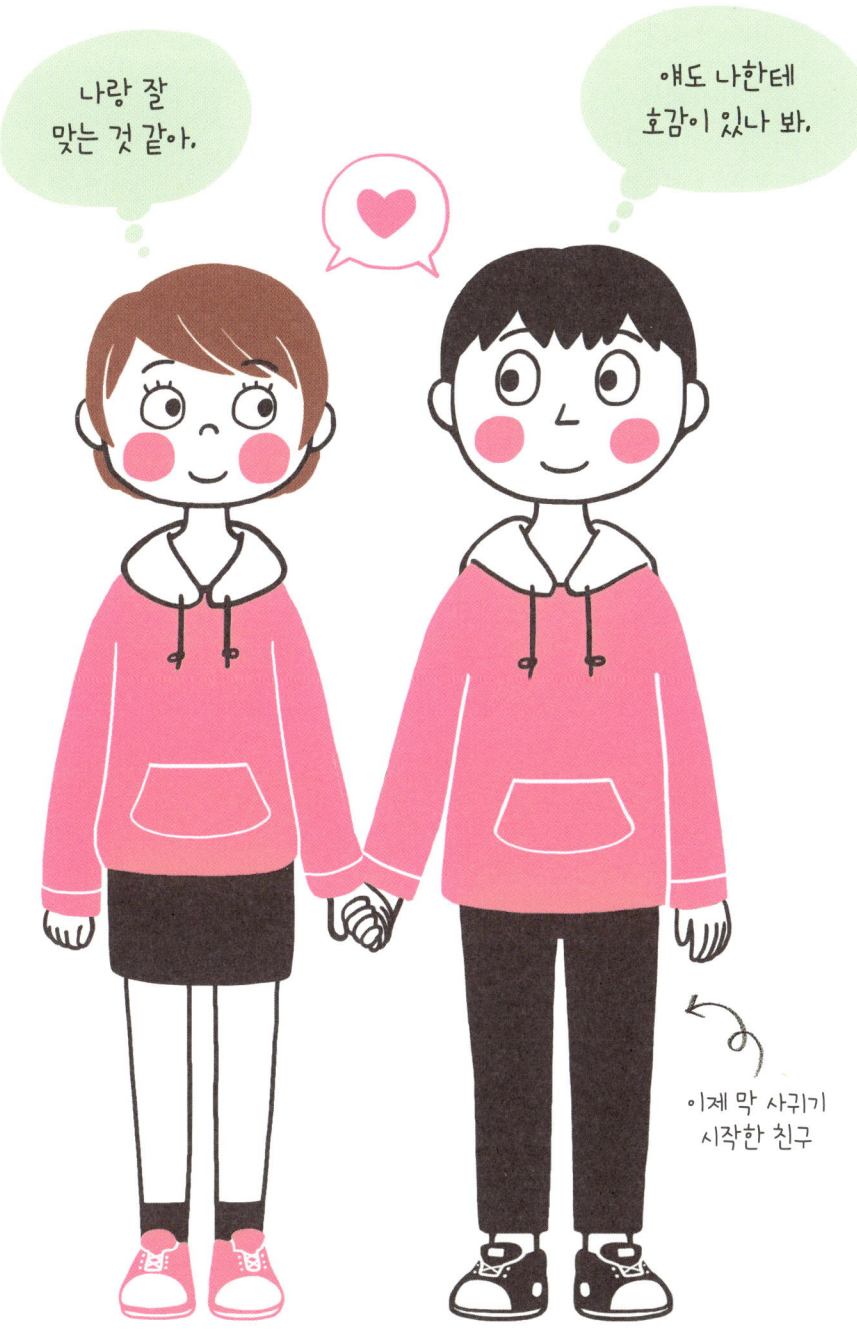

아직 친한 사이가 아니라도 서로 좋은 감정을 느껴 손을 잡았다면
호감의 표현으로 받아들여질 수 있어요.

> 일상 속 성폭력

명확하지 않은 성폭력 II

가해자 쪽에서는 의도가 없었다 해도 당하는 쪽에서 수치심이나 불쾌감을 느꼈다면 성폭력에 해당돼요.

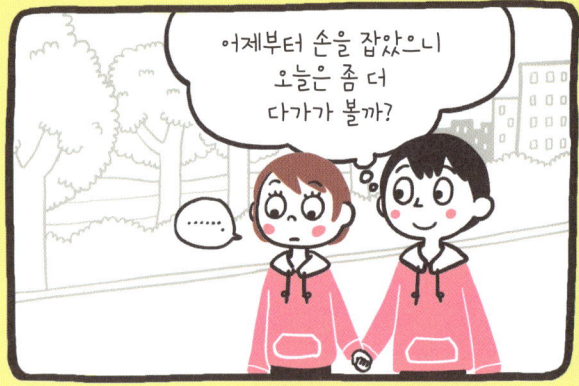
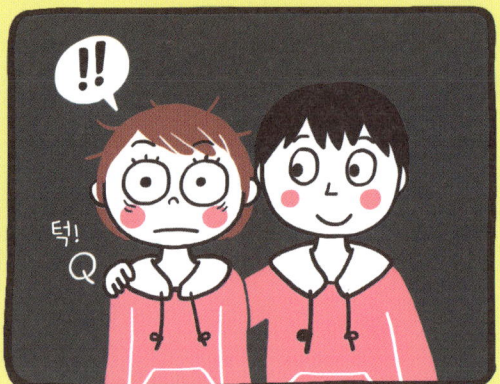
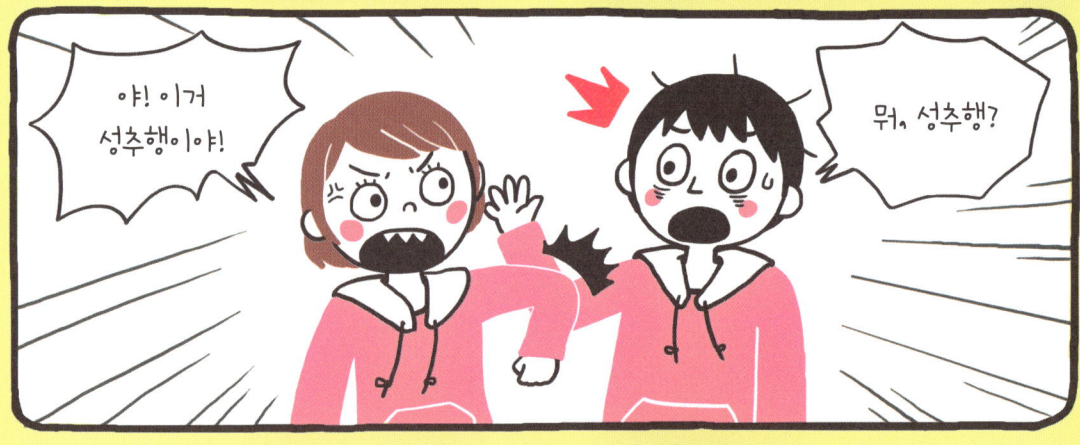
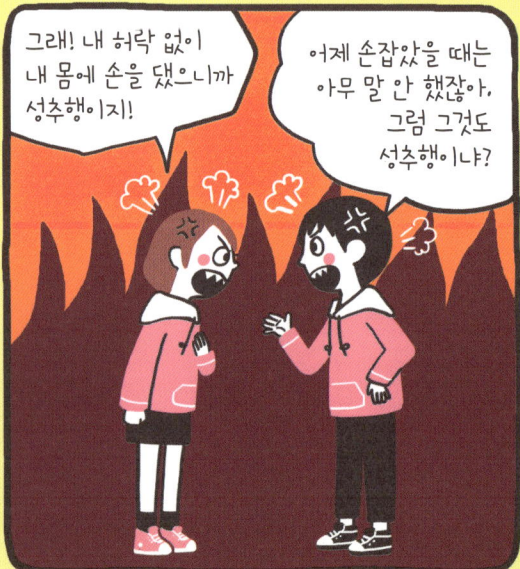
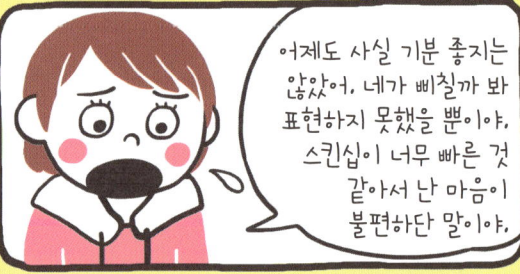
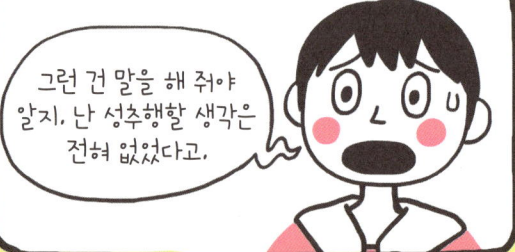

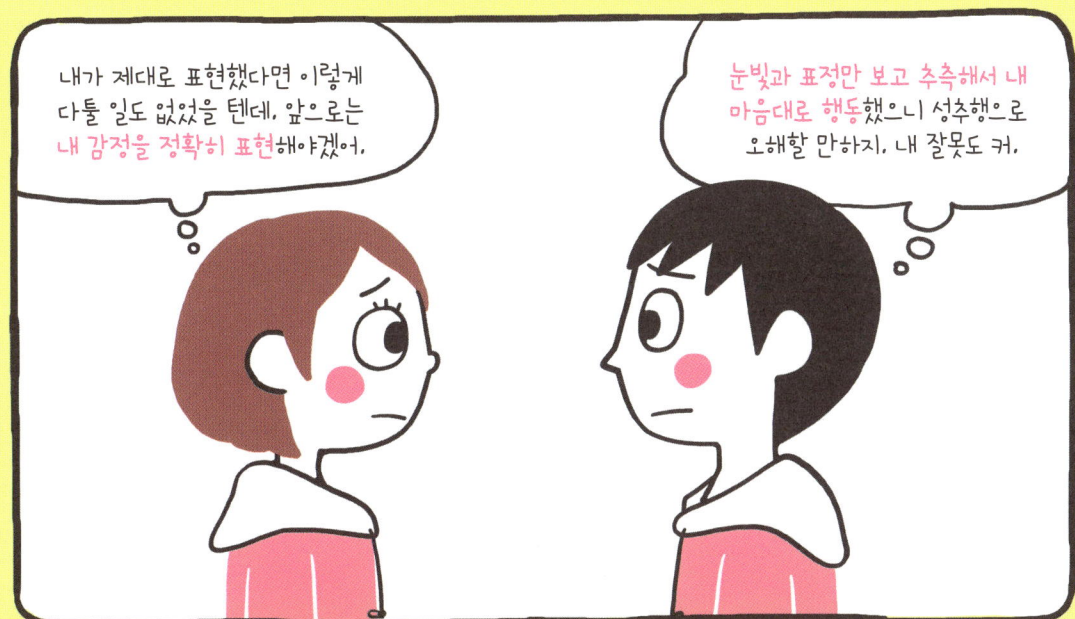

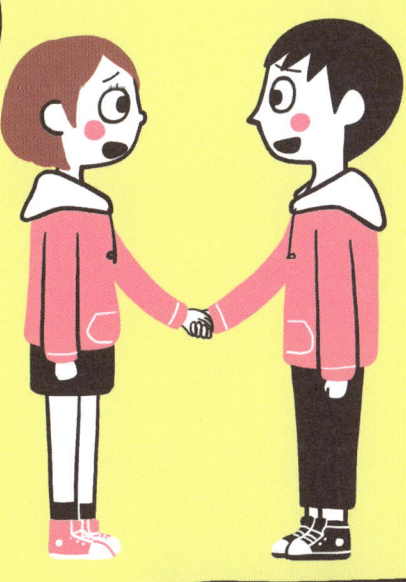

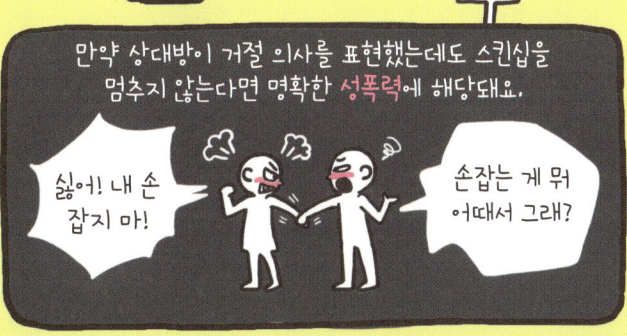

일상 속 성폭력

명확하지 않은 성폭력의 대처법

명확하지 않거나 애매한 성폭력이라고 판단될 때는 자신의 감정을 정확히 표현해 오해를 없애야 해요.

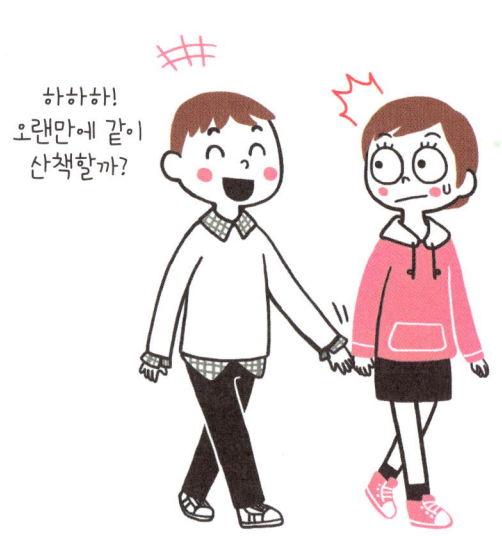

감정 표현이 어색하고 불편하다면 미리 연습을 해 보는 것도 도움이 돼요.

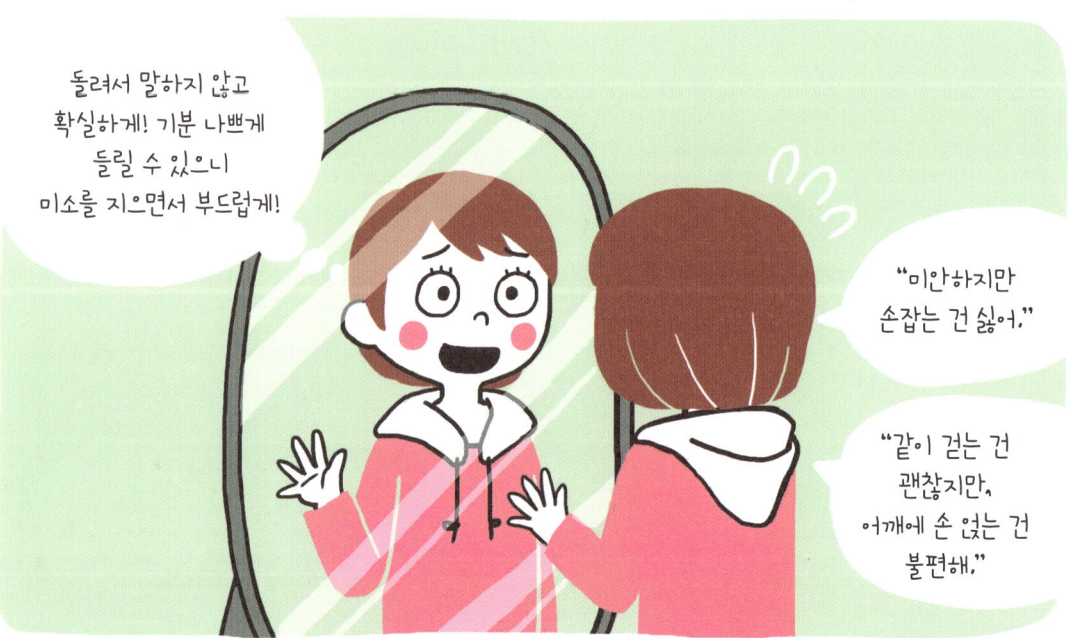

YES or NO
성폭력에 관한 오해

1. 성폭력 가해자는 낯선 사람이다?

   ☐ YES   ☐ NO

2. 끝까지 저항하면 성폭력을 피할 수 있다?

   ☐ YES   ☐ NO

3. 성폭력은 으슥한 곳에서 발생한다?

   ☐ YES   ☐ NO

* 1, 2, 3번 모두 정답은 NO

언어 성폭력

언어 성폭력이란?

언어 성폭력이란 말이나 온라인 등에서의 언어적 성폭력을 말하는 것으로, 직접적인 성적 언어 표현 뿐 아니라 인터넷 같은 사이버 공간에서 이루어지는 성폭력도 해당돼요.

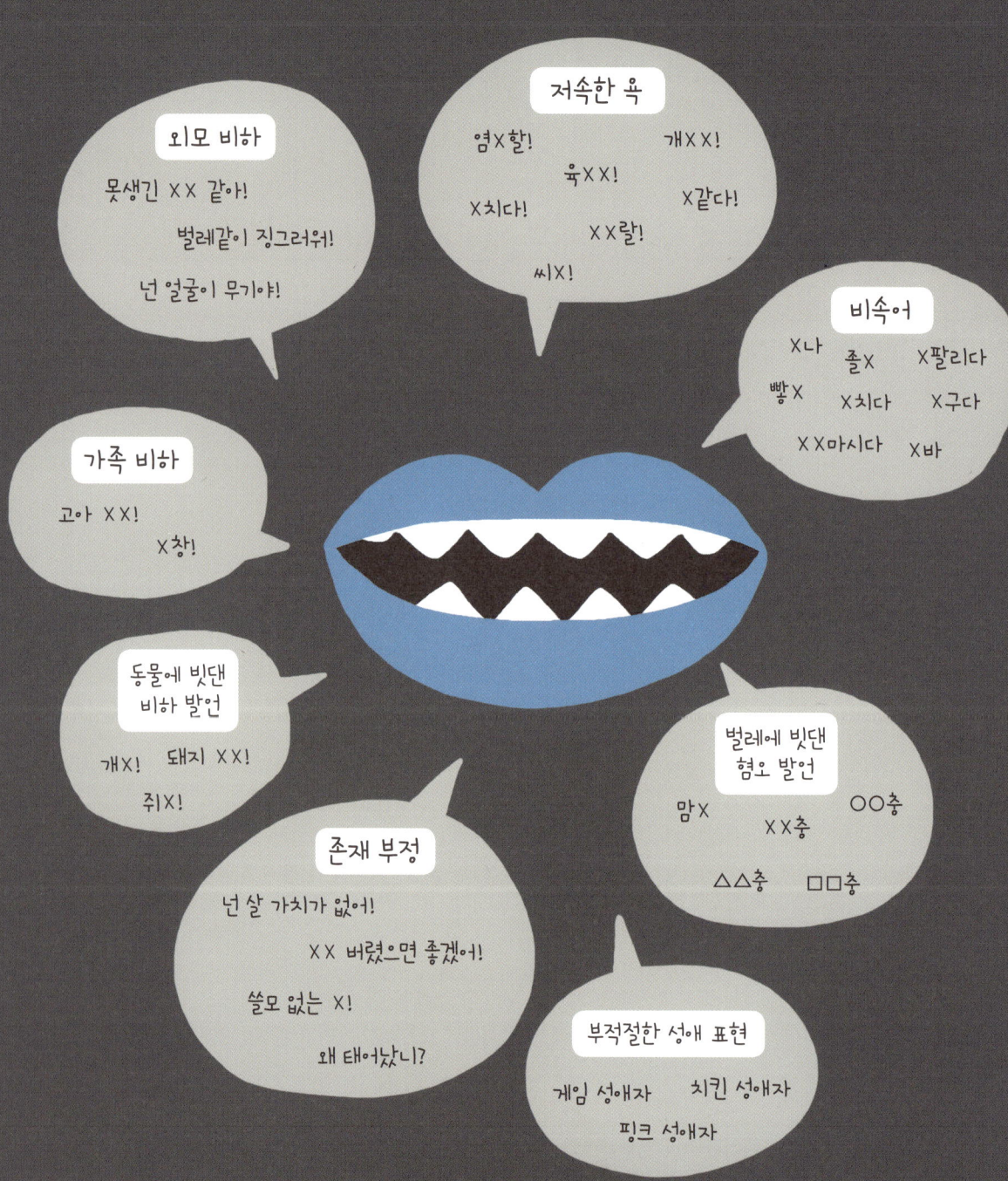

사이버 성폭력에는 상대방의 동의 없이 원하지 않는 문자나 영상을 전달하거나
성적 대화를 요청하는 것, 성에 관련된 개인 정보를 게시하여
수치심과 불쾌감을 느끼게 하는 모든 행위가 포함돼요.

초성을 이용한 욕(ㅅㅂㄹㅁ)

비속어와 속어를 섞어서 만든 문장

잔인하고 폭력적인 협박과 저주

사실과 다른 헛소문을 지어내 모욕하는 것

ㅋㅋㅋ

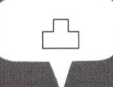

ㅎㅎ, 내가 누구인지
모르겠지?

언어 성폭력

성폭력이 될 수 있는 언어
과시하는 말이나 비난, 욕설, 비하 등의 말도 성폭력이 될 수 있어요.

위협이나 과시의 목적으로 은어를 사용하는 청소년은
왜곡된 미디어나 음란물을 본 것에 대해
마음속에 죄책감을 갖고 있다는 뜻이기도 해요.

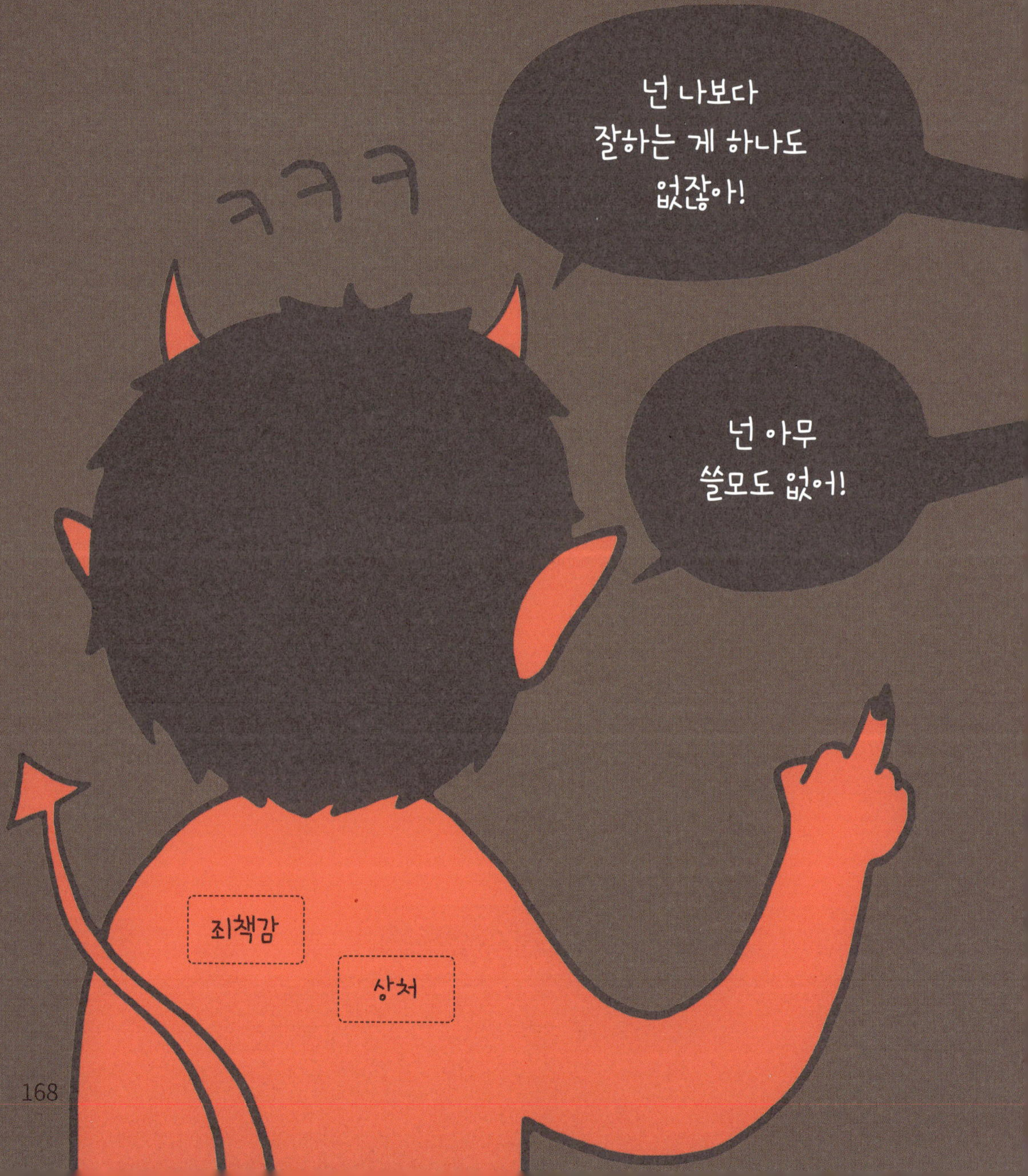

ㅋㅋㅋ

넌 나보다 잘하는 게 하나도 없잖아!

넌 아무 쓸모도 없어!

죄책감

상처

의도하지 않고 습관적으로 사용했더라도 상대방은
큰 상처를 받을 수 있으므로 은어 역시 언어적 성폭력에 해당돼요.

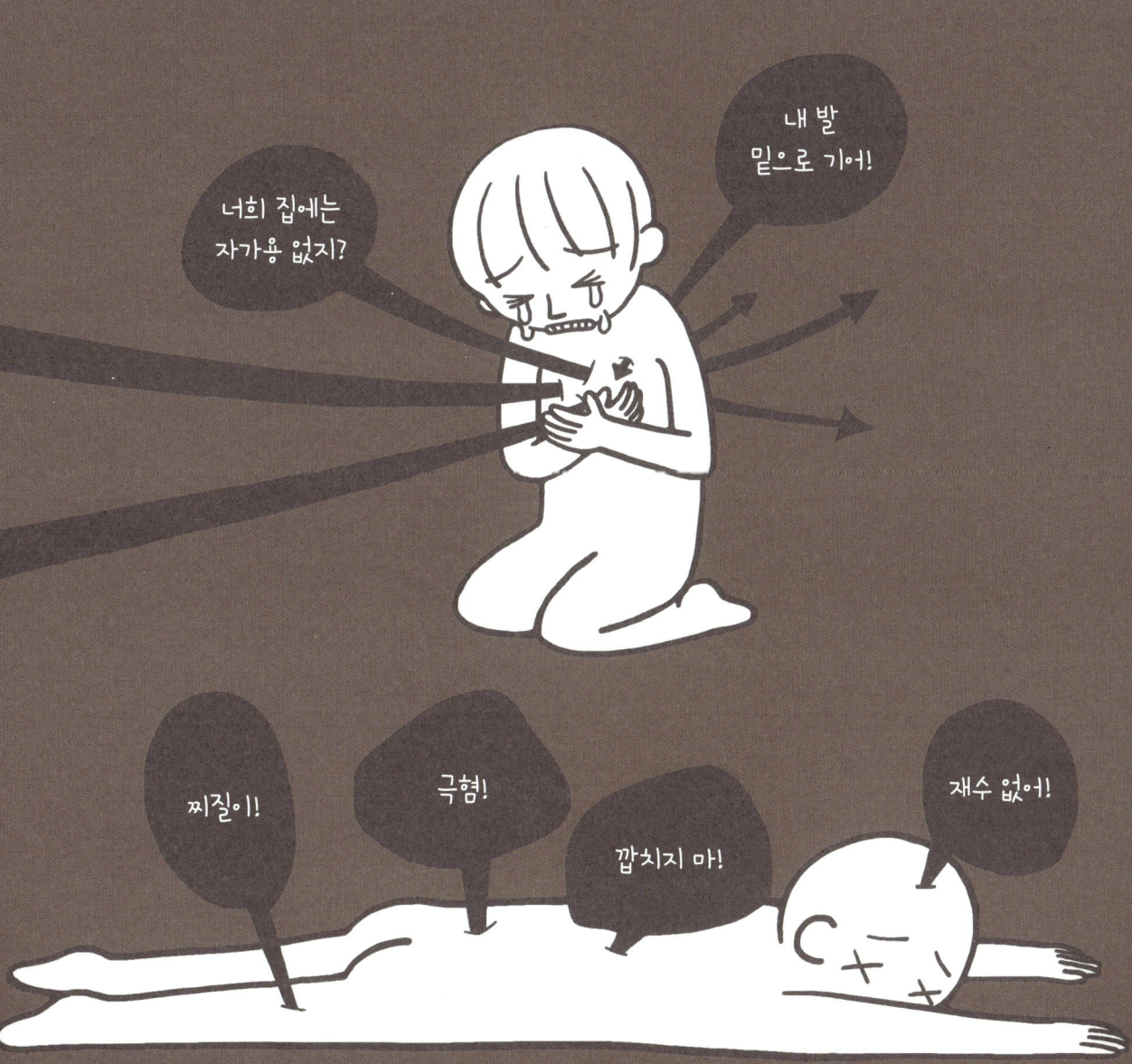

성폭력에 대한 대처

성폭력에 대한 인식 바꾸기

성폭력은 우연한 사고일 뿐 피해자의 잘못이 아니에요. 죄의식을 가져야 할 사람은 성폭력 가해자예요.

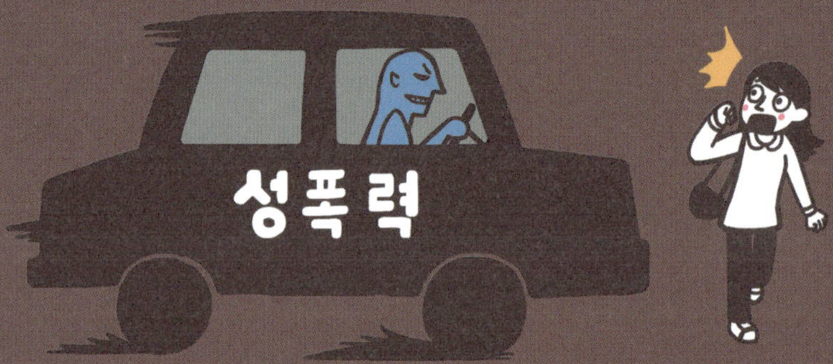

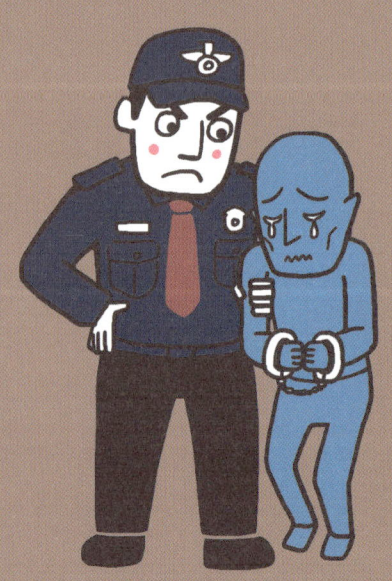

성폭력은 뜻하지 않게 당하게 된 사고이므로 오점으로 여기거나 죄의식을 가질 필요가 없어요. 죄의식을 느끼고, 비난과 벌을 받고 뉘우쳐야 할 사람은 성폭력 가해자예요.

성폭력 예방 교육은 교통사고를 대비한 안전 교육처럼
예방법과 함께 사후 대처법을 배우는 매우 중요한 시간이에요.

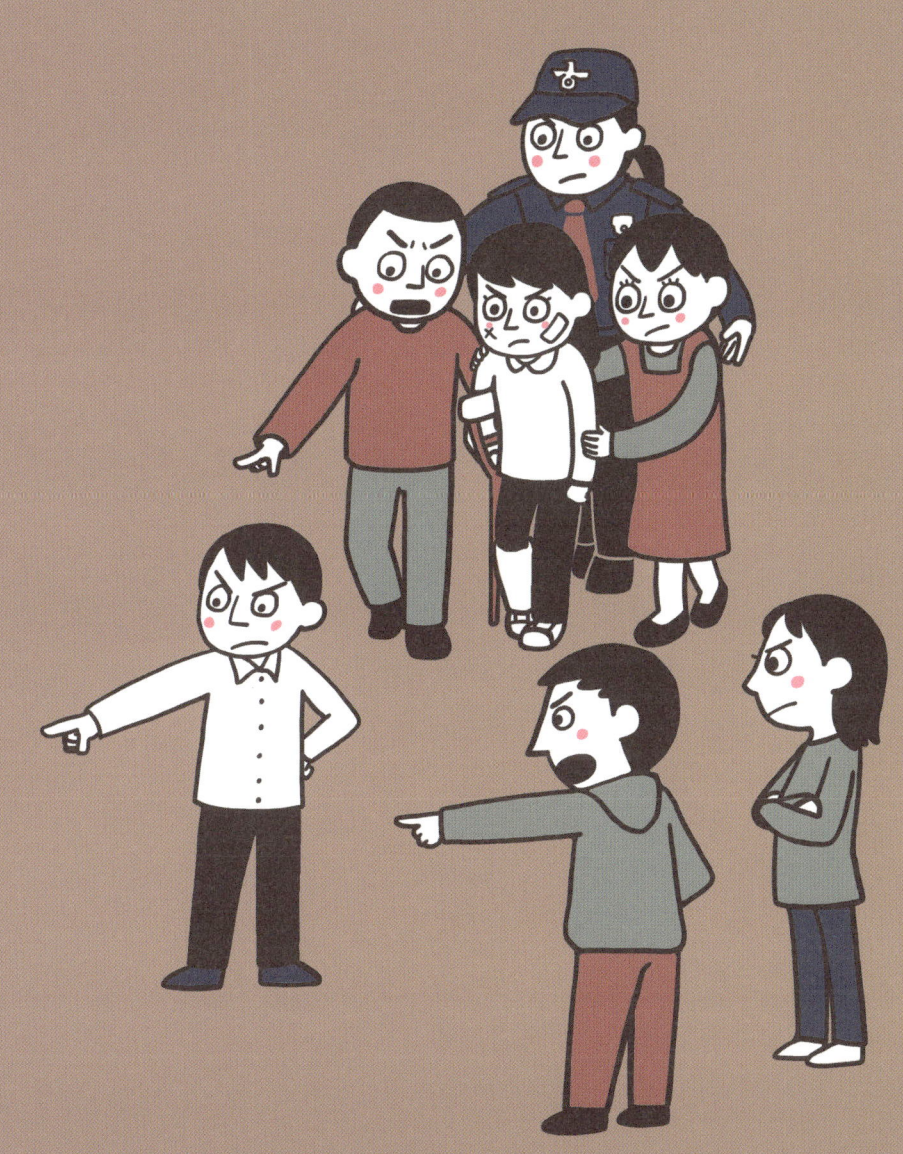

성폭력에 대한 대처

즉시 보호자에게 알리기

뜻하지 않게 성폭력을 당했다면 혼자 고민하지 말고
부모님과 선생님께 알려 도움을 받아요.

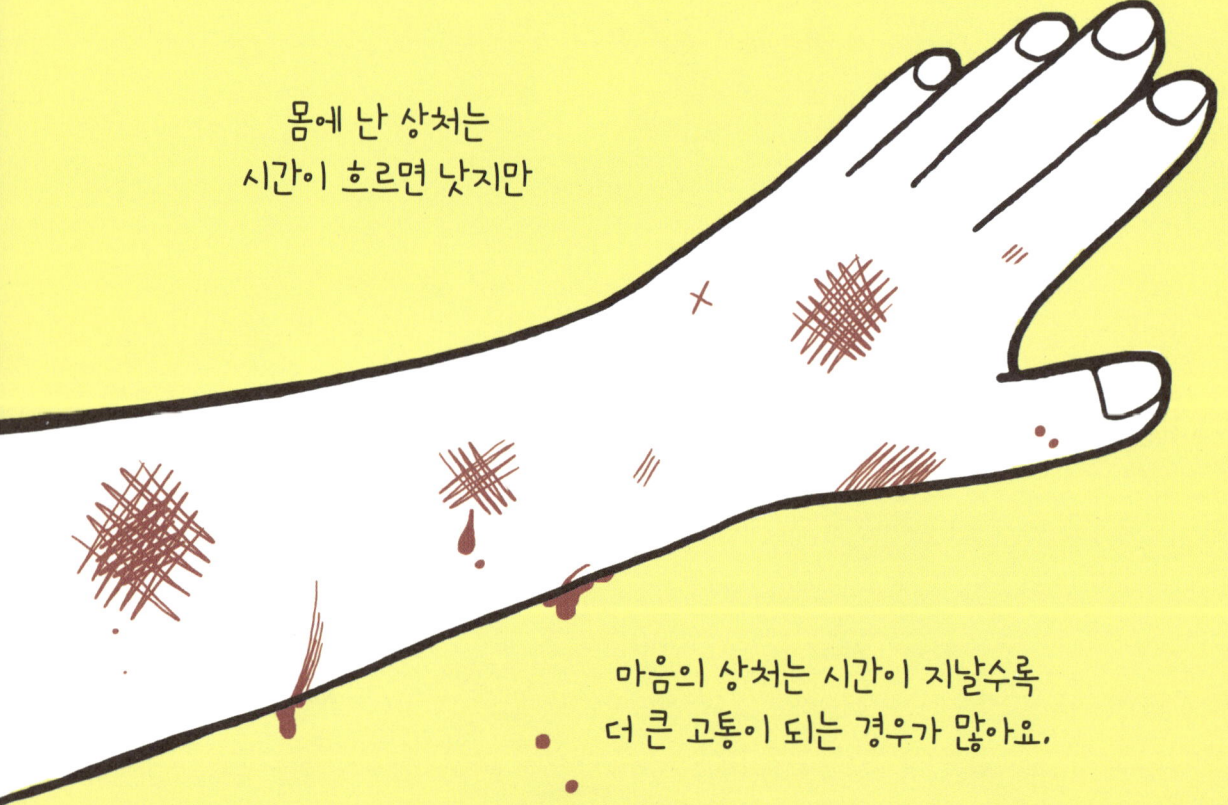

몸에 난 상처는
시간이 흐르면 낫지만

마음의 상처는 시간이 지날수록
더 큰 고통이 되는 경우가 많아요.

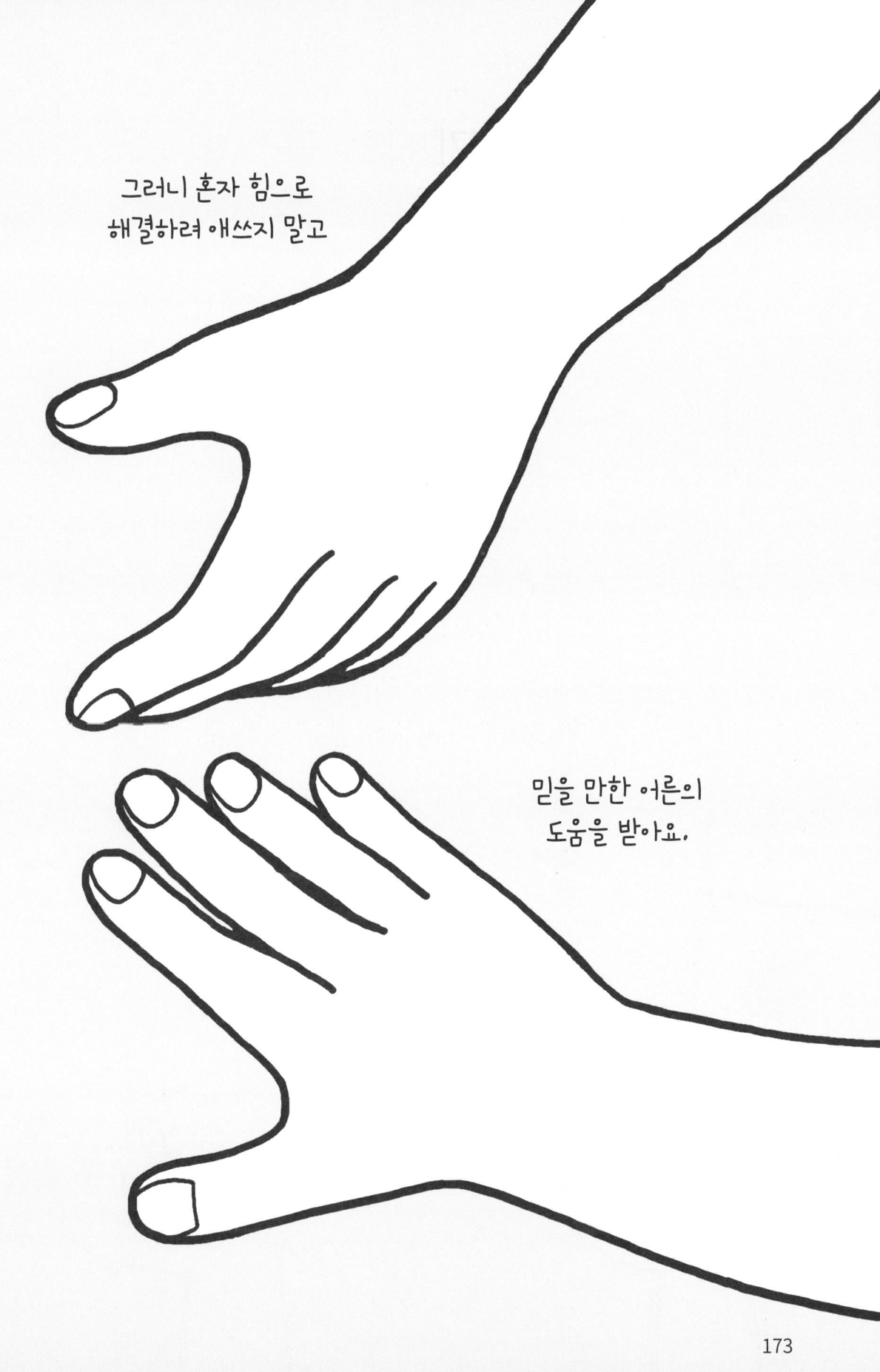

성폭력에 대한 대처

성폭력 관련 기관에 신고하기

부모님에게 도움을 받기 힘든 상황이라면 성폭력 신고 기관에 도움을 청하면 돼요.

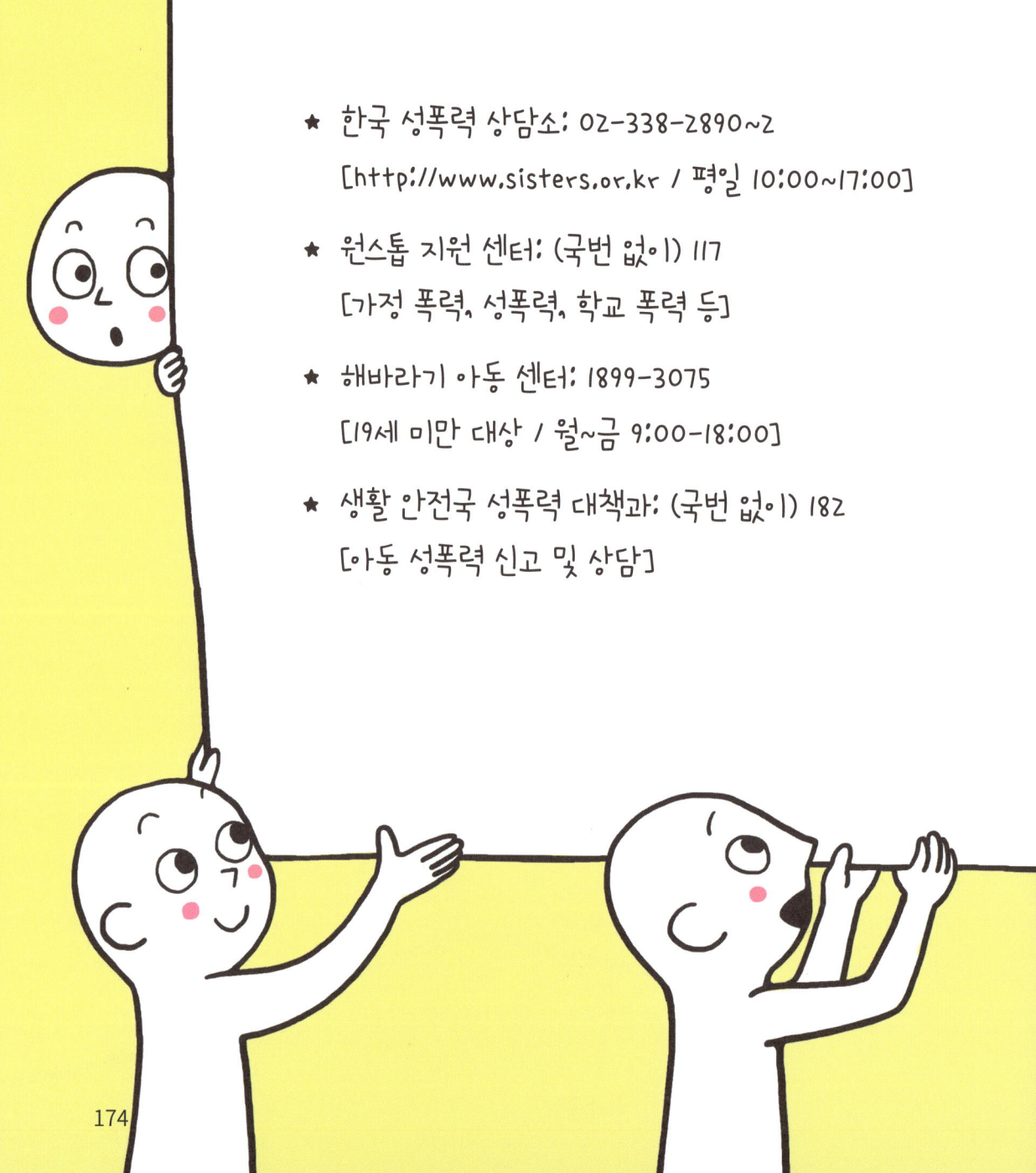

★ 한국 성폭력 상담소: 02-338-2890~2
[http://www.sisters.or.kr / 평일 10:00~17:00]

★ 원스톱 지원 센터: (국번 없이) 117
[가정 폭력, 성폭력, 학교 폭력 등]

★ 해바라기 아동 센터: 1899-3075
[19세 미만 대상 / 월~금 9:00-18:00]

★ 생활 안전국 성폭력 대책과: (국번 없이) 182
[아동 성폭력 신고 및 상담]

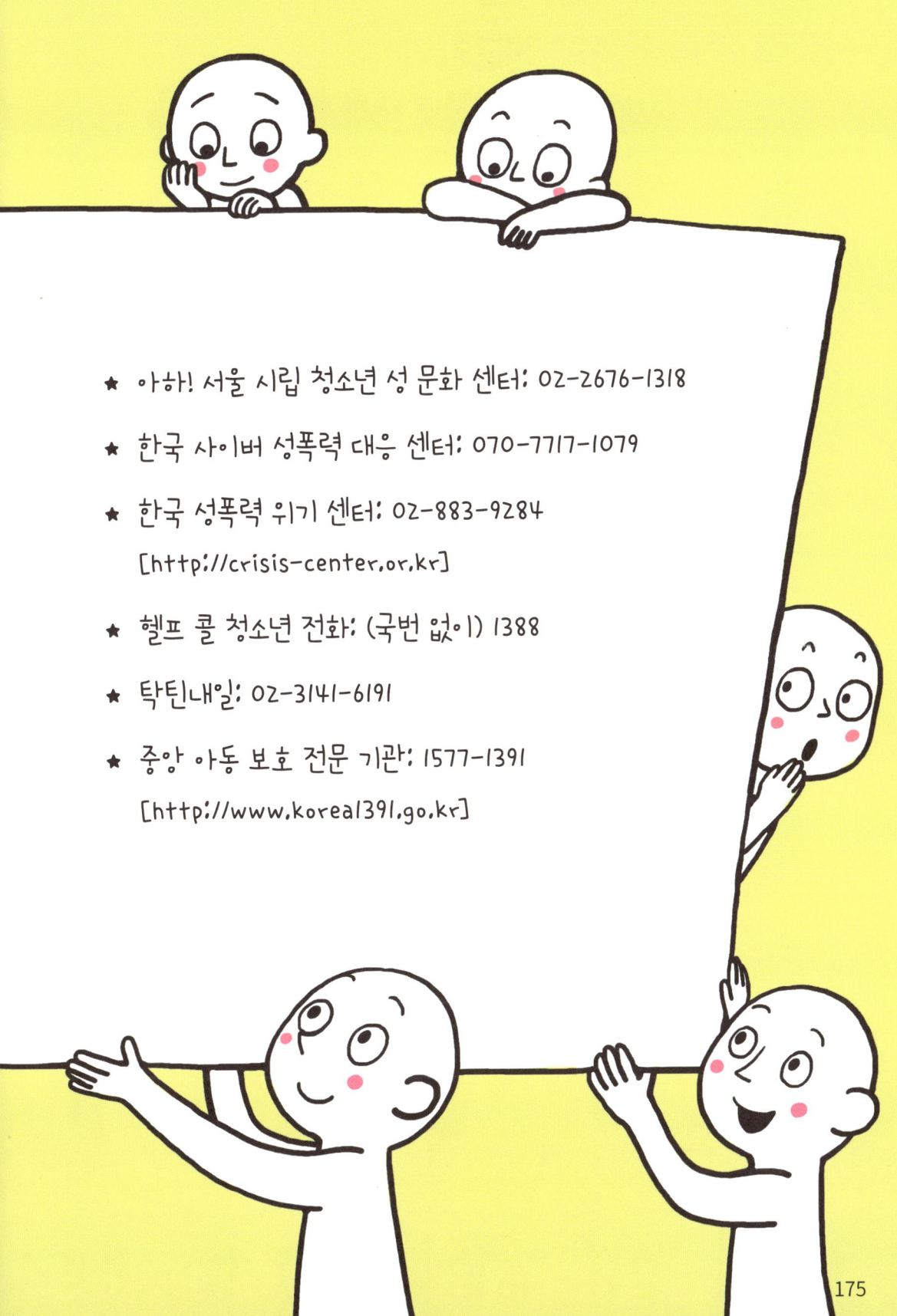

- 아하! 서울 시립 청소년 성 문화 센터: 02-2676-1318
- 한국 사이버 성폭력 대응 센터: 070-7717-1079
- 한국 성폭력 위기 센터: 02-883-9284
  [http://crisis-center.or.kr]
- 헬프 콜 청소년 전화: (국번 없이) 1388
- 탁틴내일: 02-3141-6191
- 중앙 아동 보호 전문 기관: 1577-1391
  [http://www.korea1391.go.kr]

성폭력에 대한 대처

성폭력 피해 직후의 대처 방법

성폭력 직후에 당황하여 가해자를 처벌할 수 있는 증거를 놓쳐 버리지 않도록 성폭력 피해 직후의 대처 방법을 미리 알아 둘 필요가 있어요.

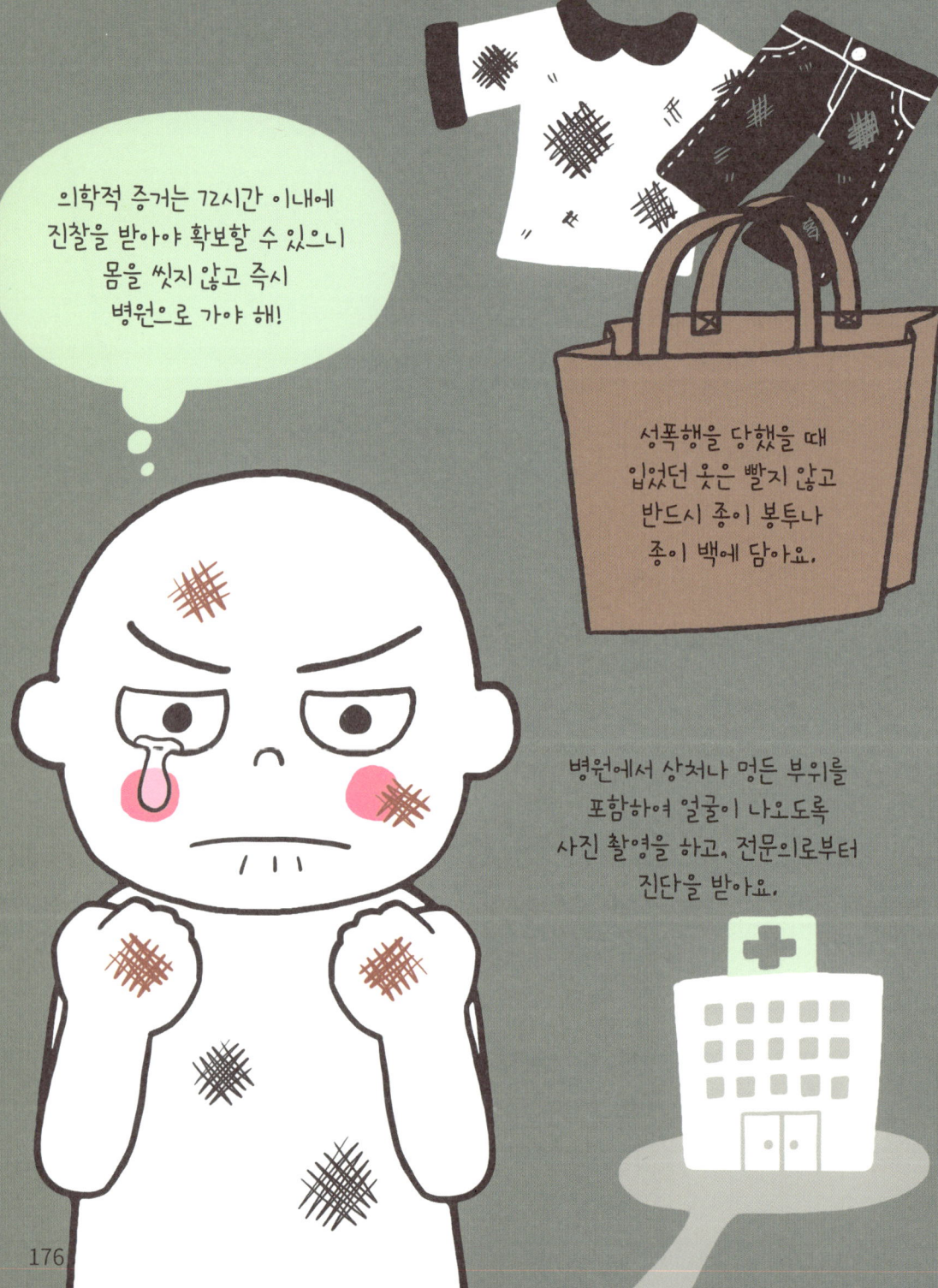

의학적 증거는 72시간 이내에 진찰을 받아야 확보할 수 있으니 몸을 씻지 않고 즉시 병원으로 가야 해!

성폭행을 당했을 때 입었던 옷은 빨지 않고 반드시 종이 봉투나 종이 백에 담아요.

병원에서 상처나 멍든 부위를 포함하여 얼굴이 나오도록 사진 촬영을 하고, 전문의로부터 진단을 받아요.

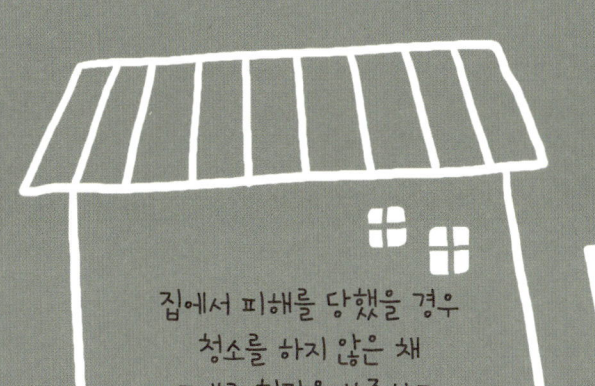

집에서 피해를 당했을 경우
청소를 하지 않은 채
그대로 현장을 보존하고,
피해 현장을 사진으로 남겨요.

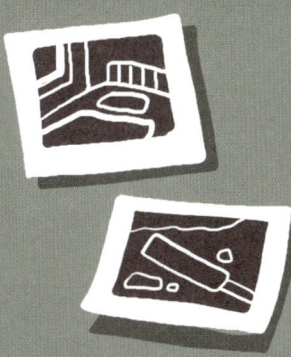

신고 과정에서 경찰이 변호사 선임
의사를 물으면 필요하다고 대답해요.

다시 기억하고 싶지 않은
순간이지만, 수사나 재판 과정에서
말을 번복하거나 기억해 내지 못할
경우 가해자가 낮은 처벌을
받을 수 있으니 최대한
기억을 잘 살려 진술해요.

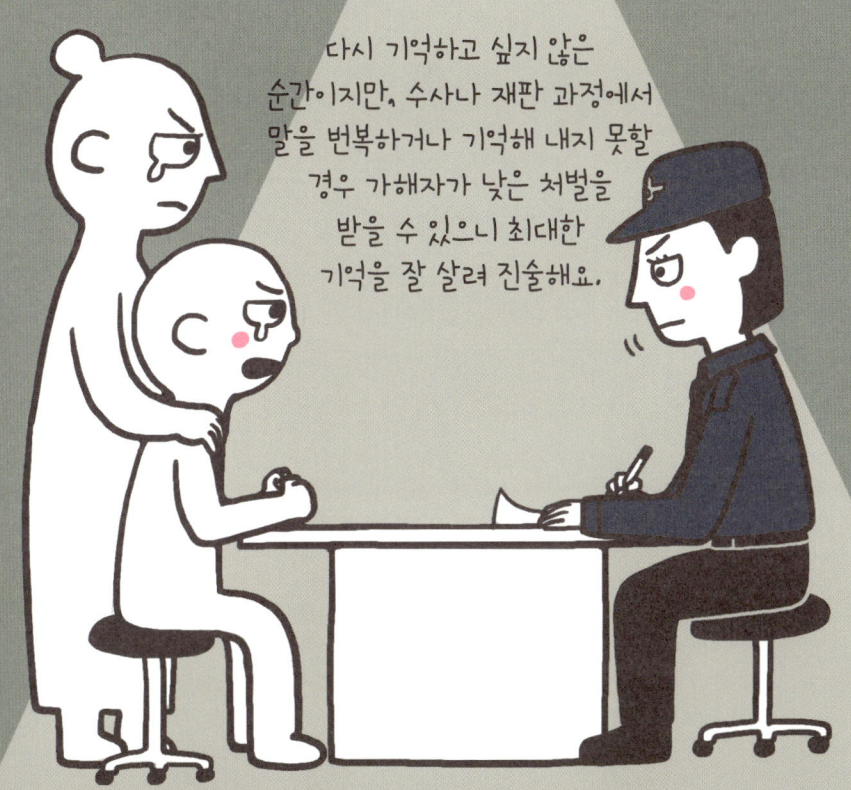

성폭력에 대한 대처

Q 여자가 남자를 성적으로 괴롭히는 것도 성폭력인가요?

성별에 관계없이 성적인 행위로 육체적 손상을 주거나 수치심을 느끼게 했다면 성폭력에 해당돼요.

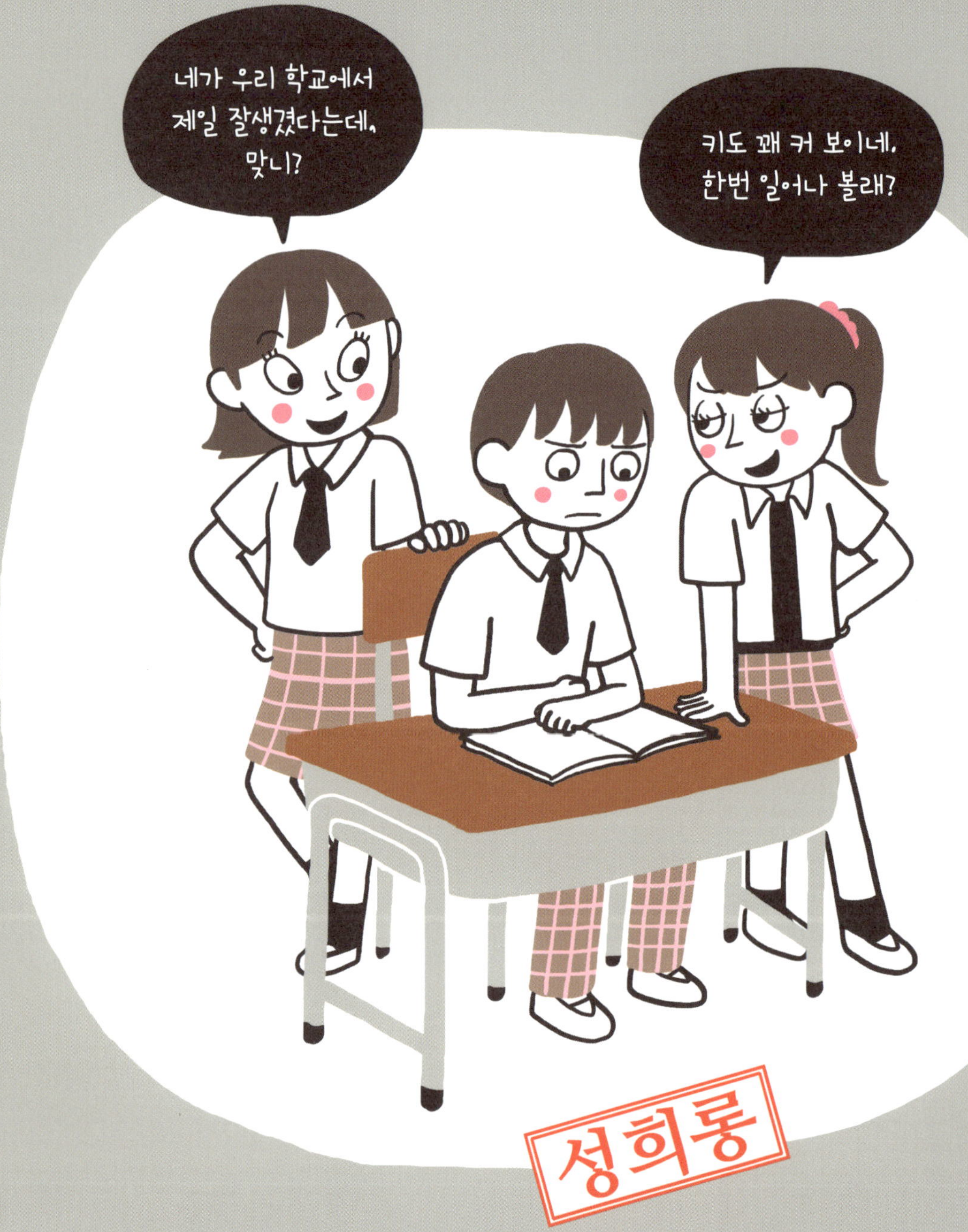

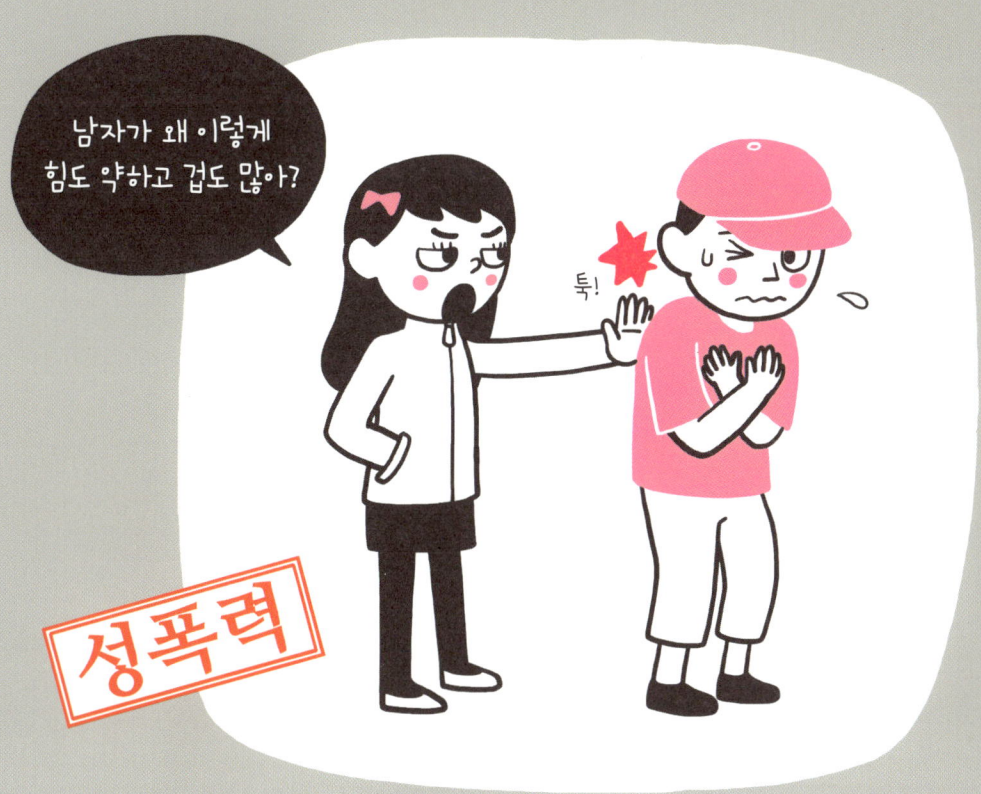

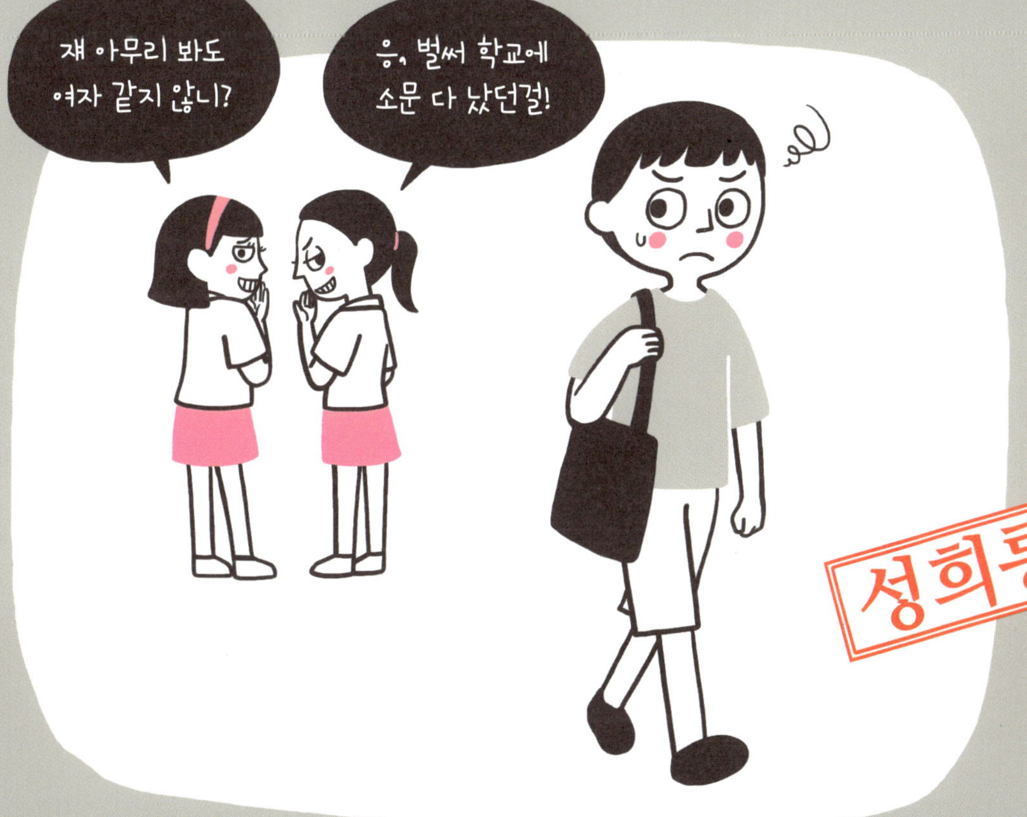

제8장
사랑과 결혼

결혼은 왜 할까?

만남과 데이트

처음 만난 남녀가 모두 다 서로에게 호감을 느끼는 것은 아니에요. 여러 번의 데이트를 통해 친근함과 편안함, 호기심과 안정감을 느끼면서 가까운 관계로 발전하지요.

나 혼자만의 짝사랑은 사랑이라고 말하기엔 부족한 것이 많아요.
사랑이란 같은 마음으로 서로를 바라보는 관계예요.
만일 사랑을 하고 싶다면 먼저
자신의 마음을 솔직하게 표현하는 것부터 시작하세요.

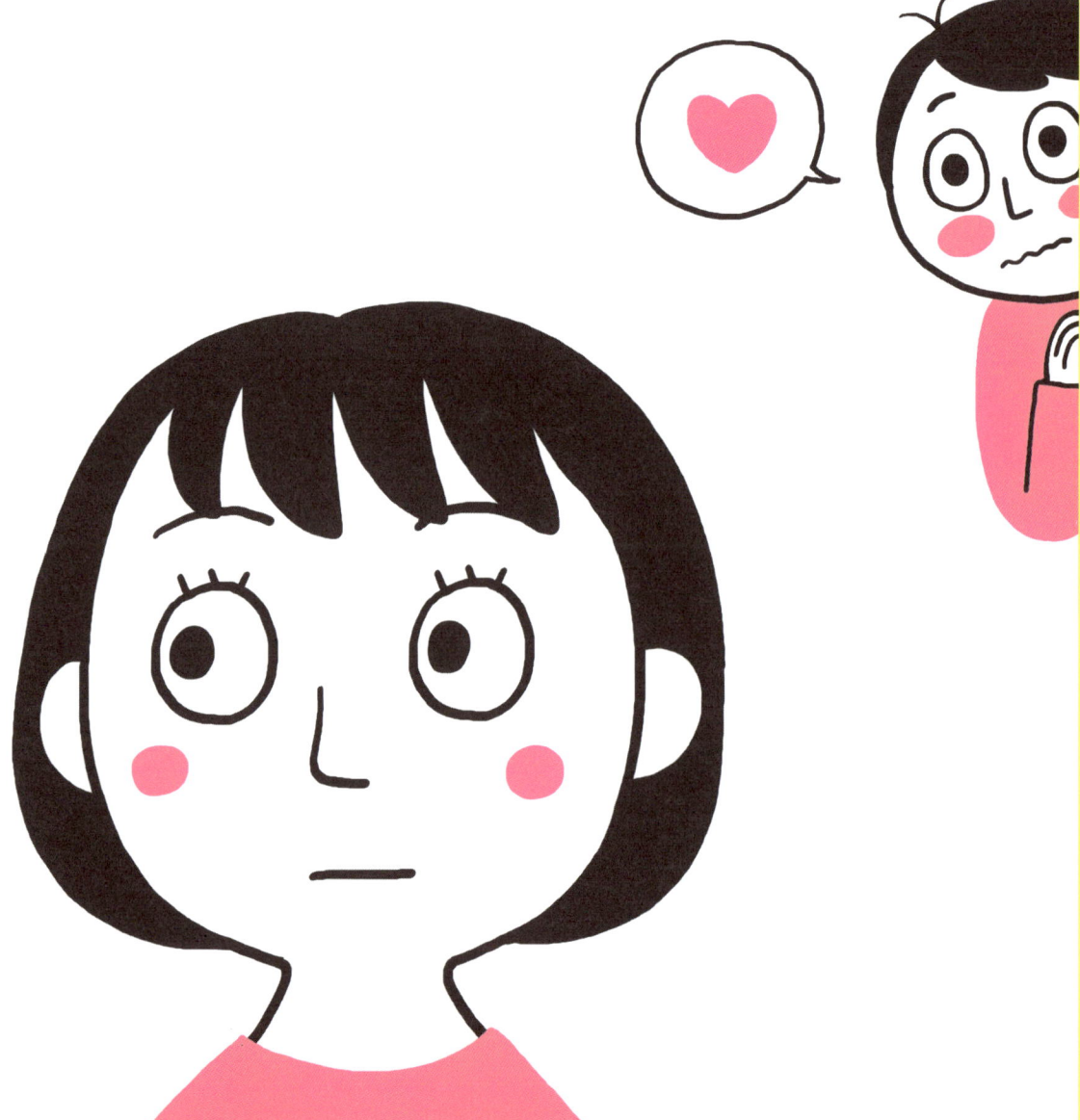

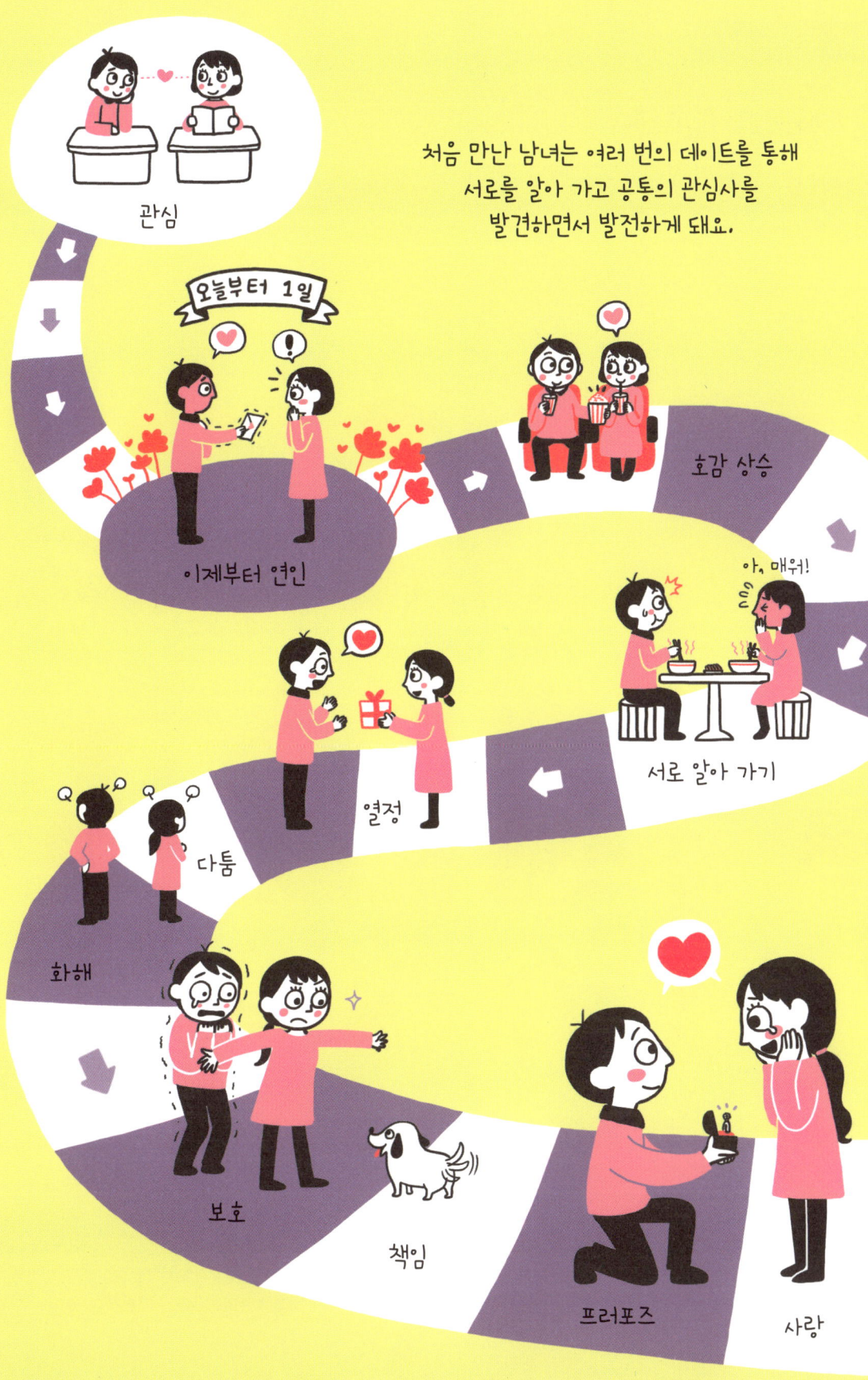

처음 만난 남녀는 여러 번의 데이트를 통해 서로를 알아 가고 공통의 관심사를 발견하면서 발전하게 돼요.

> 결혼은 왜 할까?

고백과 연인

어렵게 고백했다가 거절당해 상처받을까 봐 망설이고 피하기보다는 용기 내어 고백하는 쪽이 미련과 후회가 남지 않아요.

일방적인 자신의 마음을 표현하는 것은 불쾌감을 주거나 성추행으로 받아들여질 수 있으니 상대방을 배려하는 마음으로 예의를 갖추어 알려야 해요.

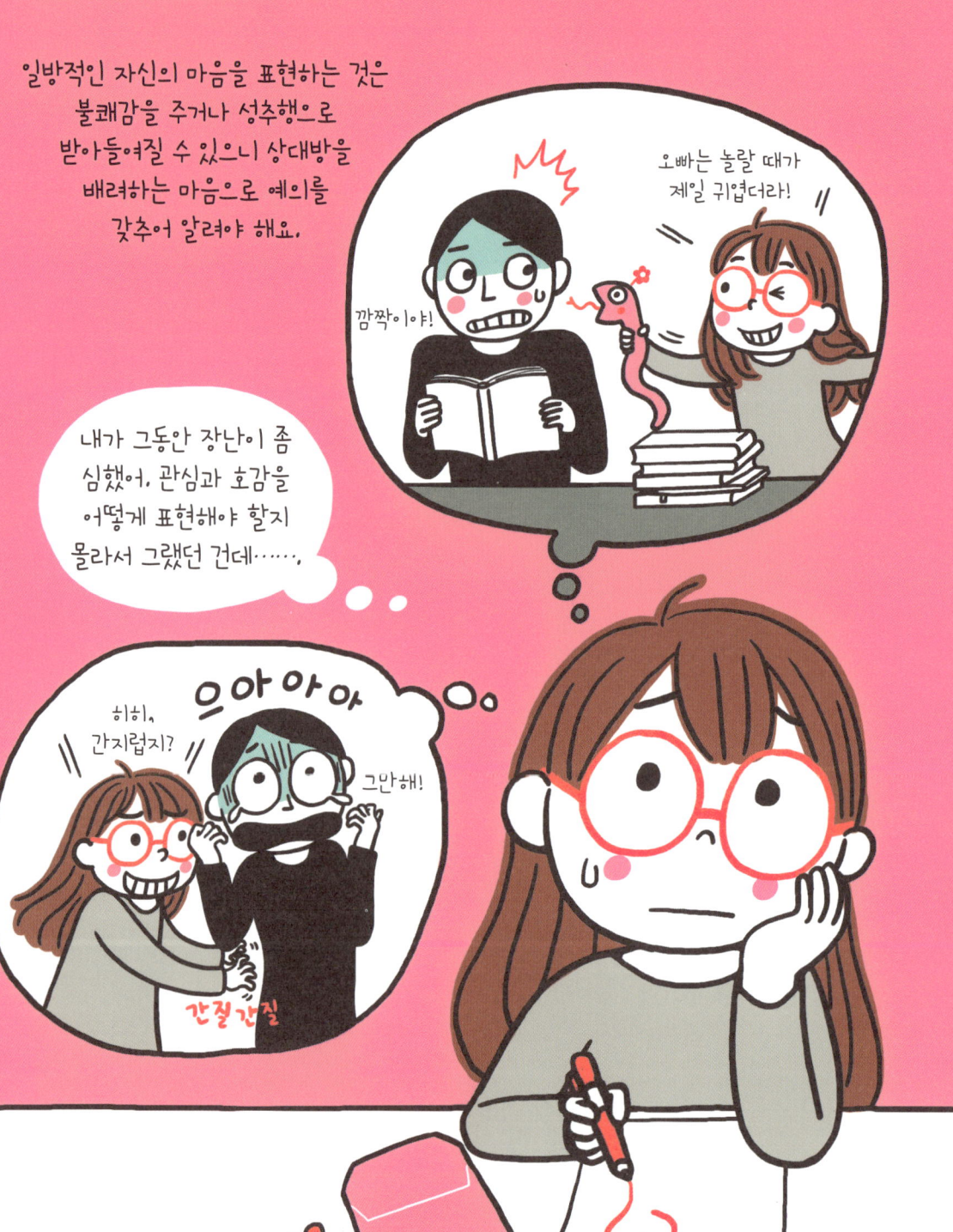

소심하고 말솜씨가 없다면 편지에 자신의 마음을
글로 표현하여 전하는 것도 좋은 방법이에요.

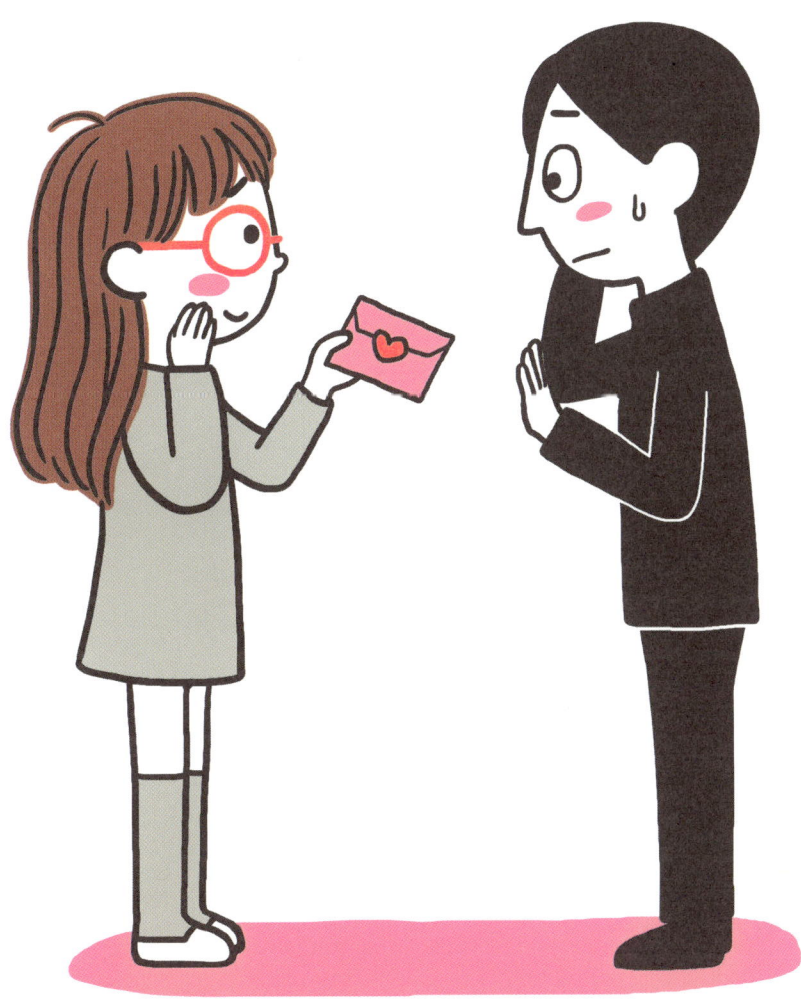

> 결혼은 왜 할까?

결혼과 성관계

사랑하는 사람이 프러포즈를 받아들이면 결혼식을 올리고 정식 부부가 되어 서로를 아끼고 사랑하면서 성관계를 하여 아기를 낳아요.

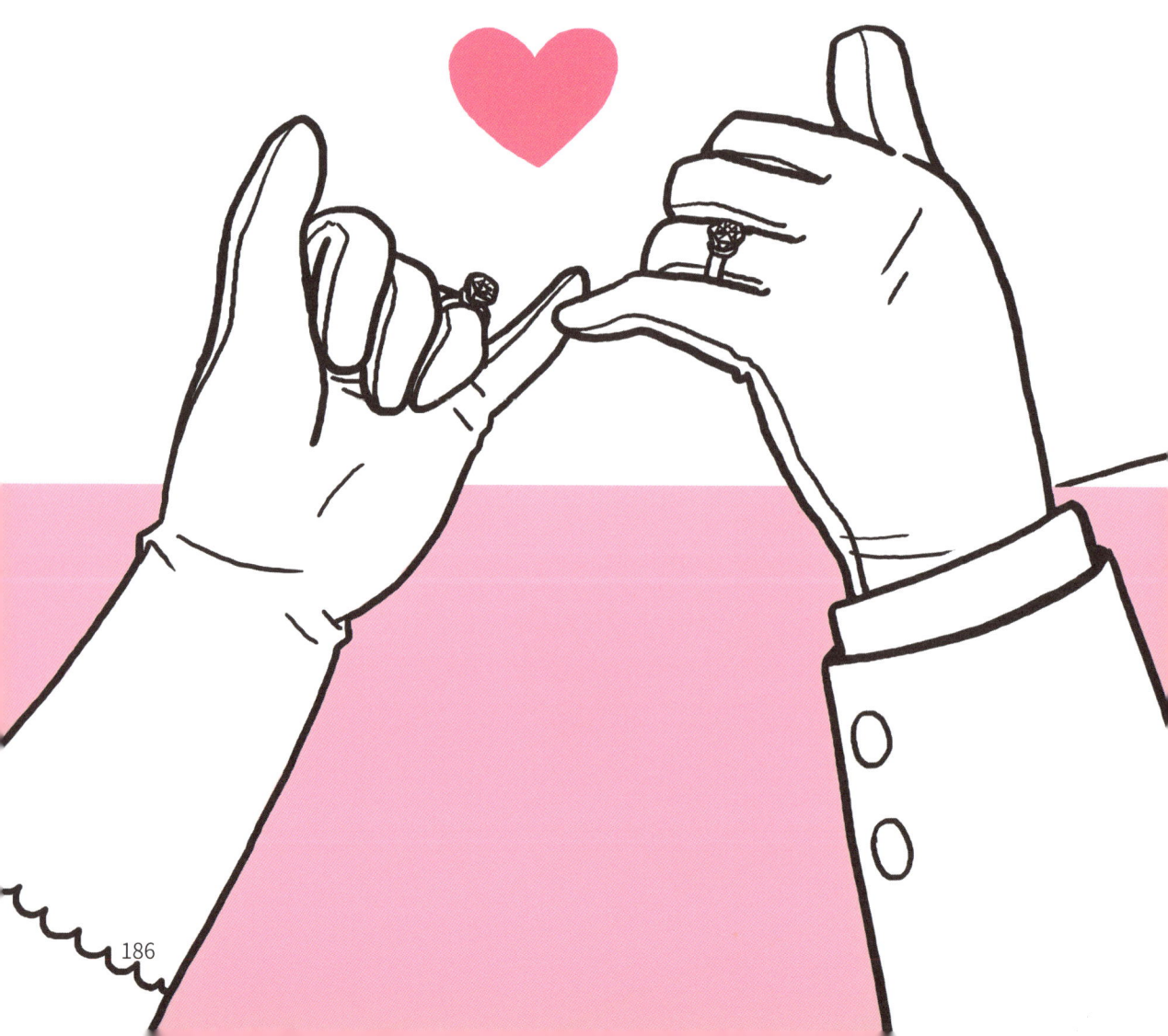

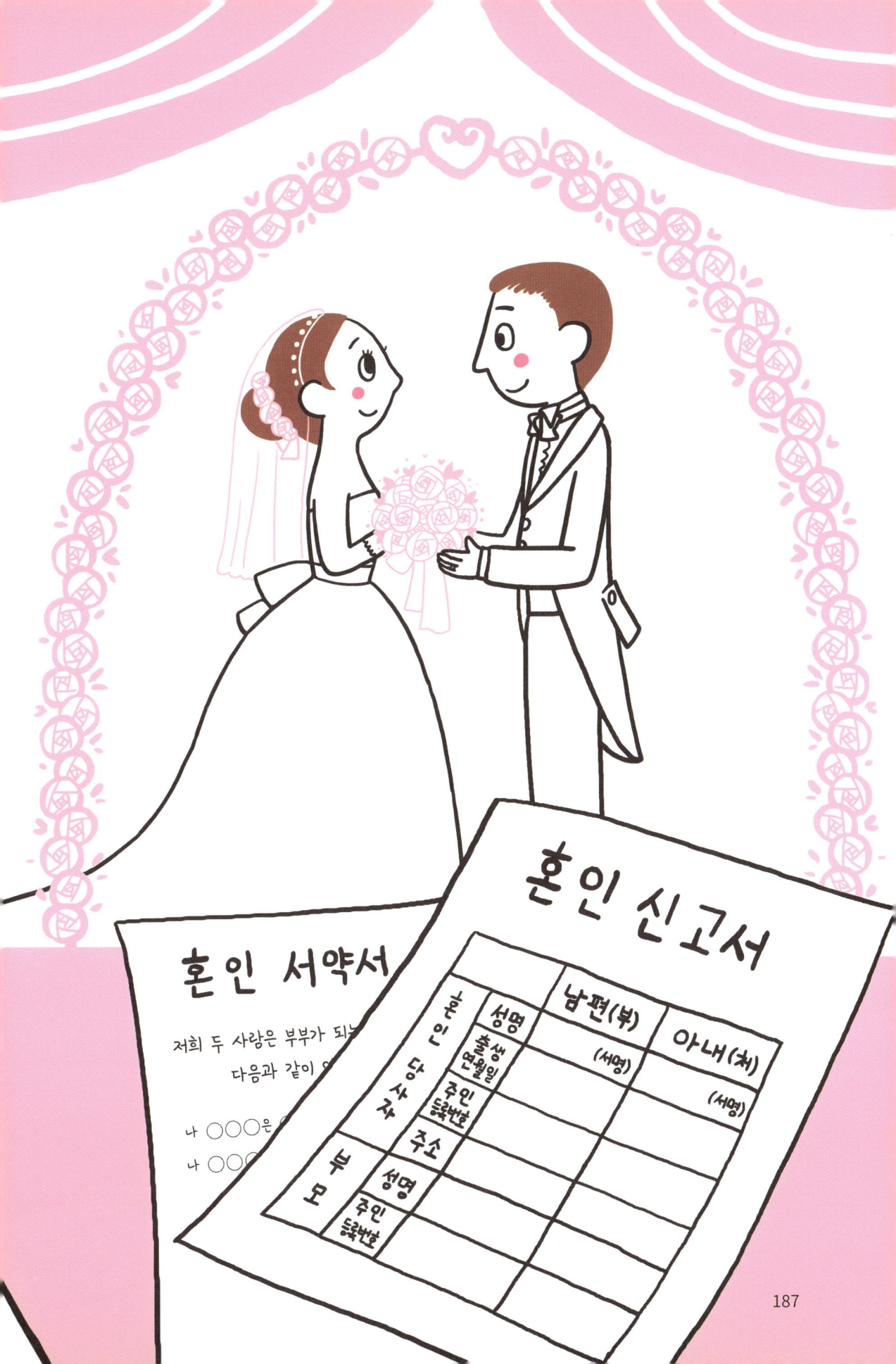

| 결혼은 왜 할까?

Q 결혼을 하지 않아도 아기를 낳을 수 있나요?

아기를 낳는 것과 결혼은 무관하며, 성인에 가까워진 남녀라면 생물학적으로
아기를 낳을 수 있어요.

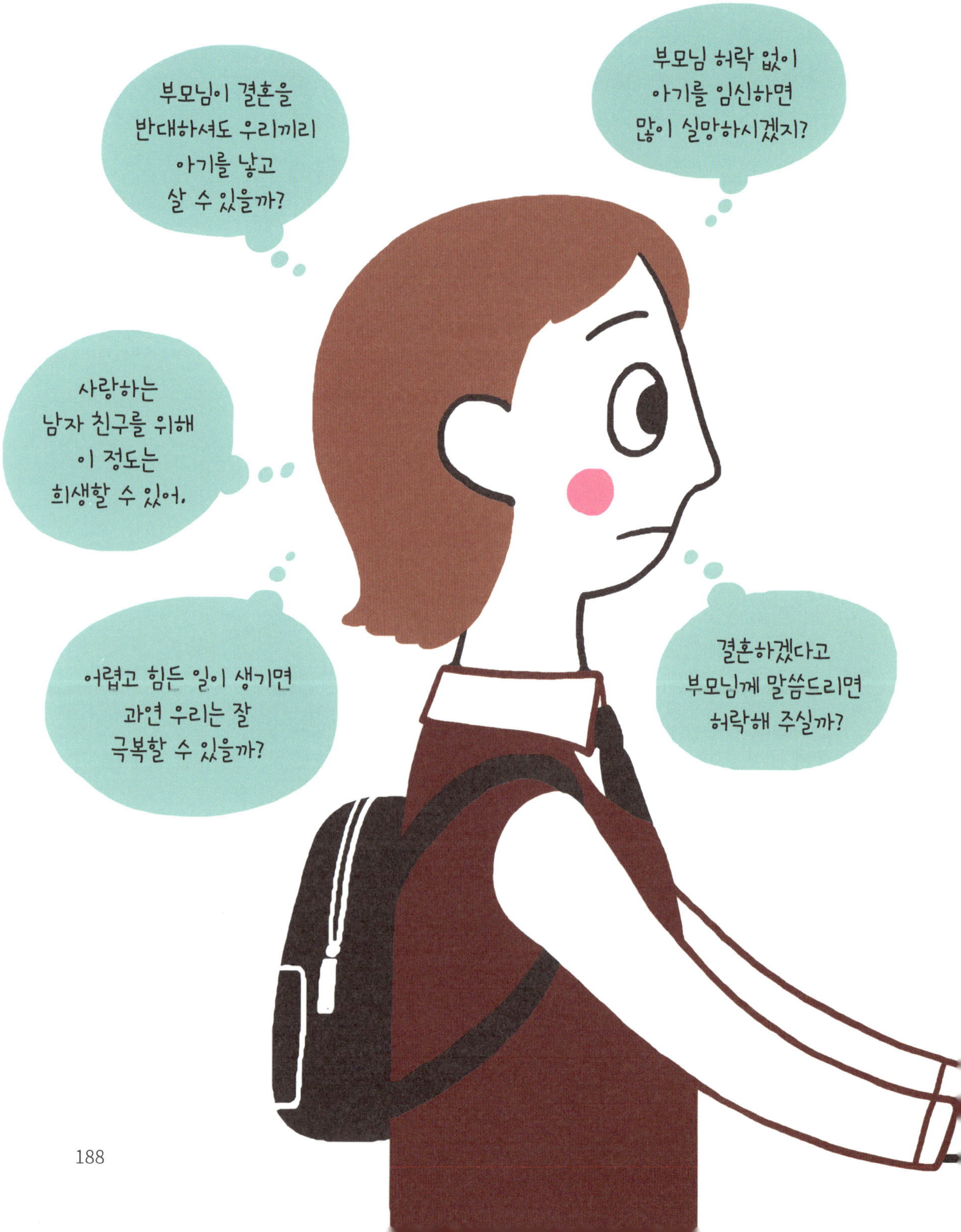

부모님이 결혼을 반대하셔도 우리끼리 아기를 낳고 살 수 있을까?

부모님 허락 없이 아기를 임신하면 많이 실망하시겠지?

사랑하는 남자 친구를 위해 이 정도는 희생할 수 있어.

어렵고 힘든 일이 생기면 과연 우리는 잘 극복할 수 있을까?

결혼하겠다고 부모님께 말씀드리면 허락해 주실까?

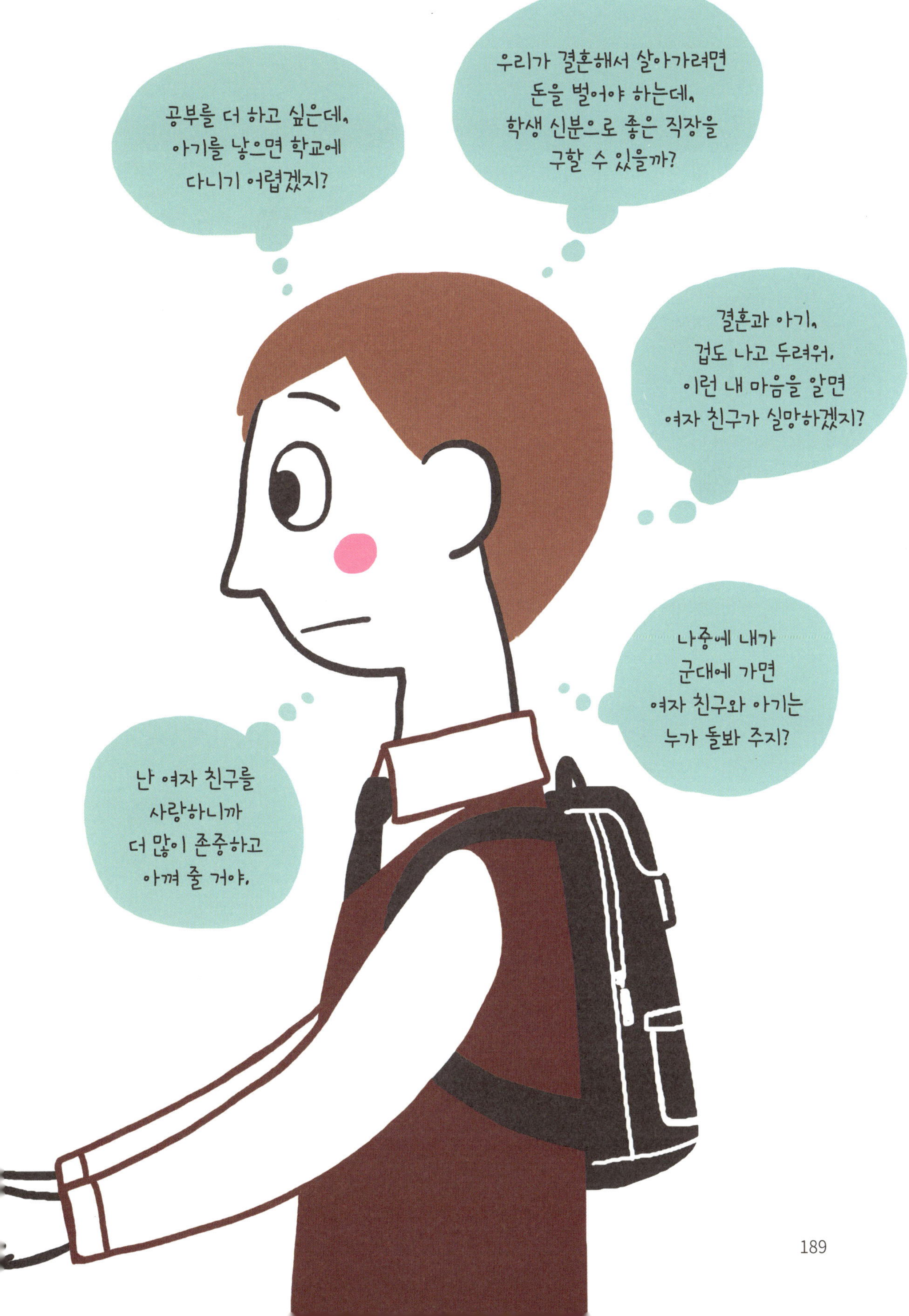

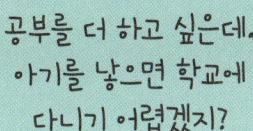

결혼은 왜 할까?

Q 어른들은 왜 청소년의 출산을 반대할까요?

좋아하는 사람과의 사이에 아기가 태어나는 것은 행복한 일이지만, 성급한 선택은 불행을 초래할 수 있어요.

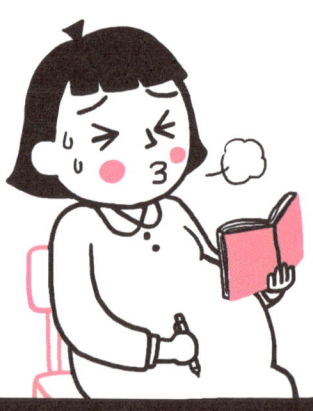

아기는 약 10개월간 엄마 배 속에서 자라요. 임신한 몸으로 학교에 다니며 공부한다는 것은 결코 쉬운 일이 아니에요.

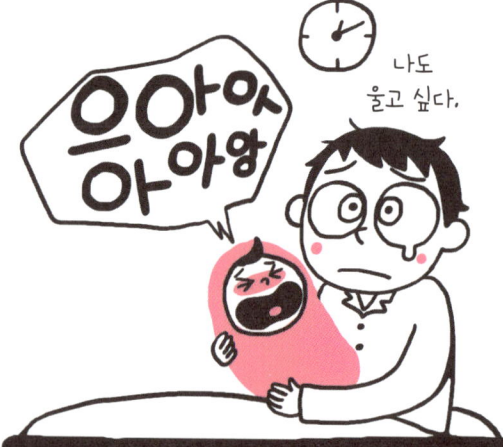

신생아는 보통 약 2시간마다 잠에서 깨어 울어요. 아기를 키우려면 하루 종일 관심을 가지고 돌보아야 해요.

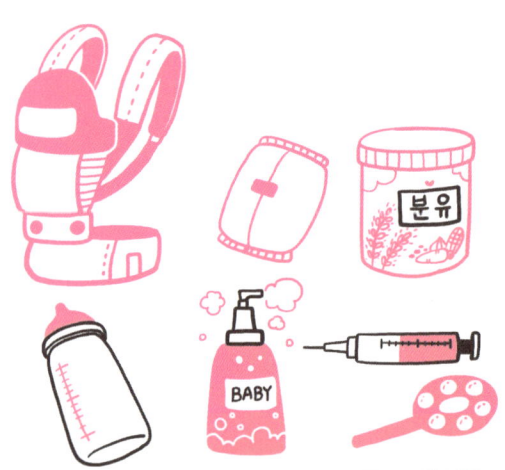

아기를 키우려면 기저귀와 분유, 예방 접종 등 비용이 많이 들기 때문에 부모의 경제적 자립은 매우 중요해요.

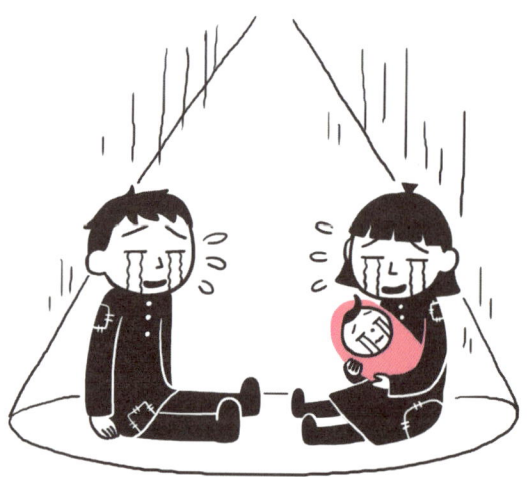

준비되지 않은 상황에서 성급한 선택을 하면 세 사람 모두 불행에 빠질 수도 있어요.

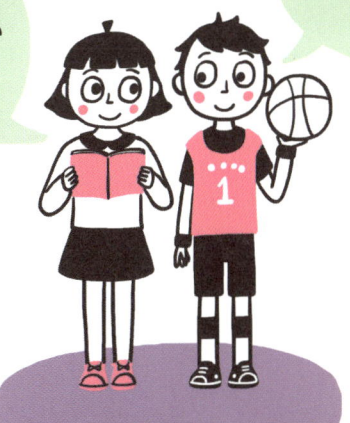
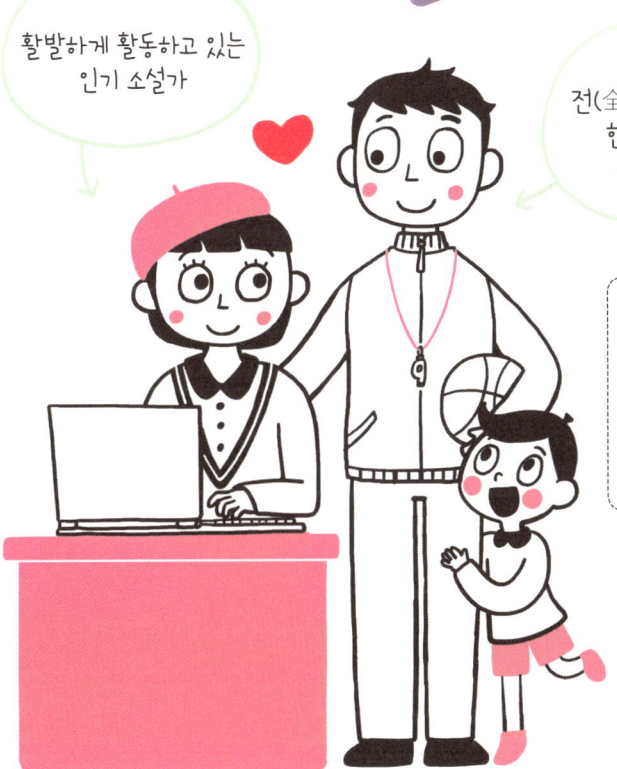

결혼은 왜 할까?

부부에서 가족으로

아기가 태어나면 부부는 '가족'이라는 작은 사회적 공동체를 완성시켜 부모로서의 책임감을 가지고 아기를 키워요.

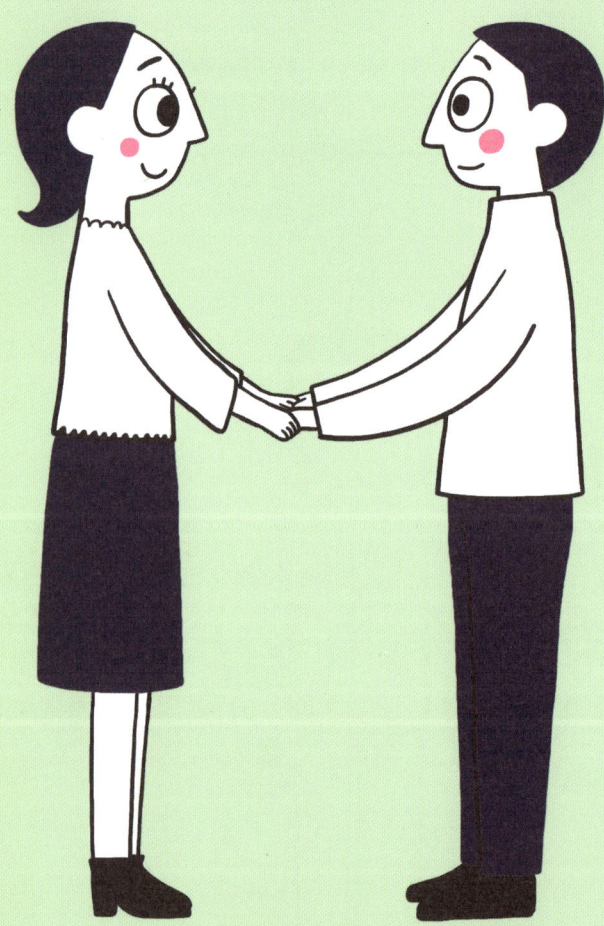

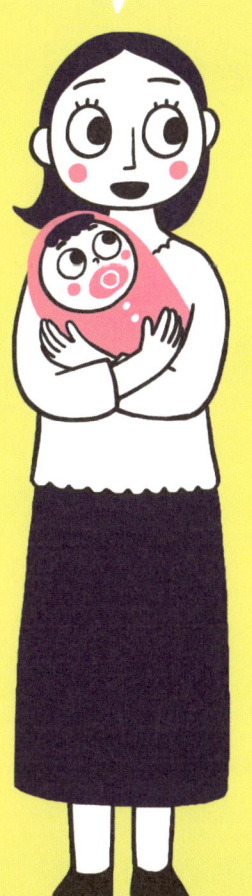
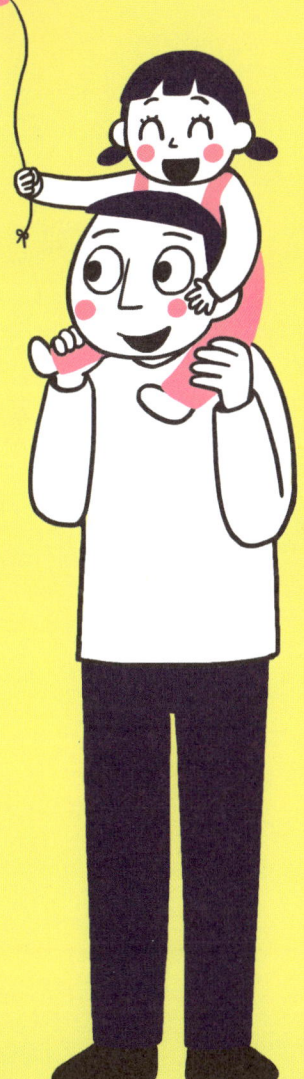

이혼은 왜 할까?

결혼의 약속을 깨는 이혼

행복을 위해 결혼했지만, 함께하는 것이 불행하다고 판단되면
결혼이라는 약속을 깨고 이혼을 선택하기도 해요.

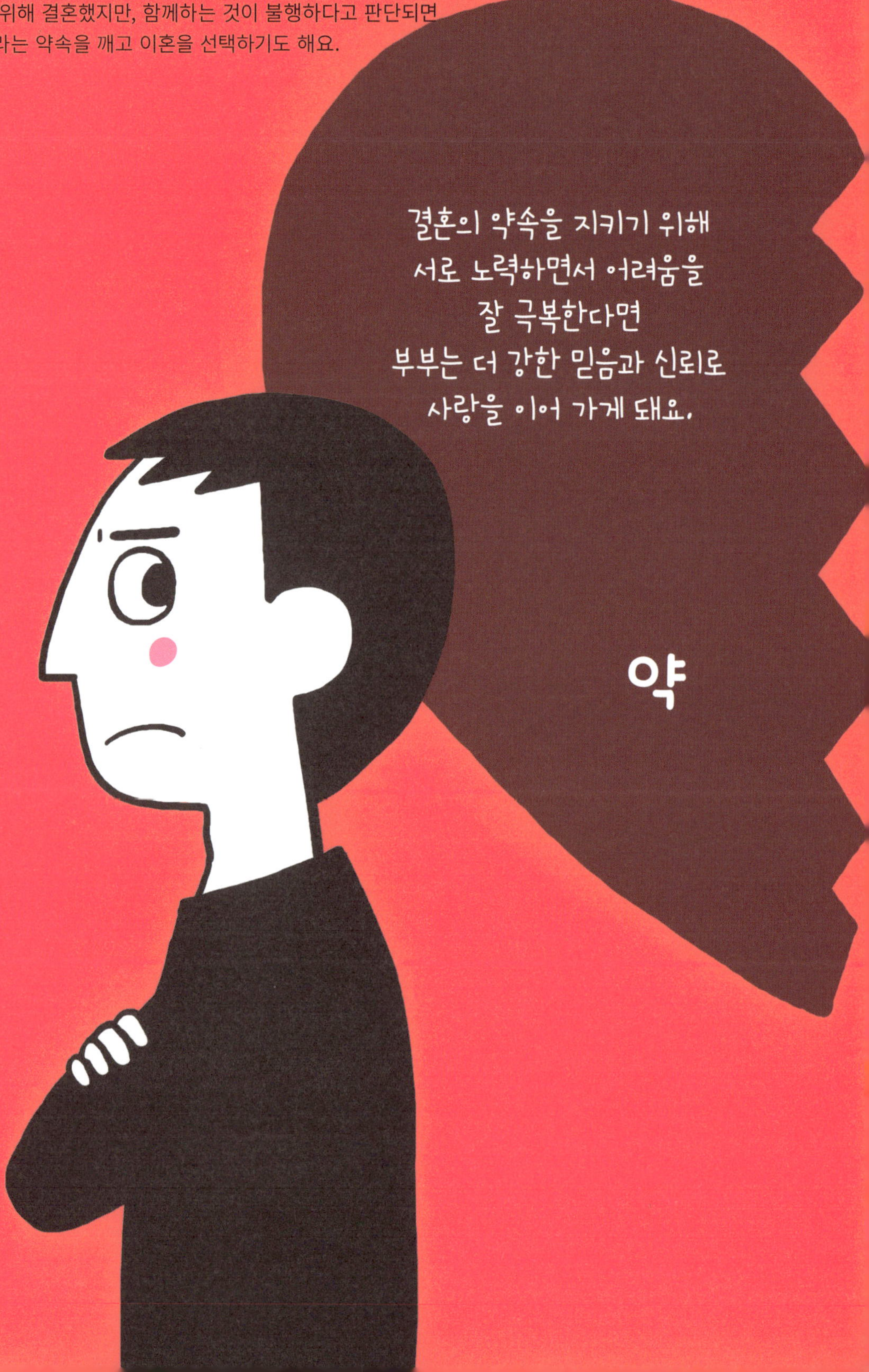

결혼의 약속을 지키기 위해
서로 노력하면서 어려움을
잘 극복한다면
부부는 더 강한 믿음과 신뢰로
사랑을 이어 가게 돼요.

약

결혼 생활이 회복될 수 없을 정도로 불행하여 이혼을 선택했다고 해서 무조건 나쁜 사람, 부족한 사람이라고 비난할 수는 없어요.

속

이혼은 왜 할까?

Q '한 부모 가족'이란 어떤 가족을 말하나요?

한 부모 가족이란 어느 한쪽의 부모와 자녀로 이루어진 가족을 말해요. 오늘날에는 다양한 가족의 모습으로 행복하게 살아가는 가정이 많아요.

핵가족
결혼하지 않은 자녀와 부모로 이루어진 가족

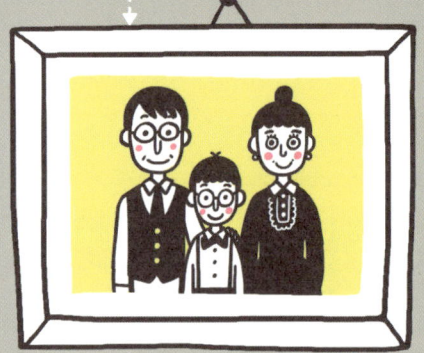

확대 가족
부모, 결혼한 자녀, 손자·손녀가 함께 사는 가족

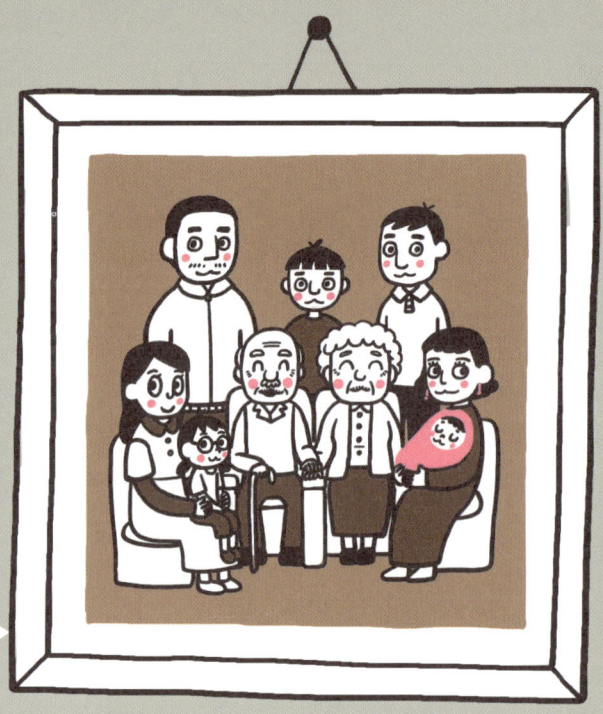

한 부모 가족
(미혼모, 미혼부, 미혼 부부 가족)
어느 한쪽의 부모와 자녀로 이루어진 가족

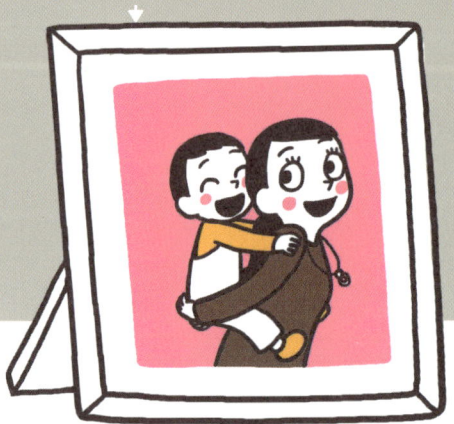

조손 가족
아이의 부모 없이 조부모와 손자·손녀가 함께 사는 가족

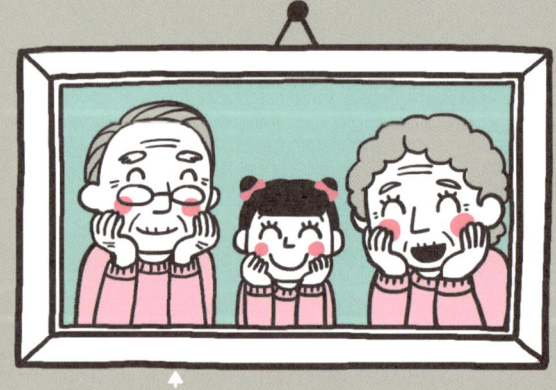

재혼 가족
부모의 재혼으로
이루어진 가족

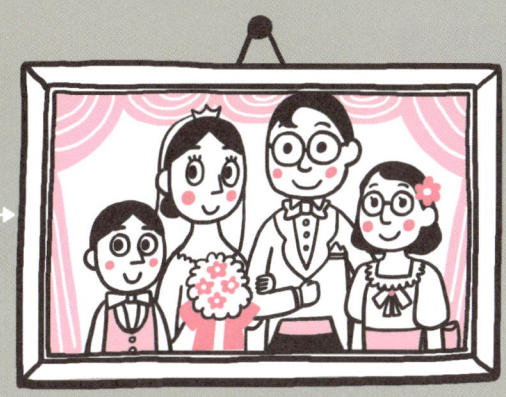

다문화 가족
서로 다른 국적을 가진
사람들로 이루어진 가족

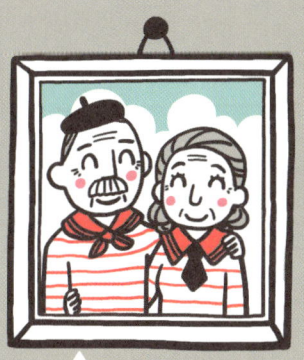

입양 가족
입양을 통해
이루어진 가족

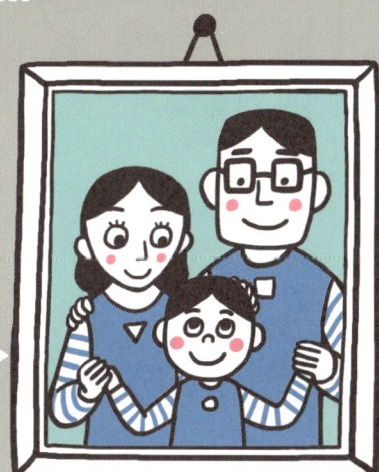

노인 부부 가족
자녀와 함께 살지 않는
노인 부부 가족

부부 가족
(딩크족)
아이를 낳지 않고
부부만 사는 가족

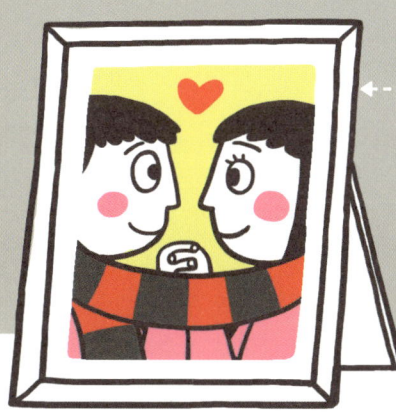

이성애와 동성애

보편적인 사랑과 소수자

사랑이란 성기가 다른 두 이성의 만남이 아니라, 사람과 사람이 서로를 아껴 주고 존중하는 다양한 마음을 의미해요.

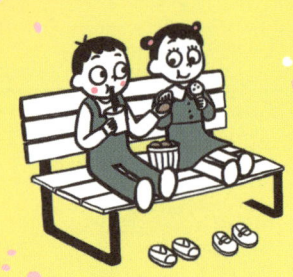

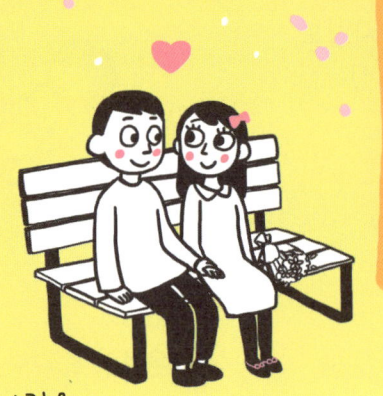

이성 간의 사랑을
'이성애'라고 해요.

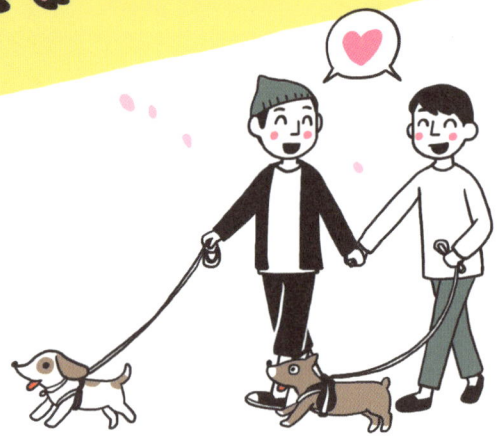

이성애자이건 동성애자이건
아끼는 마음은 같아요.

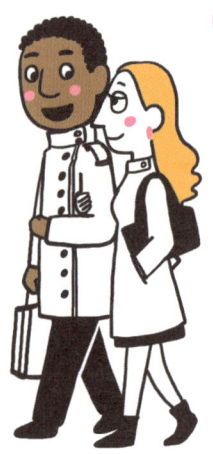

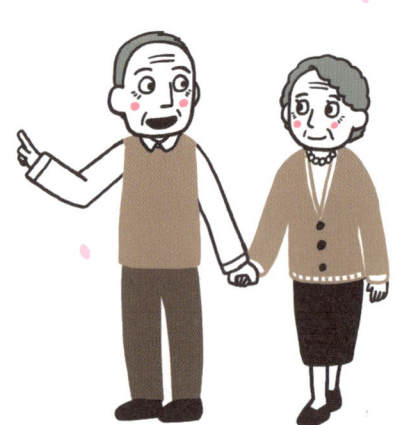

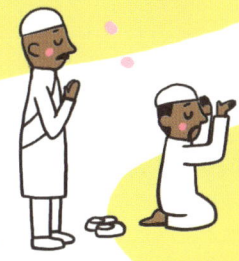

소수 종교를 믿는 사람도
소수자라고 할 수 있어요.

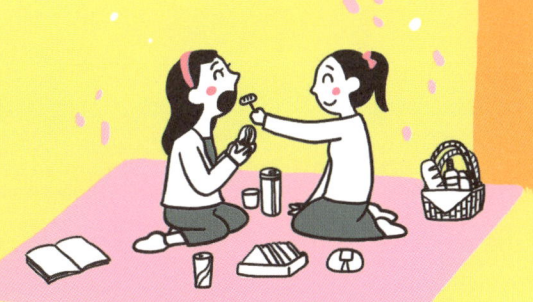

동성 간의 사랑을
'동성애'라고 해요.

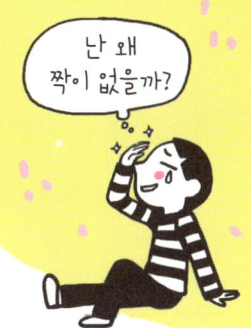

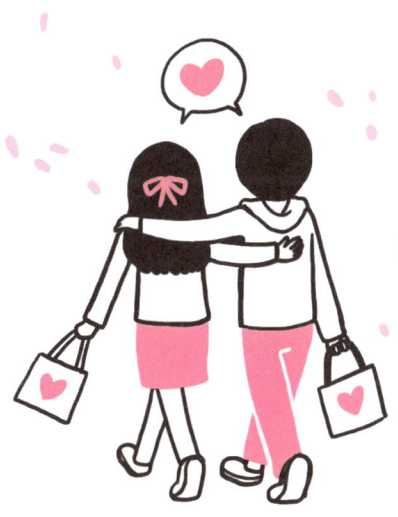

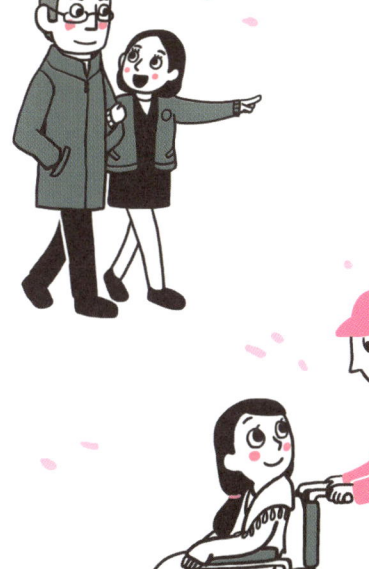

중요한 것은 남자와 여자가 아니라
사람과 사람 간의 사랑이며, 사랑은 어떤 형태이건
소중하므로 모두 존중받아야 해요.

이성애와 동성애

동성애를 바라보는 시선

성은 다양한 관점에서 바라보아야 하며, 성 소수자를 잘못된 대상이나 고쳐야 할 대상으로 보는 것은 옳지 않아요.

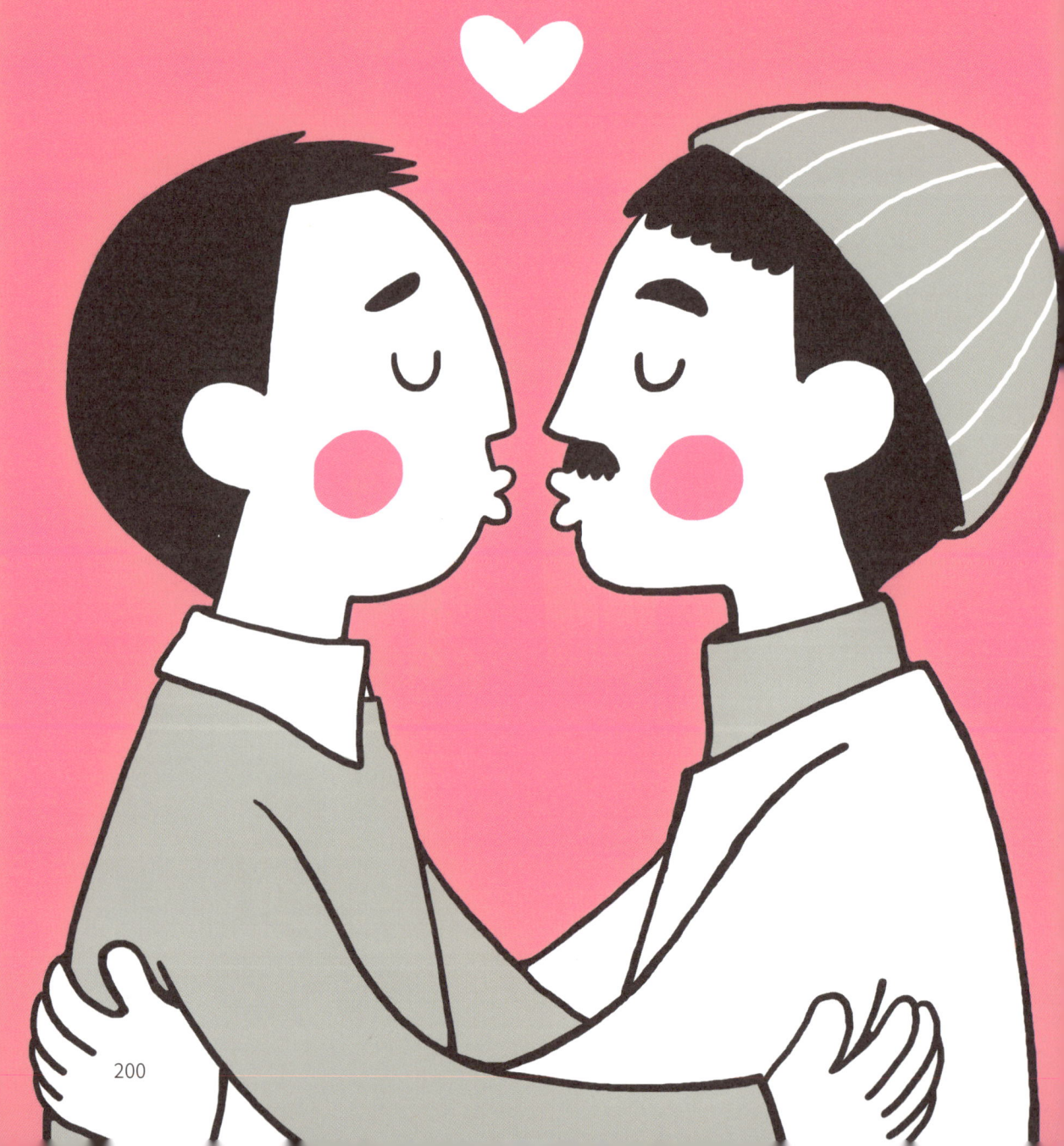

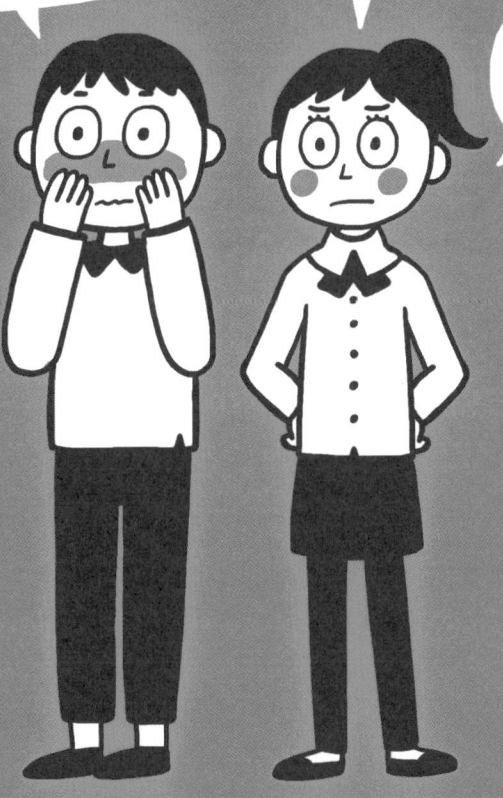

사춘기 청소년은 성 정체성을 찾아 가는 시기라서 자신의 사랑의 방향이 이성애인지 동성애인지 혼란스러울 수도 있어요.

이성애자라도 주위 시선을 의식하지 않고 과한 애정 표현을 한다면 예의가 없다고 손가락질을 받게 돼요.

동성애는 아직 우리 사회에서 존중받지 못하고 있지만, 성의 다양성도 사회의 여러 가지 다양성 중 하나로 받아들여질 때 사회는 보다 건강하게 발전할 수 있어요.

성평등과 존중

진정한 성평등

일상생활 속 성평등은 우리가 느끼지 못할 정도로 미묘하게 어긋나 있는 경우가 종종 있어요.

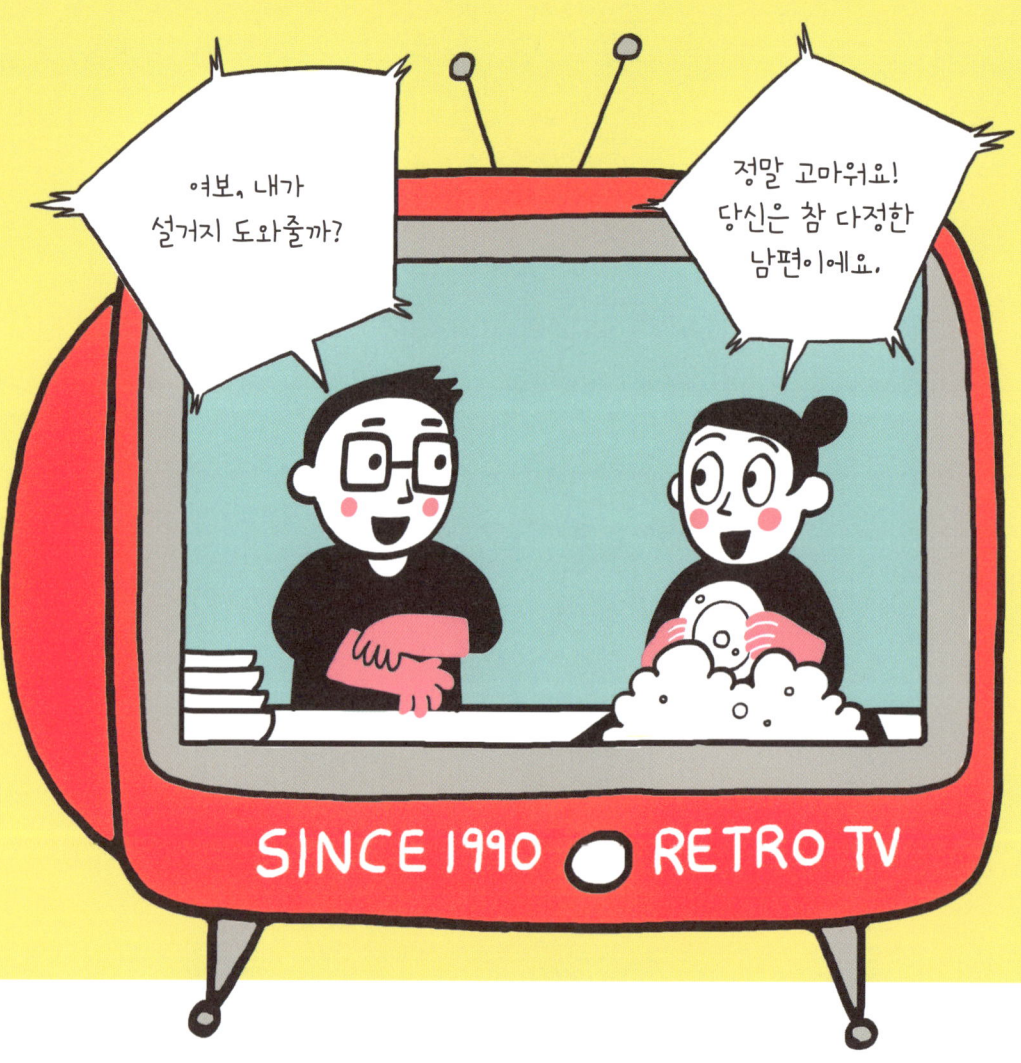

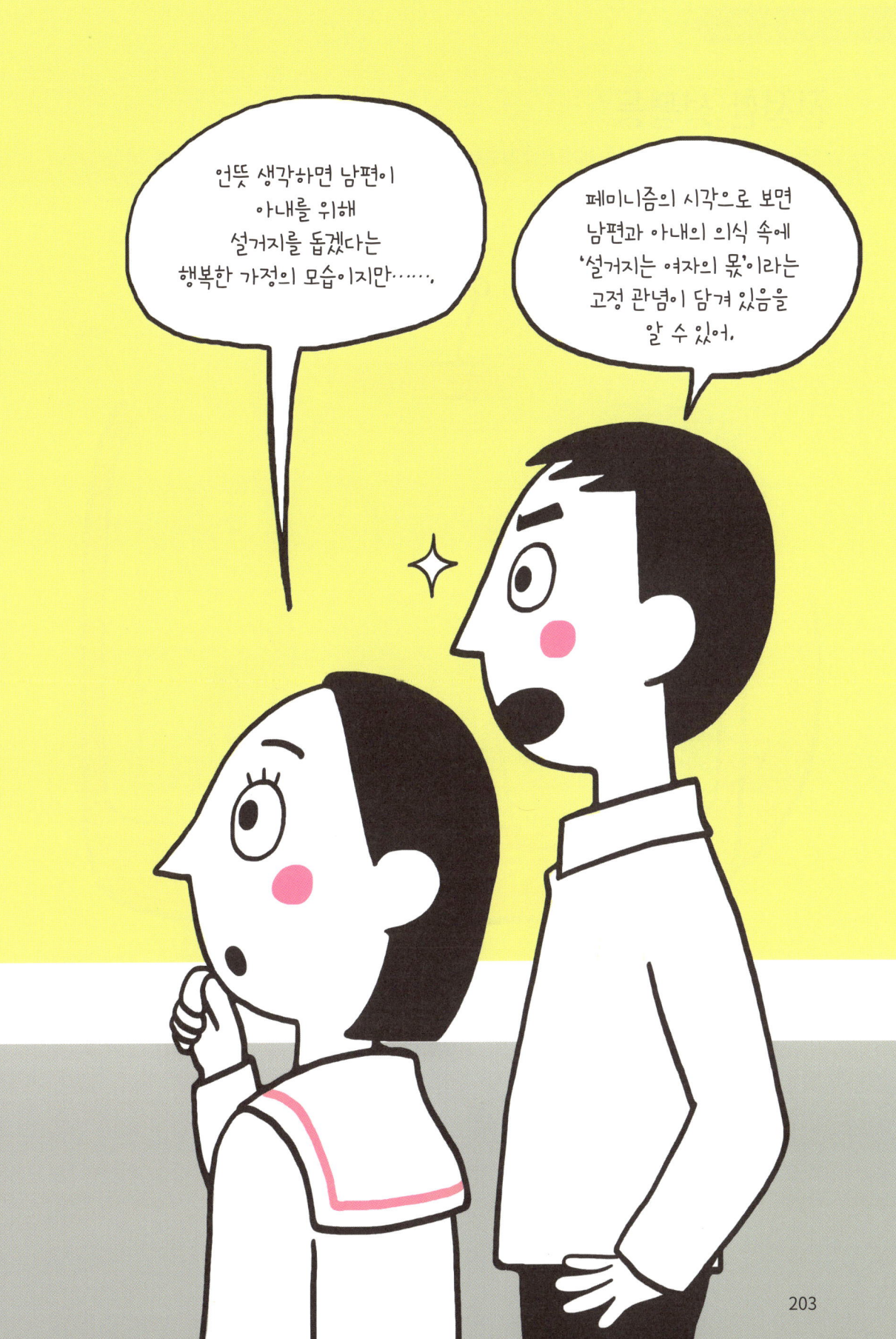

성평등과 존중

페미니즘이란?

가부장제와 남성 중심주의를 개선해 나가고자 하는 다양한 열린 흐름의 사회·정치적 운동과 이론들을 가리켜 '페미니즘'이라고 해요.

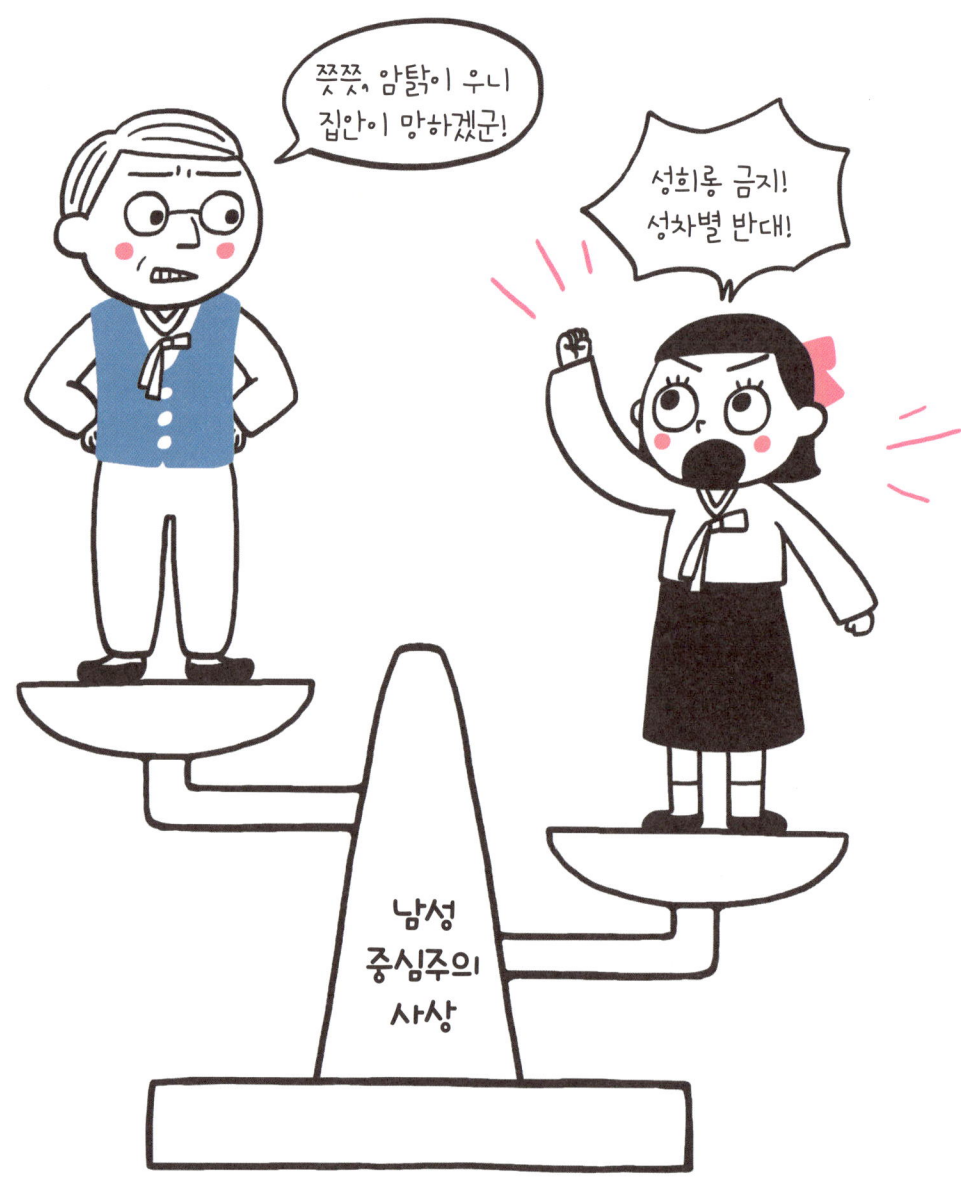

옛날부터 이어져 왔던 가부장제와 남성 중심주의는
여성들에게 많은 억압과 차별을 주었어요.

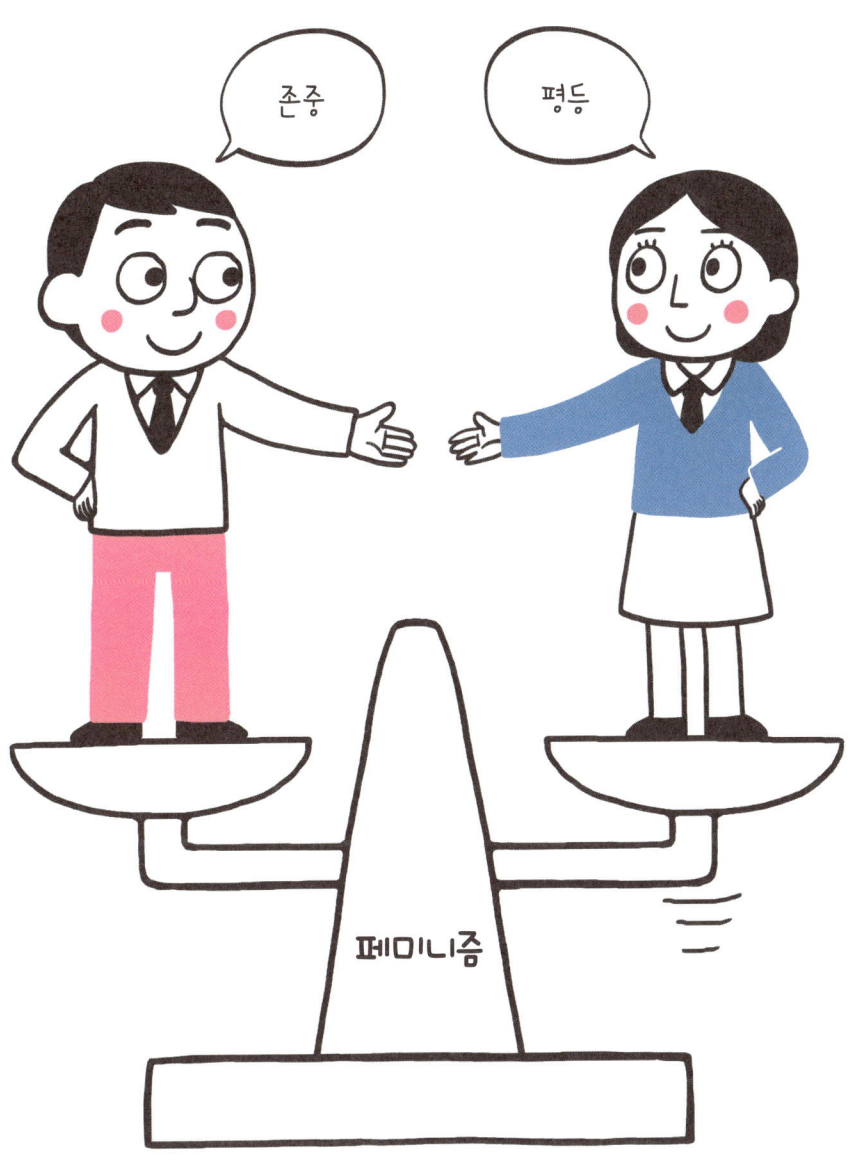

오늘날 여성들의 권리와 사회적 참여가 늘어나면서
여성의 주체성이 확립되고 다양한 평등 의식이 생겨났어요.

성평등과 존중

미디어와 페미니즘

미디어에서 언급되는 페미니즘은 남성 혐오적인 여성 운동으로 보이기도 하는데, 페미니즘의 원래 의미는 성별로 인해 발생하는 차별을 없애야 한다는 견해예요.

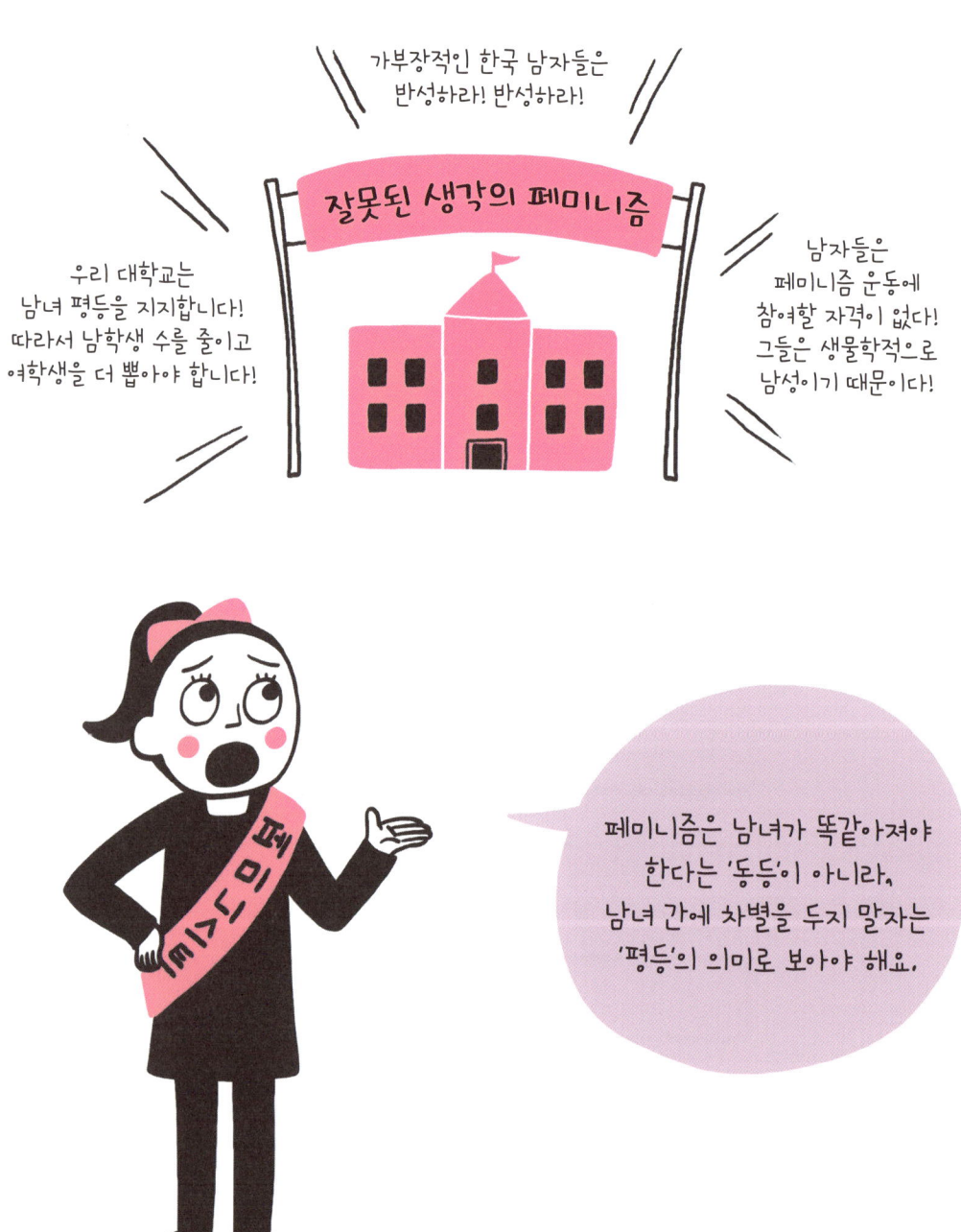

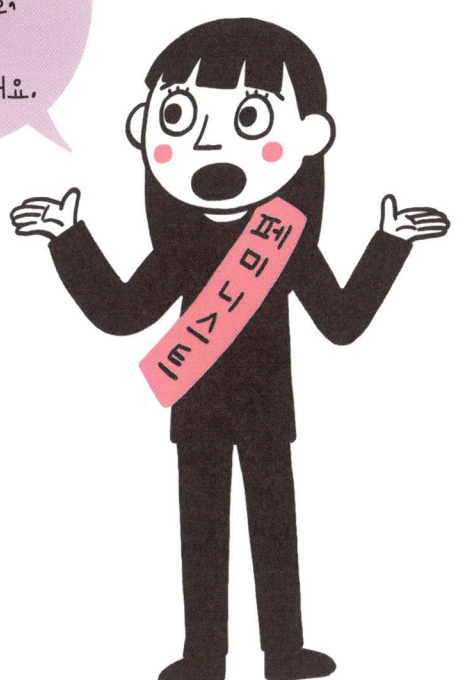

가부장제란 구조 그 자체를 지적하는 것이므로 여성이 여성을, 어머니가 자녀를 지배하고 통제하는 것도 가부장제에 해당돼요.

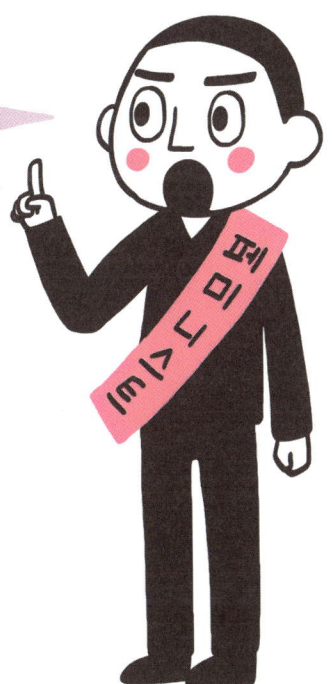

페미니스트란 모든 사람 간의 차별을 없애고자 노력하는 사람을 말하므로, 꼭 여성일 필요는 없어요.

성평등과 존중

혐오와 페미니즘

우리나라에서의 페미니즘은 단순히 여성을 위한 것으로만 생각하는 경향이 있는데, '여성 우월'과 '남성 혐오'의 이분법적 모습으로 보는 것은 옳지 않아요.

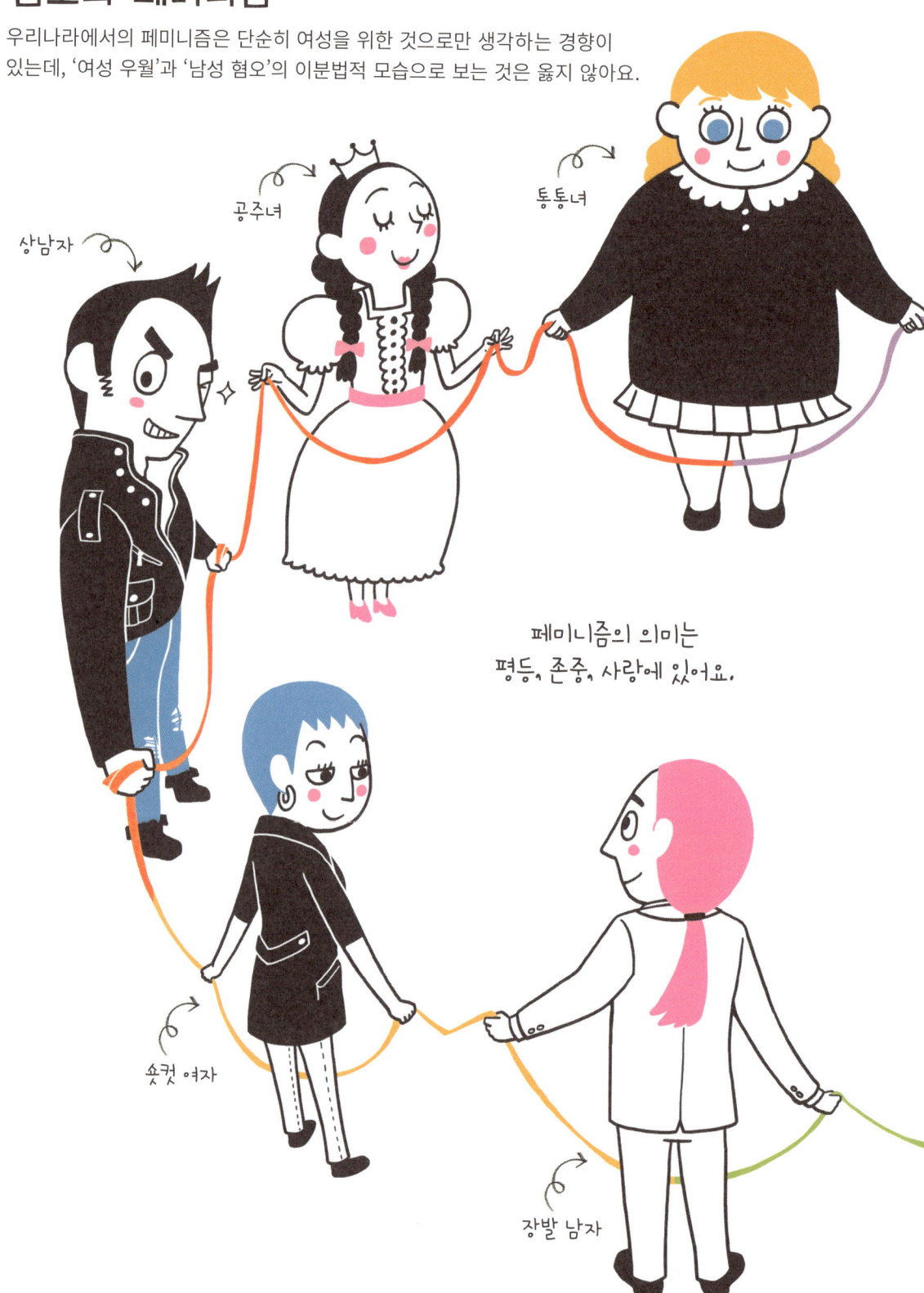

페미니즘의 의미는 평등, 존중, 사랑에 있어요.

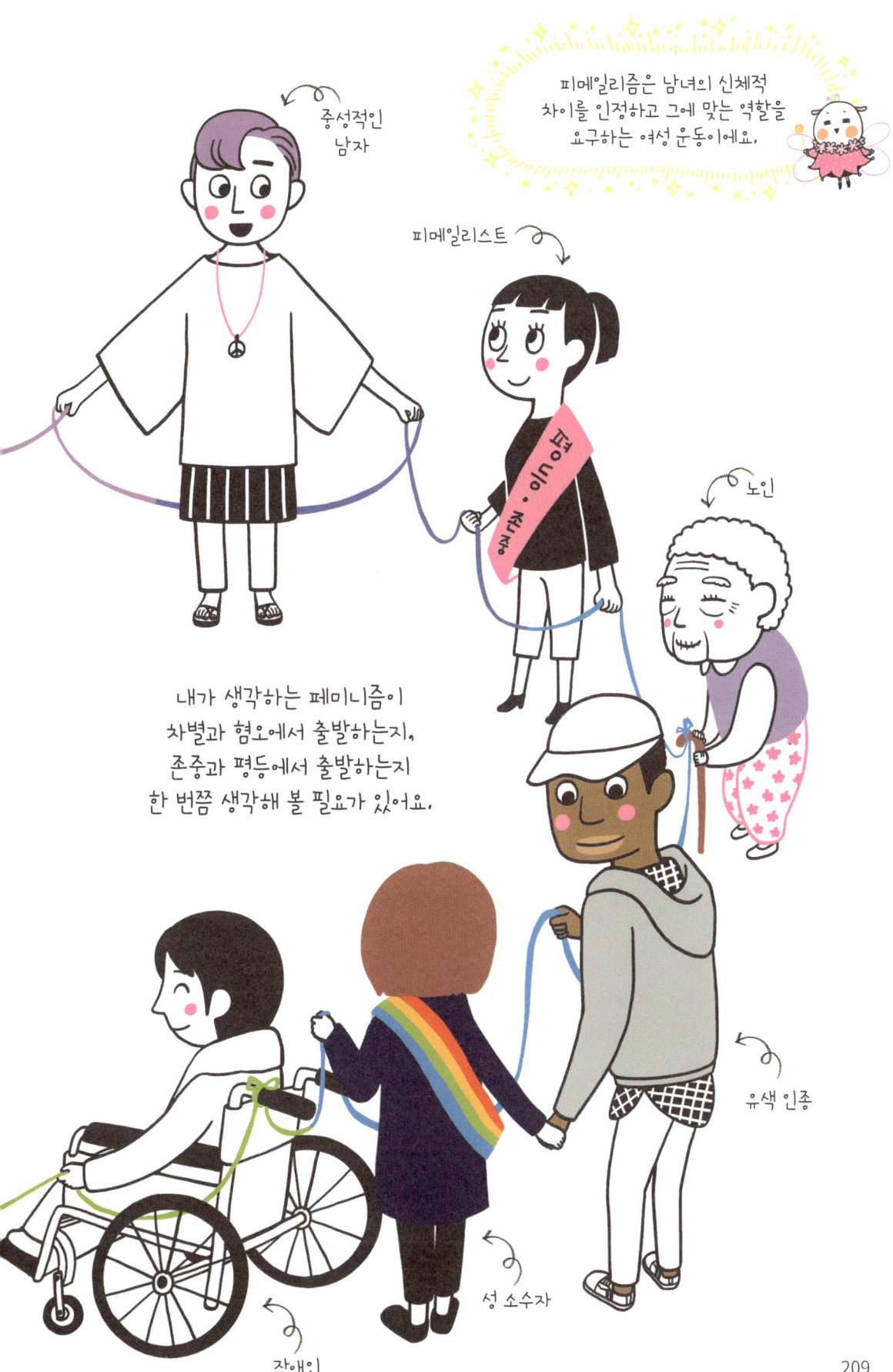

마치는 글

부모님이 겪었던 사춘기, 우리도 겪고 있는 사춘기

신체적, 정신적으로 성장해 간다는 것은 여러분의 목표이자 바람일 것입니다. 그러나 미처 자신이 깨닫기도 전에 빠른 속도로 변해 간다는 것에 당혹스럽기도 할 것입니다. 성(性)이란 이성과 내가 다르다는 것을 알게 해 주며, 또한 그로 인해 호기심이 생기고 놀라운 경험도 하게 됩니다.

어른들은 여러분들이 겪게 될 사춘기를 '혼란기'라면서 걱정합니다. 시대만 다를 뿐 사춘기는 과거에 부모님도 겪었던 일이고, 현재 여러분도 겪고 있는 과도기입니다. 수많은 걱정들과 시행착오라는 불안정한 과도기는 충분히 헤쳐 나갈 수 있으니 걱정할 필요 없고 두려워할 필요도 없습니다.

성을 배운다는 것은 우선적으로 성 지식과 성폭력 예방 교육에 도움이 됩니다. 하지만 이보다 더 중요한 의미가 있습니다. 바로 성교육으로 인해 성장하는 나를 이해하고, 나 자신을 사랑하는 법을 배울

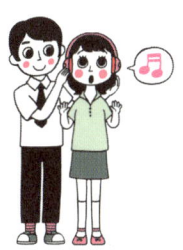

　수 있다는 것입니다. 또 그 과정에서 나와 타인, 이성을 이해하고 존중하며 어른이 되어 가는 방법을 배울 수 있습니다.

　사랑을 배운다는 것은 매우 중요한 일이며 또한 큰 행복입니다. 하지만 가만히 있어도 저절로 찾아오는 것은 아닙니다. 언젠가 사랑이 찾아온다면 거절의 반응을 두려워하지 말고 솔직한 자신의 감정을 표현하기 바랍니다. 상처를 받을 수도 있겠지만 여러분은 그만큼 성장할 것입니다.

　단, 사랑에는 책임이 따릅니다. 현재 여러분이 책임질 수 있는 선은 어디까지인지 생각해 보고, 그에 맞는 사랑을 아름답게 키워 가기를 바랍니다.

Q & 아빠 생각

Q 왜 사춘기가 되면 화장을 하고 싶어 할까요? 014

Q 사춘기 아이들이 이상형에게 관심을 쏟는 이유는 무엇일까요? 018

Q 사춘기가 되면 키가 안 크나요? 024

Q 사춘기가 되면 부모님과 자주 싸우게 되는 이유가 뭘까요? 034

Q 동성 친구보다 이성 친구와 더 친하면 이상한 건가요? 040

Q 왜 성장하면서 남녀의 놀이 방법이 달라질까요? 058

Q 여자는 브래지어를 꼭 착용해야 하나요? 072

Q 음낭은 왜 늘었다 줄었다 하나요? 080

Q 초경 후 한참 지났는데 아직도 월경 주기가 불규칙해요! 094

Q 생리대를 꼭 사용해야 하나요? 100

Q 옛날에도 생리대가 있었나요? 101

Q 성관계 때 음경이 발기되는 이유는 무엇인가요? 106

Q 자위하면 키가 안 크나요? 116

Q 자위를 하면 죄책감이 들어요! 117

Q 자위 횟수를 조절할 수 있나요? 118

Q 사람은 왜 남자와 여자로 나뉘어 태어날까요? 124

Q 남자와 여자는 왜 성관계를 하나요? 126

Q 임신하면 배가 얼마나 나오나요? 132

Q 쌍둥이는 왜 생기나요? 134

Q 아기를 낳는 고통은 얼마나 큰가요? 136

Q 어른들은 왜 음란물을 보나요? 150

Q 음란물을 멀리할 방법이 있을까요? 152

Q 여자가 남자를 성적으로 괴롭히는 것도 성폭력인가요? 178

Q 결혼을 하지 않아도 아기를 낳을 수 있나요? 188

Q 어른들은 왜 청소년의 출산을 반대할까요? 190

Q '한 부모 가족'이란 어떤 가족을 말하나요? 196

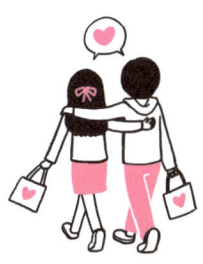

성교육 하는 아빠의 괜찮아, 사춘기

초판 1쇄 발행 · 2020년 5월 14일
초판 3쇄 발행 · 2024년 7월 1일

글 · 박제균
그림 · 김혜선
발행인 · 김혜선
책임 편집 · 조경영
디자인 · 공하나
구성 작가 · 조지은

발행처 · 고양이뿔
등록 번호 · 제 2018-000073호
주소 · 경기도 광명시 범안로996번길 6, 1016호
전화 · 070-4575-0755
팩스 · 0303-3444-0601
홈페이지 · http://goyangbb.com/
이메일 · goyangbb@naver.com

© 박제균, 김혜선 2024

ISBN 979-11-962324-4-3 (77330)

＊ 이 책은 저작권법에 의해 보호받고 있으므로 (주)고양이뿔의 동의나 허락 없이 내용이나 그림을 어떠한 형태로도 사용할 수 없습니다. 이를 어기고 무단으로 사용할 경우 법적 제재를 받게 됩니다.